숲을 보는 요통치료

Systematic Acupuncture for Back Pain

일차진료 한의사를 위한 요통치료 매뉴얼

숲을 보는 요통치료

2025년 6월 15일 2판 발행

지 은 이 정다운
발 행 처 가온해미디어
편　　집 가온해미디어
주　　소 (10550) 경기도 고양시 덕양구 삼원로51
줌하이필드 4층 가온해미디어
등록번호 제2015-000067호
팩　　스 031.965.0709
전　　화 031.969.0710

I S B N 9791188488186 (93510)
가　　격 53,000원

약력

PROFILE

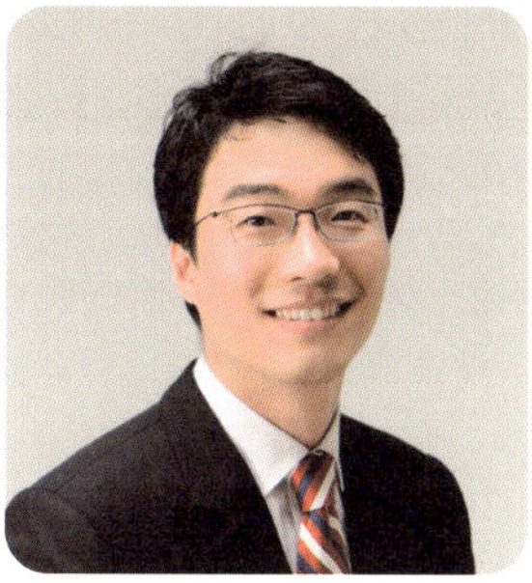

정다운 한의사 (Daun Jeong. K.M.D., L. Ac.)

더나은침연구소 소장
Beyond Acupuncture Clinic 원장(버지니아주 맥클린)
Beyond Acupuncture Institute 원장
한의정보협동조합 부이사장
전) 푸른산한의원 원장

동신대학교 한의과대학 졸업
침구과 전문의
국립중앙의료원 한방진료부 인턴 및 침구과 레지던트 수료
한국방송통신대학교 정보통계학과 졸업
미국스포츠의학회(ACSM) CPT(Certified Personal Trainer)
대한침구의학회 평생회원
CYRIAX 정형의학 연구회 정회원
척추신경추나의학회 정규과정 이수
KINESIO 테이핑 특수과정 수료
한의학콘서트 시즌 1,5,9 강연
대구, 제주, 광주, 공보의협의회 보수교육 강연
재미한의사협회 학술대회 강연

E-mail. acupuncturesystem@gmail.com

2판 머리말

PREFACE

2017년 4월에 숲을 보는 요통치료 도서를 처음으로 세상에 내어놓은 이후 어느 덧 8년의 세월이 흘렀다. 여러 선후배님께서 보내주신 성원에 진심으로 감사드린다. 5쇄를 인쇄하고, 인터넷강의, 보수교육 등 수십차례 강의를 통해 책의 내용을 여러차례 검토하고 수정하게 되었다. 아울러 지난 8년간 진료실에서 여전히 나에게 가르침을 주시는 수많은 환자들의 도움을 받아 책 전반에 걸쳐 내용을 보충하였다.

개인적으로는 2019년에 미국으로 이주를 하고, 코로나를 맞으며 영어로 인터넷 강의를 준비하면서 미국 실정에 맞게 다시 내용을 수정하는 과정을 거쳤다. 미국은 한국에서처럼 약침, 매선 등을 사용할 수 없기 때문에 이학적 검사를 더욱 세세하게 하면서 진단하고, 침, 부항, 경근추나, 운동지도 등을 통해서 환자를 치료하게 된다.

그리고 미국의 환자들은 한국처럼 조상 대대로 침을 맞아온 전통이 없기 때문에 침이 어떤 기전으로 작용하는지? 침이 많이 아프지는 않은지? 부항은 어떤 역할을 하는지? 치료 이후에 무엇을 기대할 수 있는지?에 대한 질문을 자주 한다. 그에 대한 답변을 준비하면서 몇 가지 내용을 추가하기도 하였다.

초판에서는 근육에 대한 치료적 접근에서 단축, 근력약화 등의 개념을 가지고 치료하였다. 큰 원칙은 단축된 근육은 이완하고, 여러가지 이유로 근력약화가 있는 곳에는 침 - 전침 - 매선을 통해서 근력의 강화를 도모하자는 것이었다. 하지만, 공부를 더 해가면서, 근육과 질병의 노화에 대한 고려를 더 하게되었다. 그에 따라 근육의 섬유화나 위축의 병리에는 침을 적극적으로 심자하고, 침의 개수를 늘리고, 전침을 강하게 진행하는 방식으로 치료방법에 변화를 주게 되었다. 구체적으로는 요방형근에는 전침을 자주 사용하지 않았었는데, 요방형근에도 전침을 사용하게 되었다. 둔근, 특히 이상근의 문제가 확실시 되는 경우에는 침을 6-9개까지 놓으면서 근육에 혈류개선을 강하게 도모하기도 한다.

8년이라는 세월동안 사는 곳도 변했고, 진료환경도 변했고, 생각도 변했다. 그런 변화가 빚어낸 변화를 최대한 반영하고자 하였다. 부디 내일 만나게 될 요통환자 진료에 이 책이 도움이 되기를 기대한다.

PREFACE

2025년 3월 미국 버지니아주 맥클린에서 정다운

초판 머리말

PREFACE

허리가 처음 아프기 시작한 것이 중학교 2학년 때였으니, 요통 환자로 살아온 지도 어느 덧 20년이 되어간다. 척추분리증과 척추전방전위증을 진단받아 교복안에 복대를 차고 지내온 5년여의 중고등학교 시절을 되돌아보면 여러가지 아쉬운 기억들이 남는다. 체육시간에는 운동하는 친구들을 바라보기만 했고, 조퇴는 다반사였으며, 소풍이나 수학여행도 부담스러운 행사였다.

지금이야 운동을 지속적으로 하면서, 요통을 상당부분 예방하면서 살고 있지만, 가끔은 허리를 굽히고 펴기도 힘들어 진료를 방해하는 상황이 찾아오곤 한다. 이렇게 요통은 청소년기 이후를 지배하는 화두였고 한의사로 살아가는 요즘에도 마찬가지다. 한의사로서 한의원에서 일상을 보내는 하루 중 가장 많이 접하게 되는 것 또한 요통이기 때문이다.

중고등학교 시절 대학병원을 포함한 이곳 저곳을 기웃거리면서 척추분리증이라는 기존 진단을 재확인 해야만 했던 안타깝던 기억이 있다. 환자는 혹시나 다른 치료방법은 없는지, 의사 선생님의 진단에 혹시나 오류가 있지는 않을지, 다른 병원에 가면 혹시라도 뾰족한 방법이 있지는 않을지 병원 순례를 하게 된다. 나 역시 그런 환자들 중 한 명이었다. 중학교 3학년 때이던가, 용인에 있는 로컬 신경외과에서 수술을 잘 받았다는 누군가의 추천을 받고, 입원짐을 챙겨서 아버지와 함께 광주에서 3시간 거리에 있는 용인까지 다녀온 기억이 난다. 다행히 신경외과 원장님께서 아직 나이가 어리니 관찰해 보자고 하셔서 수술을 받는 불상사는 피할 수 있었다. 이후로도 뾰족한 방법이 없어서 교정원에 가보기도 하고, 가정집에서 마사지를 하는 분께 가보기도 하고, 냉온욕을 해보기도 하고, 한방병원에 입원을 해보기도 했다. 당시 유행하던 수지침을 배워 오신 아버지가 손등에 큼지막한 뜸화상을 만들어 주기도 하셨다. 양쪽 손등에 요통 훈장을 달아 주신 셈이다. 그렇게 조금은 힘겨운 중고등학교 시절을 보내다가, 한의대에 진학하고, 한의사가 되고, 수련의가 되고, 침구과를 선택하게 되었다.

환자들을 자세히 관찰하고 치료해가면서, 요통에 관한 기본적인 공부들을 하나씩 해가기 시작했다. 동시에 운동을 통해 내 몸을 바꿔가면서 인체의 구조와 생체역학에 대한 관심이 자라났다. 머리 속에서 지식의 파편들을 엮어 나가기 시작했다. 세미나에 참석하고, 책을 읽고, 선후배들과 스터디를 진행하면서 치료의 틀을 잡아 나갔다. 그렇게 쌓인 조각 지식을 모아 엮어가다 보니 나만의 진료 틀이 잡혀가기 시작했다. 그것을 기반으로 내용을 더욱 보충하여 일차진료 한의사를 위한 요통진료 매뉴얼을 만들게 되었다. 이 책은 요통환자로서의 긴 세월과 요통을 치료하는 한의사로서 세월을 오롯이 담은 결과물이다.

구조와 생체역학을 공부하다 보면 수많은 해부학적 용어들에 지치게 돼서, 이내 포기하게 되는 경우가 많다. 하지만, 해부학용어의 사용은 되도록 줄이고, 핵심을 이해하기 쉽도록 책을 구성하였다. 바로 내일 진료에 적용할 수 있는 쉬운 내용이어야, 행동의 변화를 만들어낸다. 행동의 변화가 생겨야 비로소 진료매뉴얼이라고 할 수 있을 것이다.

졸저를 통해서 더 많은 요통환자들이 한의사의 손길에서 위안을 얻기를 기대한다. 단 한 명의 환자라도 요통에서 벗어나 일상을 회복하고, 자신감을 얻는데 기여할 수 있다면, 지난 몇 개월간 설쳤던 밤잠을 보상받을 수 있을 것 같다. 항상 나를 믿고 응원해주는 사랑하는 아내와, 언제나 힘이 되어 주는 9살 시우, 4살 시은이에게도 감사의 마음을 전한다. 무엇보다도 부족한 나를 성장시켜 주신 여러 은사님들과 치료로 인연을 맺었던 환자들에게 진심으로 감사드린다.

2017년 4월 빛고을에서 정다운

PREFACE

목차

CONTENTS

CONTENTS

목차

CONTENTS

CONTENTS

영상

VIDEO CLIPS

요통의 이학적 검사

01-1 하지의 감각검사

00:13 하지의 감각검사 부위
'L4 - 삼음교 / L5 - 현종 / S1 - 신맥'
00:46 여러 분절의 감각변화가 있는 경우
00:55 감각 과민의 경우

01-2 하지의 근력검사

00:13 엄지발가락 끌어당기기
00:33 새끼발가락 쪽 끌어당기기
00:43 무릎 굽혀보기
01:03 고관절 당겨보기
01:24 앙와위에서 슬관절과 고관절을 함께 살펴보기
01:43 앙와위에서 둔근 근력검사
02:03 접촉면적을 통한 저항력의 조절

01-3 장요근의 근력검사 & 01-4 장요근의 촉진

00:14 장요근의 근력검사
00:42 저항력을 가하지 않고 평가하기
01:09 급격하게 저항을 가하기(체간의 안정화 기능 평가)
01:30 장요근 약화의 징후
01:47 장요근의 촉진
02:28 서혜부에서의 촉진

01-5 천추에서 요추까지 압박검사

00:14 천추에서 요추까지 압박검사
00:42 천장관절의 타진검사

01-6 둔근 근력검사

01-7 요부신전근의 촉진 & 01-8 둔근의 촉진

00:13 요부신전근의 촉진
00:52 둔근의 촉진
01:23 둔근 위의 피부를 꼬집어보기
01:41 비복근과 가자미근의 촉진

요통과 관련된 기타검사

00:18 Percussion 테스트
00:40 SLR테스트
01:01 이상근의 검사
01:31 Slump test

VIDEO CLIPS

SOT 블록 넣기

00:14 복와위에서 블록 넣기
00:37 앙와위에서 블록 넣기

앙와위에서의 침치료

배꼽 엘리베이터 운동

00:14 배꼽엘리베이터 운동
01:02 배꼽엘리베이터 필살기

배꼽엘리베이터 운동이 잘 안되는 경우
01:42 배꼽주변이 배구공처럼 튀어나오는 경우
02:00 충분히 끌어당기지 못하는 경우
02:30 호흡에 따라 딸려 올라오는 경우
02:43 등이 결리는 경우

복와위에서의 침치료

00:18 요부 신전근 자락
00:31 둔근 자침
01:43 후관절 부위의 촉진
02:08 후관절 부위의 봉침치료
02:24 후관절에 자침
02:44 전침치료
03:31 둔근의 매선치료
04:15 천장관절 매선치료

후경골근의 촉진과 치료

일러두기

NOTICE

1

✓ 본 책의 사진은 별도로 명시된 경우를 제외하고는, 좌측이 병변측으로 촬영되어 있습니다.

✓ 근육의 약어는 공인 된 것이 없으므로, 각자 상황에 맞게 설정하여 사용하시면 됩니다.

✓ '어떠한 경향'이라고 말을 붙인 것은 아직 예외적인 상황이 있어서 추가적인 관찰이 필요한 부분입니다. 예) 장요근과 정강이 부위의 상응 경향

2

▶ 본문에 들어간 일부 QR 코드는
위의 동영상 클립 중에서 특정 시간 링크로 연결됩니다.

152p 둔근 강화를 위한 매선치료
159p 신경근의 병변이 있는 경우 후관절의 촉진
173p 디스크 병변을 감별하기 위한 이학적 검사
188p 이상근 증후군

1 요통과 한의학

요통 환자로 살아간다는 것

허리가 아프다는 것은 여러 가지로 슬픈 일이다. 사랑하는 아이를 안아주기 어려우며, 단순한 일상인 청소, 요리, 빨래, 양치와 같은 일들도 버거워진다. 누군가를 만나서 오랫동안 이야기를 나눈다거나, 차를 타고 장거리를 여행하는 일 등 평상시에는 아무렇지도 않은 것들이 갑자기 대단한 일이 된다. 요통이 발생하면, 일을 좀 줄여보기도 하고, 사우나에서 몸을 뜨거운 물에 담가 쉬어보기도 하고, 거리의 마사지 샵이나 교정원 등에도 기웃거리게 된다. 더는 안되겠다는 생각이 들면 비로소 의료기관을 찾게 될 것이다. 전국민의료보험을 통해 폭넓은 의료 보장을 받고 있는 우리나라와 같은 환경에서는 허리가 불편할 경우 환자들이 쉽게 의료기관을 찾을 수 있다. 하지만 3분 진료가 기본인 현실에서, 우리 국민들은 과연 만족스러운 요통치료를 받고 있는지 의문스럽다.

요통의 과거, 현재, 미래

■ 뜨는 별 요통

현대는 바야흐로 만성질환이 더 무서워진 시대이다. 항생제와 공중위생의 발달로 인류가 맞서 싸워야 했던 무서운 질병들이 뇌혈관질환, 관절질환, 신경정신질환으로 상당부분 대체되었기 때문이다. 호환, 마마보다는 서서히 다가오는 심뇌혈관 질환이 무서워진 시대가 된 것이다.

장애보정생존년수(DALY, Disability-adjusted Life Year)라는 개념으로 특정질병이 인류 전체에 비치는 부담을 계량화 할 수 있다. 건강하게 살아갈 수 있는 수명이 특정 질환으로 인해 얼만큼 사라졌는지를 측정하는 지표이다. 질환으로 일찍 죽어서 손실된 년수(YLL, Years of Life Lost)에다가 장애를 가지고 생활한 년수를 산정한 장애생활년수(YLD, Years Lived with Disability)를 더해서 산출한다.

최근 척추의 통증이 인류 전체에 얼마나 큰 부담을 주는 질병이 되었는지 그 순위를 통해서 흐름을 엿볼 수 있다. 1990년에는 척추통증이 13위였지만, 2006년의 9위를 거쳐, 가장 최근의 조사인 2016

년에는 전체 질환을 통틀어 4위에 자리한다[1]. 1위인 허혈성 심장질환, 2위 뇌혈관질환, 3위 하기도감염에 이어 척추 통증이 4위이다. 범인류적으로 질병의 부담을 줄이기 위해서는 척추 통증을 어떻게 예방하고 관리할지가 그만큼 중요해진 것이다.

■ 요통의 과거

한의사로서 요통에 대해 생각하다보면 빠질 수 없는 것이 바로 10종 요통이다. 조선시대 허준의 동의보감에서 이미 요통의 10가지 요인을 이미 정리해둔 것이니 참 감사한 일이다. 문득 자신감이 하늘을 찌르던 본4느님 시절에는 누군가 허리가 아프다고 하면 신허요통(腎虛腰痛)을 염두에 두고 '과도한 성생활'을 반드시 문진하던 생각이 난다. 관련 연구를 통해 조선시대의 요통치료에 관한 패러다임 변화를 간단히 정리해 본다[2]. 《조선왕조실록》에 의하면 태조, 세종 등 조선 초기에는 기도와 주술에 의해서 질병을 치료하려는 경우가 있었다. 그러다가 조선 중기엔 동의보감에 기반하여 원인에 의한 한약처방을 하는 분위기를 《승정원일기》를 통해 엿볼 수 있다. 인조의 신허요통에 독활기생탕(獨活寄生湯)을 사용한다던지, 현종의 외감요통(外感腰痛)에 패독산(敗毒散)을 처방하고, 실패로 돌아가긴 했지만 숙종의 만성신증후군에 의한 요독증을 어혈(瘀血), 신허, 식적요통(食積腰痛)의 범주에서 치료해보려고 한 노력들을 확인할 수 있다. 이후 조선 후기에는 실학사상의 영향으로 침구술을 중요시하게 되었고, 국소취혈과 경락(經絡)에 근거한 원위취혈을 함께 사용했음을 알 수 있다. 즉, 수 백년에 걸쳐서 기도와 주술에서 한약으로 발전하고, 거기에 침이 더해지는 것이 큰 흐름이다.

서양에서도 요통에 관한 사고체계가 어떻게 변해왔는지 연구를 통해 간단히 살펴보자[3]. 중세시대에 요통치료를 위해 역산아와 그 산모의 발을 사용하거나, 좌골신경을 앓았던 사람의 다리를 훈제하여 사용했다는 흑역사도 있다. 이러한 암흑기를 넘어서, 르네상스 이후에야 현재 의료의 근간을 이루는 주요 개념들이 자리잡는다. 16세기에 해부학의 중요성이 재조명되고, 17세기 혈액순환의 발견, 18세기의 해부병리학적인 개념이 무르익은 뒤, 19세기에 척추와 신경계가 요통의 원인일 수 있음을 인지하기 시작한다. 19세기 중반에는 철도건설 노동자들의 요통을 통해서 척추에 대한 미세손상이 누적될 수 있다는 생각에 기반하여 Railway spine이라는 용어가 알려지기 시작한다. 요통뿐아니라 장애

1. GBD 2016 DALYs and HALE Collaborators. Global, regional, and national disability-adjusted life-years (DALYs) for 333 diseases and injuries and healthy life expectancy (HALE) for 195 countries and territories, 1990-2016: a systematic analysis for the Global Burden of Disease Study 2016. Lancet. 2017; 390(10100): 1260-344.

2. 정재영, 이준환, 정석희. 『승정원일기』 기록을 바탕으로 한 조선중기 요통 치료의 『동의보감』 과의 연관성: 인조, 효종, 현종, 숙종 시대를 중심으로. 의사학. 2011; 20(1): 1-28.

3. Allan DB, Waddell G. An historical perspective on low back pain and disability. Acta Orthop Scand Suppl. 1989; 234: 1-23.

에 대한 개념까지 자리잡게 된 것이다.

간단하게 동서양에서 요통에 대한 패러다임이 어떻게 변해왔는지 살펴보면서 요통에 관한 우리의 시야가 조금씩 넓어져 왔다는 것을 깨닫게 된다. 아울러 근현대에는 어떤 변화들이 있었는지 기술발전과 단어의 사용빈도를 기반으로 살펴본다.

■ 요통의 근현대사

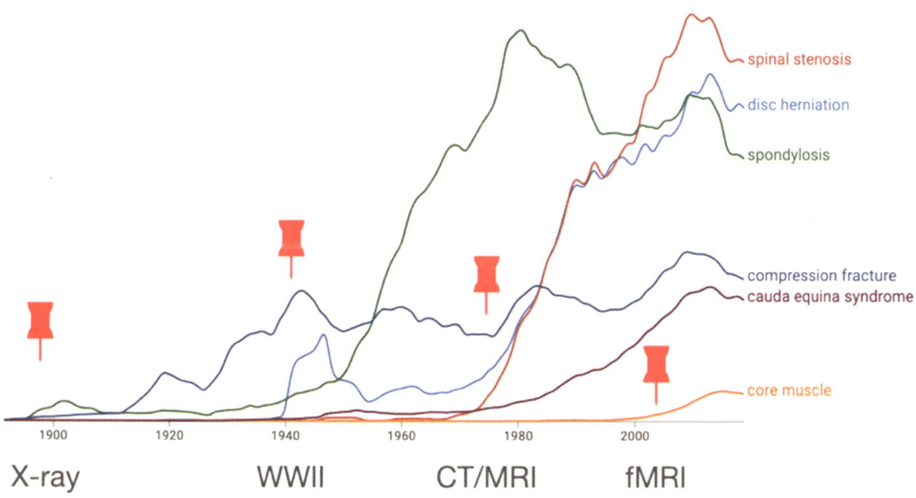

구글은 세상의 모든 책을 스캔해서 단어의 사용빈도를 검색해볼 수 있게 했다. Google Ngram Viewer(https://books.google.com/ngrams/에서 접속 가능)에서 원하는 단어를 검색하면 세상의 모든 책에서 그 단어가 언제부터 사용되기 시작해서 사용빈도가 시간에 따라서 어떻게 변화하는지 볼 수 있는 것이다. 종종 심심할 때, 병리적인 개념을 입력해서, 재미있는 사실들을 확인하곤 한다. 예를 들어 불면증(insomnia)은 1860년부터 등장하기 시작하니, 증기기관차 발명에 의한 산업혁명 이후(1820~40)에 생겨난 증상임을 알 수 있다.

구글 엔그램 뷰어의 도움을 받아 요통과 관련한 큰 흐름을 간단히 훑어본다.

19세기 후반 뢴트겐이 엑스레이를 발견한 뒤에 골격의 문제인 압박골절에 대한 인지가 늘어난다. 즉, 뼈를 볼 수 있게 되니 뼈의 병변들을 찾아낼 수 있게 되었다.

2차 세계대전, 진주만 폭격으로 하와이에서 수많은 디스크 파열 환자들이 발생하고, 그에 대한 수술적 처치에 대한 경험도 쌓여간다.

1970년대 CT와 MRI가 발명되면서 척추관협착증, 추간판탈출증, 마미증후군 등 척추 주변의 연부조직에 대한 병리적 개념이 넓어지게 된다.

그렇다면 1990년 fMRI가 발명되고 연구에 널리 사용되기 시작하면서 어떤 일들이 나타나게 될까? fMRI와 Acupuncture를 검색해보면 최근 10년만해도 수백건의 연구가 있다. 그 중에 대표적인 연구에 귀를 기울여보자.

벨기에의 네이스(Nijs)는 현재의 생체역학적인, 혹은 심리학적인 모델만으로는 만성요통을 완전히 없애기 어려우니 최신의 신경과학적 발견들을 참고할 것을 주장한다[4]. 만성 요통군에서는 척추와 주변 연부조직의 문제 외에도 뇌의 특정 영역에서 기능적 연결성이 바뀐다든지, 중추성감작이 나타남을 밝히고 있다. 즉, 디스크가 터져서, 근육이 뭉쳐서, 혹은 스트레스가 많아서 허리가 아프기도 하지만, 우리의 두뇌가 허리 통증을 만들기도 한다는 것이다. 예를 들어, 뉴런들이 뇌의 서로 다른 영역들과 척수를 통해 올라오는 신호를 연결하는 방식이 바뀌어서 통증을 만들수도 있다. 또, 중추신경계에서 신호를 너무 과민하게 해석해서 통증을 만들수도 있다. 즉, 뇌를 들여다보기 시작하니 뇌가 요통에 기여하는 부분을 발견하게 되었다.

이렇게 근현대를 간단히 정리해보면, '아는 만큼 보인다.'는 말과 함께 역으로 '보는 만큼 알게 된다.'는 사실을 확인하게 된다. 시대를 거쳐오면서 우리는 더 많은 것을 보고, 더 많은 것을 알게 되었다. 구슬이 서말을 넘어 족히 삼천만 톤은 될 것이다. 지금 여기 우리에게 주어진 숙제는 정보의 홍수 속에서 그걸 어떻게 보배로 꿰어내느냐 하는 것이다.

요통을 설명하려는 다양한 모델들이 있지만, 현재 참고할 수 있는 요통의 모델 중에서 한 가지를 소개한다[5].

---

4. Nijs J, Clark J, Malfliet A, et al. In the spine or in the brain? Recent advances in pain neuroscience applied in the intervention for low back pain. Clin Exp Rheumatol. 2017; 35 Suppl 107(5): 108-15.

5. Langevin HM, Sherman KJ. Pathophysiological model for chronic low back pain integrating connective tissue and nervous system mechanisms. Med Hypotheses. 2007; 68(1): 74-80.

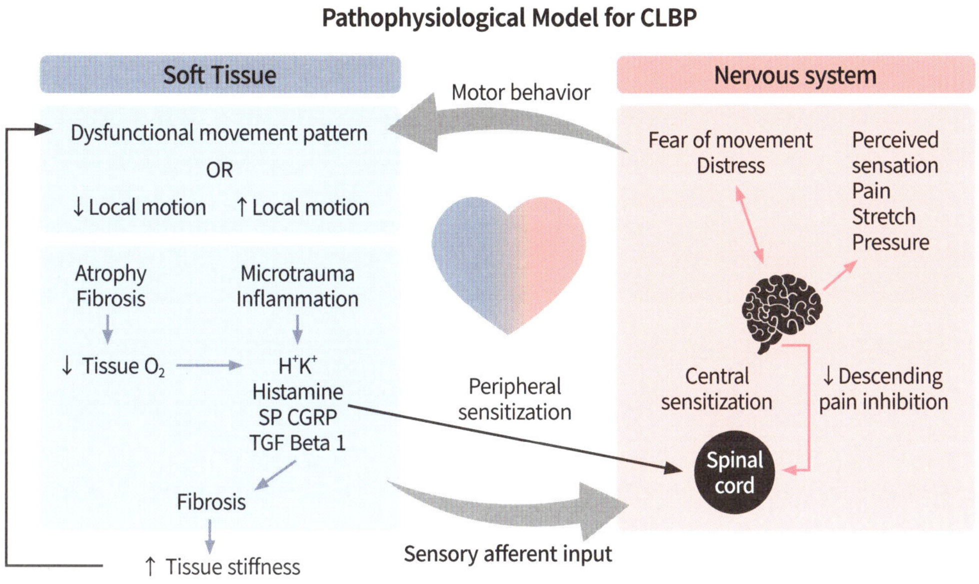

의사로서 침에 대한 연구를 오랫동안 하다가, 하버드의대 교수를 거쳐 현재 미국 국립보건원(NIH) 산하의 국립보완통합의학센터(NCCIH)를 맡고 있는 헬렌 랜저빈(Helen Langevin)의 2007년 연구에서 발췌한 그림이다. 저자가 가운데 하트 하나만 추가하였다.

간단하게 요통모델을 설명해보자면 푸른 색의 허리 주변 연부조직 문제가 분홍색의 신경계 문제와 운동조절, 감각신호 조절을 통해 상호작용한다. 연부조직에서는 운동 기능저하 또는 국소 운동의 비정상적인 항진/억제가 근육 위축, 섬유화, 미세손상, 염증 등을 만들어내고, 이어서 조직의 허혈과 염증반응을 통해 말초 감작을 일으켜 신경계를 자극한다. 동시에 조직이 뻣뻣해지니 다시 비정상적인 운동을 만들어내는 악순환 고리도 작용한다.

신경계에서는 중추신경계의 감작으로 인해서 하행성 진통 기전에 문제가 생긴다. 또한 움직임에 대한 두려움과 스트레스, 통증 등으로 제대로 못 움직이니 다시 연부조직의 문제를 만들어낼 수도 있다. 이렇게 푸른색과 분홍색 상자 안의 내용을 주로 고려하는 것이 현재의 요통을 이해하는 것이 의료계의 현실이다. 하지만 가운데 마음이 요통에 미치는 영향도 적지 않으니, 추가적으로 두 가지 연구를 통해서 마음이 요통에 어떤 일을 하는지 엿볼까 한다.

■ 요통의 미래

미국 오하이오 주립대의 윌리엄 마라스(William Marras) 교수는, 생체역학적으로 작업환경이 허리의 연부조직에 어떤 영향을 주는지 연구한다[6]. 센서를 통해서 작업 현장의 동작을 세밀하게 관찰해서 더 안전한 작업 환경을 만드는데 일조하고 있다. 2000년에 발표한 연구에 의하면 센서를 통해서 디스크에 실리는 압력, 전단력 등을 조사해봤을 때, 대상자를 심리적 스트레스에 노출시키는 경우에 디스크에 더 많은 손상이 올 수 있다고 한다. 특히, 내성적인 성향을 가진 사람에서는 그 차이가 더 현저하게 나타났다고 한다. 마음이 실제로 디스크에 어떻게 작용하는지 엿볼 수 있는 좋은 단서를 제공해 준 셈이다.

또한, 노르웨이의 실리야 리미(Slije Reme) 교수의 연구[7]는 수 주 내에 회복이 되는 급성요통에 비해서, 어떤 사람들이 만성요통을 더 경험하게 되는지를 파고 들었다. "살면서 가장 큰 문제는 어떤 것이 있나요?" 이렇게 질문을 던졌을 때, 1/3 정도의 환자들이 통증은 가장 중요한 문제가 아니라고 대답했다고 한다. 그렇다면 요통보다 더 중요한 문제가 무엇인지 물어보았을 때 대상자의 답변이 굉장히 흥미롭다. 직장내 스트레스, 불안, 만성피로, 우울, 수면문제, 외로움, 편두통, 그리고 계모까지… (우리 신데렐라도 마음 고생을 참 많이 했다). 요통보다 더 큰 문제들로 인해서 요통이 만성화되고, 환자들은 다른 신경계 질환도 함께 보이게 된다. 이 시점에서 아마 이 글을 읽으시는 많은 동료 한의사 분들도 허준의 東醫寶鑑 10종 요통에서 기요통(氣腰痛)을 떠올리시리라 믿는다.

凡人失志 則心血不旺 不養筋脈 氣滯腰痛 不能久立遠行

대체로 자기의 욕망대로 되지 않으면, 심혈이 왕성하지 못하여 근맥을 잘 영양하지 못하며, 기가 막힌 탓으로 허리가 아파서 오랫동안 서 있지 못하고 멀리 걷지도 못하게 된다.

두 연구들에 기반하면 스트레스 및 그것에 어떻게 반응하느냐에 따라 우리의 신경계 뿐만 아니라 연부조직들도 다르게 반응한다. 따라서 우리가 환자를 진료할 때 신허로 인한 요통, 어혈요통으로 진단하는 동시에 특정 근육, 인대, 신경, 관절도 고려함은 물론 내 앞에 있는 환자를 온전히 한 사람으로 봐야한다. 몸과 마음을 가진 완전한 한 인간으로 말이다.

2015년에 강의를 시작하고, 2017년에 첫 책을 출판하면서 주로 구조적인 문제를 어떻게 진단하고 침을 비롯한 한방치료로 어떻게 호전시킬 수 있을까에 대해서 몇 년간 주구장창 이야기 해왔다. 그러던 저자가 미래에 요통은 이렇게 복잡해질 것이라고 이야기 하니 변절자가 된 느낌이기도 한다. 하지

6. Marras WS. Occupational low back disorder causation and control. Ergonomics. 2000; 43(7): 880-902.

7. Reme SE, Hagen EM, Eriksen HR. Expectations, perceptions, and physiotherapy predict prolonged sick leave in subacute low back pain. BMC Musculoskelet Disord. 2009; 10: 139.

만 최근 몇 년간 요통에 대해서 더 공부하고 알아갈 수록 위의 요통 모델에서 푸른색, 분홍색 이외에도 가운데 있는 마음, 그리고 그 마음을 품고 있는 한 인간을 봐야 함을 절실히 느끼고 있다. 변절자라고 손가락질하기 보다는, 그저 요통에 대해서 배워가고 있는 또 한 명의 부족한 인간이구나 하며 너른 마음으로 이해해 주시기를 바란다. 속죄하는 마음으로 최근에 발표되는 연구 중에서 눈에 띄는 몇 가지를 소개하고자 한다.

몇 년전 한의학연구원과 하버드 의대의 공동연구로 손목터널증후군에 대한 침치료의 효과를 밝혔다. 침치료가 단순히 손목터널의 압박을 해소하는 것 외에도 저리던 손가락의 감각을 담당하던 뇌의 일차감각영역에서의 변화를 관찰했던 기념비적인 연구였다[8].

같은 연구팀에서 2020년에는 만성요통환자에서 허리의 이점식별능력이 떨어져있던 것이 4주간의 침치료 후에 진짜침군이 가짜침군에 비해서 증가한다는 사실을 확인하였다. 여기에 더하여, fMRI를 사용하여 뇌를 살펴보면, 일차감각영역 중 허리에 해당하는 지역의 회백질 부피가 감소하고 백질 부피가 증가하는 것을 확인할 수 있다. 즉, 손목터널증후군 때와 마찬가지로 허리에 놓는 침이 허리만 낫게 만드는 것이 아니라, 결국 대뇌에서 통증을 받아들이고 해석하는 과정에도 영향을 준다는 것이다[9].

조선시대의 허준과 어의들, 그리고 21세기를 살아가는 우리들, 그리고 몇 년 뒤 AI와 유전체의학, 인공장기가 우리의 삶을 바꿔놓을 시대에 진료할 우리의 후배들 모두에게 공통적인 것이 하나 있다. 바로 “지금 여기"에서 마주하는 환자들에게 내가 아는 모든 것을 총 동원하여 최선의 치료를 찾고 정성을 다해 치료를 해야 한다는 사실이다. 숲을 보는 요통치료에서는 현재 한의사가 사용할 수 있는 이학적 검사, 촉진, 일반적인 침치료를 통해서 요통치료의 효과를 최대화할 수 있도록 하였다.

---

8. Maeda Y, Kim H, Kettner N, et al. Rewiring the primary somatosensory cortex in carpal tunnel syndrome with acupuncture. Brain. 2017; 140(4): 914-27.

9. Kim H, Mawla I, Lee J, et al. Reduced tactile acuity in chronic low back pain is linked with structural neuroplasticity in primary somatosensory cortex and is modulated by acupuncture therapy. Neuroimage. 2020; 217: 116899.

요통과 침 그리고 한의원

2011년 한방의료이용 및 한약소비실태조사 정책보고서[10]에서 환자들이 한의원을 찾는 목적을 보고하고 있다. 질병치료를 목적으로 한방의료기관에서 진료를 받은 주요증상으로는 요통이 1,566건(12.89%)로 가장 많았고, 근육부상 1,104건(9.08%), 관절염1,089건(8.96%), 허리를 삠 1,056(8.69%) 등이 높은 응답률을 보이고 있었다. 질병치료 이외의 미용 및 건강 유지를 목적으로 한방진료를 받는 사례를 살펴보면 보약이 1,192건(9.81%)로 가장 높은 비중을 보였고, 체질개선 283건(2.33%), 다이어트(비만) 184건(1.51%), 피부미용 69건(0.57%) 등의 순으로 나타나고 있었다. 질병치료를 목적으로 하는 경우라면 단연 요통과 근육통, 관절염, 요부염좌의 빈도가 높다. 요통과 허리를 삠을 크게보아 요통의 범주에 넣는다면, 10명 중 2명이 요통으로 한의원을 찾는다(표).

표 질병치료로 한의원을 찾는 주요증상

질병치료로 한의원을 찾는 주요증상	비율(%)
요통	12.89
근육부상	9.08
관절염	8.96
허리를 삠	8.69

한방진료 시 가장 많이 받은 치료법은 침 치료로서 48.0%의 응답률을 보이고 있었으며, 물리요법 20.3%, 탕약 15.8%, 뜸 6.4%, 부항 5.9%, 한약제재 1.8%, 추나 1.7%의 순으로 나타났다. 침, 물리요법, 부항, 뜸의 복합적인 치료가 이루어지는 점을 감안하면, 침은 단연코 한방진료의 가장 중요한 치료수단이다.

10. 조재국 외. 정책보고서 2011-48 한방의료이용 및 한약소비실태조사. 서울 : 한국보건사회연구원. 2011
한방의료이용 및 한약소비 실태조사는 https://nikom.or.kr/koms/index.do에서 확인할 수있다.

가장 많이 받은 한방 치료법

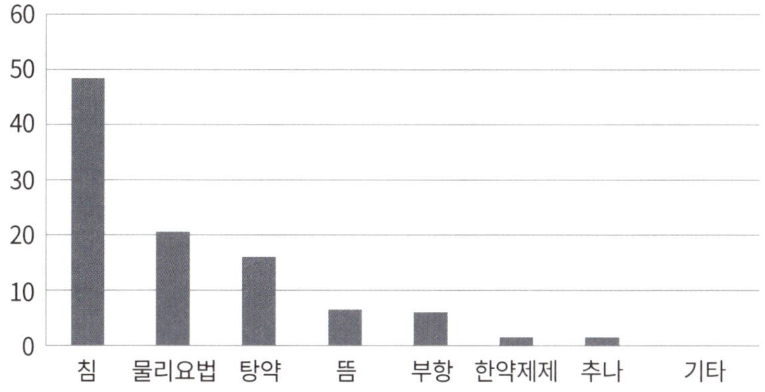

외래환자의 한방진료 만족수준은 다음과 같이 보고되고 있다. 지난 3개월간 한방 외래진료에 대한 응답자의 만족 정도에서는 만족한다는 응답이 59.9%로 가장 높았으며, 매우 만족이 22.0%, 보통이 14.7%, 모름이 2.2%, 불만족이 1.1%, 매우 불만족이 0.1%로 나타나 80%이상의 응답자가 한방 외래진료에 대해 만족하고 있는 것으로 조사되었다.

외래환자의 한방진료 만족 수준

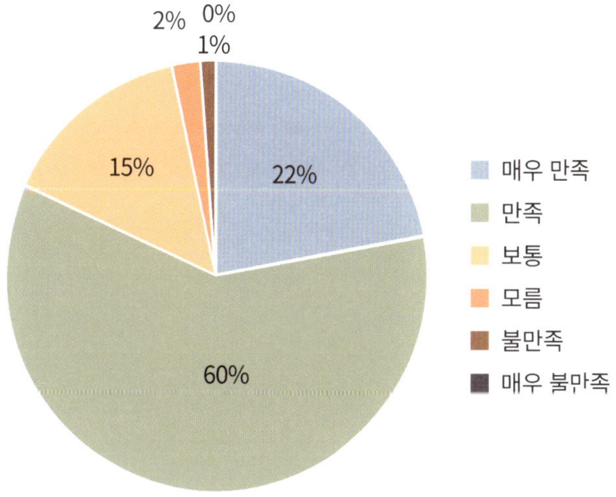

한방 외래진료에 대해 만족하지 않는다고 응답한 조사 대상자의 경우 치료효과가 없어서(47.6%) 만족하지 않는다는 응답이 가장 많았으며, 진료비가 비싸서(22.0%), 진료대기 시간이 길어서(10.6%) 등의 순으로 나타났다.

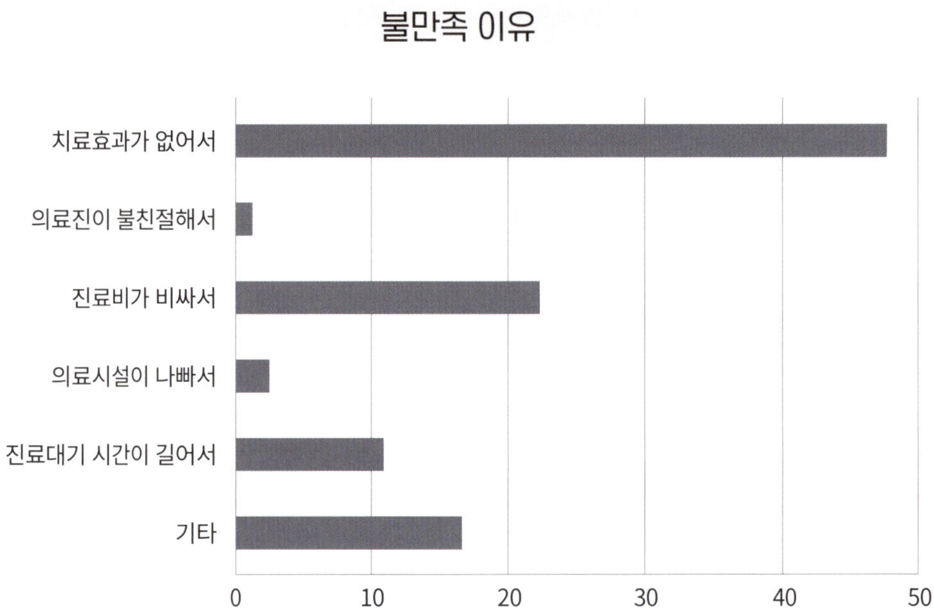

보고된 자료들을 종합해 보면, 급성이나 만성 요통은 외래진료를 받는 환자들의 20% 정도를 차지하며, 환자들은 침치료를 가장 많이 받고 있다. 한방진료에 대해 80% 이상이 만족하지만, 치료효과가 없거나 진료비가 비싼 것은 불만족을 야기하는 요인이 되고 있다. 바꾸어 말하면, 요통으로 한의원을 찾는 환자들에게 효과적이고, 비용합리적인 침치료를 충실히 한다면 한의원에 대한 만족도를 높일 수 있다.

Clinical Tips

한의원을 찾는 10명 중 2명은 요통을 주소로 내원한다.
합리적인 비용으로 치료효과를 높여야 한의원의 만족도를 높일 수 있다.
침치료를 통해 요통의 치료율을 높이고, 환자를 만족시킬 수 있다.

일선 한방의료기관에서 요통의 원인

■ 의료전달체계

의료기관의 체계는 보건소, 의원, 한의원, 치과의원 등의 1차 의료기관과 병원 급인 2차 의료기관 그리고 종합병원 급인 3차 의료기관으로 정립되어 있다. 한방 의료의 특성상, 대부분의 한의사는 일차진료현장에서 환자를 마주하게 된다. 아직까지 한의원에서는 불합리한 규제 때문에 영상검사(X-ray), 전산화단

층촬영(CT), 자기공명영상(MRI) 및 혈액검사를 활용할 수 없다. 일차 의료기관에서 의료인의 역할은 병력청취, 이학적 검사 및 진단기기를 통한 검진을 통해서 환자를 치료하는 것이다. 거기에 추가적인 검사나 진료가 필요한 경우에 상급의료기관으로 전원하는 것이다. 진료의 일선에서 요통 치료율을 높이기 위해, 그리고 필요한 경우에 상위 의료기관으로 적절한 시점에 전원을 하기 위해 요통의 원인을 대략적으로 파악하는 것은 한의사에게 무엇보다 중요하다.

■ 일차진료에서 급성요통의 원인

발병으로부터 2주 이내인 급성요통의 85%에서는 척추와 주변 연부조직의 문제가 의심이 되지만 가끔은 다른 병리적 원인을 고려해야 할 때도 있다. 아틀라스(Atlas)와 데요(Deyo)의 연구[11)]에서는 급성요통에서 주의해야 할 심각한 원인에 대해 보고하고 있다(표). 척추와 주변 연부조직의 문제를 나타내는 85%의 환자들을 잘 치료하되, 압박골절, 척추전방전위증, 추간판의 탈출, 신생물 등의 가능성을 염두에 두고 있어야 할 것이다.

표 일차진료현장에서 급성요통의 심각한 병리상황

병리적 상황	대략적인 유병률(%)
압박골절	4
척추전방전위증	3
추간판의 탈출	1~3
신생물	0.7
강직성척추염	0.3
마미증후군	0.04
감염	0.01

Clinical Tips

한의원을 찾는 급성요통 환자의 85%에서 척추와 주변 연부조직의 문제를 의심한다.

11. Steven J Atlas and Richard A Deyo. Evaluating and Managing Acute Low Back Pain in the Primary CareSetting. J Gen Intern Med. 2001 Feb;16(2): 120-31.

일차진료에서 만성요통의 원인

버만(Berman)[12]은 New England Journal of Medicine(NEJM)에 게재된 Acupuncture for Chronic Low Back Pain이라는 논문을 통해 일차진료현장에서 만성요통의 원인을 보고하고 있다.

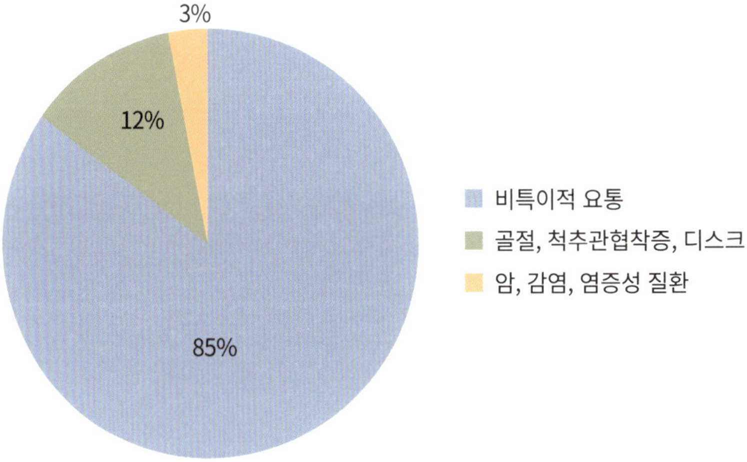

만성요통의 원인 중 85%는 비특이적(non-specific)이다. 골절, 척추관협착증, 디스크 등이 12%정도를 차지하며, 암, 감염, 염증성 질환등이 3%를 차지하고 있다고 하였다. 즉, 영상의학적 검사에서 이상이 없는 (비특이적) 요통이 일차진료현장에서 요통의 대부분을 차지한다고 볼 수 있다.

Clinical Tips

한의원을 찾는 만성 요통 환자의 85%는 진단검사상 이상을 찾을 수 없는 비특이적 요통이다.

만성요통과 연부조직

환자가 디스크, 척추관 협착증, 척추분리증과 같은 병리적 용어로 진단을 받는 경우도 있지만 의원급에서 일차진료를 받는 경우에 일반적으로 듣는 말은 "뼈에는 이상이 없네요. 약 드시고 물리치료 받으시면서 기다려보시면 되겠습니다"에서 크게 벗어나지 않을 것이다.

12. Berman BM, Langevin HM, Witt CM, Dubner R. Acupuncture for chronic low back pain. N Engl J Med. 2010 Jul 29;363(5):454-61.

영국의 정형외과 의사인 시리악스(Cyriax)[13]의 Orthopaedic Medicine(정형의학)에서는 통증과 관련해서 연부조직의 중요성을 강조하고 있다.

시리악스에 의하면 관절낭, 인대, 근막, 근육, 건, 활액낭, 디스크, 척추경막, 신경근 부위의 경막초 등 모든 연부조직의 공통점은 이들 모두가 방사선투과성이다. 이러한 조직들은 염증 혹은 다른 문제로 인해 동통을 야기하지만 방사선 검사상에는 문제가 나타나지 않는다. 연부조직의 병변에 대한 진단을 방사선 검사로만 결정할 경우에는 오진을 할 수 있는 요인으로 작용한다.

따라서 영상의학적인 검사에만 의존해서는 안되며 이학적으로 환자의 기능을 평가하여 연부조직에 대한 정확한 진단을 통해 치료할 것을 강조하고 있다.

비유하자면, 맛있는 갈비찜의 맛을 분석하기 위해 X-ray를 촬영한다고 생각해보자. 영상에는 뼈 몇 개가 덩그러니 그릇 위에 놓여있는 모습이 보일 것이다. MRI를 촬영한다고 하면, 뼈와 주변의 살코기들, 곁들여진 야채, 수분 등이 겨우 표현될 것이다. 그렇다고 해도 갈비찜의 맛을 내는 양념이나 쫄깃한 육질, 적절한 온도 등은 직접 먹어봐야 할 수 있는 것이다. 요통 진단 역시 이학적 검사를 통해 직접 기능을 살펴보고, 촉진해야 정확하게 상태를 파악할 수 있다.

참고 MRI와 요통

요통의 진단에서 MRI가 반드시 필요한 경우가 있다. 하지만 일반적인 경우에는 MRI가 필요하지 않거나, 오히려 불필요한 시술이나 수술을 유발하는 경우도 있으니 주의가 필요하다. 아만다 홀(Amanda Hall)의 2021년 연구[14]를 중심으로 요통 진단에서 영상검사의 필요성을 다시 생각해보자.

- 전체 요통에서 척추의 특정 병리를 원인으로 하는 것은 5-10%에 불과하다.
- 나머지 90-95%의 요통은 특별한 원인이 없으며 보존적으로 치료하는 것이 원칙이다.
- 이학적 검사와 세심한 병력청취를 통해서 일반적인 요통과 심각한 요통을 구분할 수 있다.
- 영상검사를 무분별하게 하는 경우 득보다 실이 크다. 심각한 원인을 찾을 수 없는 경우에 회복기간을 길게 하는 경우가 많다.
- 영상검사의 판독소견은 흰머리, 얼굴의 주름처럼 일반적인 노화의 결과인 경우가 훨씬 많으며, 과연 그것이 요통의 원인인가 하는 것은 판단이 필요하다.

일반적으로 영상검사를 하면 연령이 증가함에 따라서 다양한 소견을 볼 수 있으나 대부분은 노화에 따른 결과이며 증상을 유발하지 않는 경우가 많다. 무증상 인구에서 연령에 따라 척추퇴행관련한 영

13. Cyriax J.R. 정형의학: 서울:영문출판사.1998:3-4

14. Amanda Hall, Kris Aubrey-Bassler, Bradley Throne, and Chris G Maher. Do not routinely offer imaging for uncomplicated low back pain. BMJ. 2021;372: n291. doi: 10.1136/bmj.n291

상판독 결과를 요약한 도표를 참고하면, 나이가 들면서 척추가 노화되는 여러 측면이 영상에 드러날 뿐임을 알 수 있다. 아래의 도표는 모두 무증상 대상자에서 관찰되는 병리이다. 나이에 따라서 디스크, 섬유륜, 후관절의 퇴행 변화가 증가하는 경향을 볼 수 있다.

더구나 환자가 영상검사를 통해서 난 디스크가 있대, 혹은 척추관절이 닳았대, 등으로 이름을 붙이게 되는 것이 결국은 회복을 지연시킨다는 연구결과도 있다. "아는 것이 병이다"라는 속담이 요통의 진단에도 그대로 적용되는 셈이다.

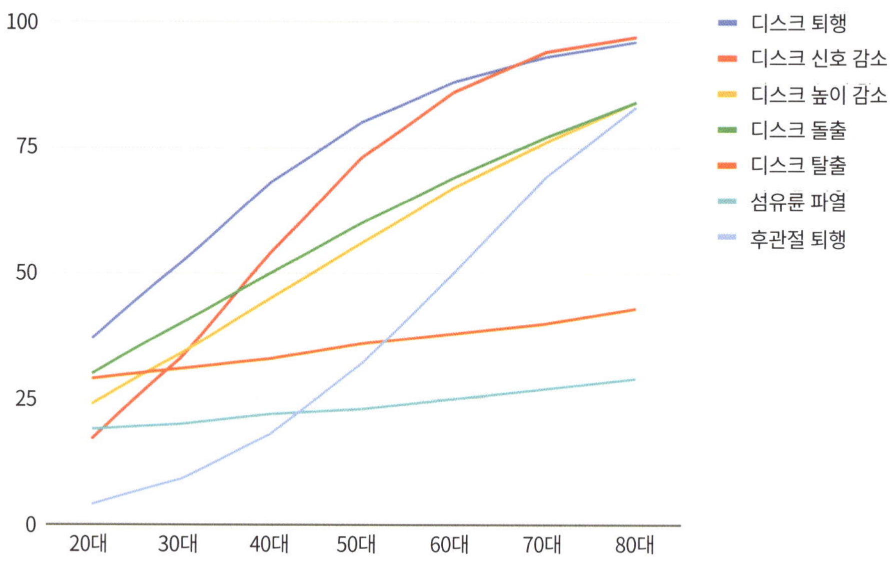

2 숲을 보는 요통치료

숲을 보는 요통치료

2014년 12월 중순, 한의사들의 인터넷 공간에서 장요근에 대한 이야기가 나왔다. 수 년간 천착하고 있던 주제인데다가, 매일의 진료에서 사용하고 있는 부분이라서 하고 싶은 말들이 많았다. 12월 18일, 장요근을 포함하여 요통 진료매뉴얼을 글로 적어가기 시작했다. 총 10여회에 걸쳐서 요통에 대한 이학적 검사, 감별진단, 예후판단, 치료법 등에 대한 글을 썼다. 첫 글을 쓰고나서, 연재 글의 제목도 고민하게 되었는데, 바로 숲을 보는 요통치료였다.

요통에 대해서 각자의 지식기반과 임상환경에 따라서 수십가지 요인을 원인으로 지적한다. 개인적으로 책이나 강의를 통해서 해부학, 근육학, 경락학, 신경학, 신경해부학, 근막이론, 근육에너지기법, 자세이완요법, 정골의학, 정형의학, 추나요법, 응용근신경학 등을 다양하게 공부해왔다. 다양한 공부를 통해서 내린 잠정적인 결론은, 저자마다, 학파마다 요통에 관해 다양한 말들을 쏟아내고 있다는 것이다. 원인이 되는 구조물에 대해서도 근육, 인대, 신경, 추간판 등등이 다양하게 제시되고 있다. 치료부위에 대해서는 흉요추연접부, 하부요추, 천장관절 등을 복합적으로 볼 줄 알아야 한다. 치료방법도 침, 주사요법, 추나 및 교정치료, 약처방, 물리치료, 재활운동에서 수술에 이르기까지 다양하다.

이렇게 요통에 관한 많고 많은 이야기들에다가 또 새로운 논란거리를 던져서 혼란을 더하게 하는 건 아닌지 주저되기도 하였다. 하지만 요통에 관련된 다양한 연부조직을 전체적으로 살펴보고, 합리적인 치료를 할 수 있도록 진료지침을 정리했다. 요통환자로 살아온 30여년, 요통환자를 치료하면서 지내온 지난 세월의 많고 많은 이야기들을 "숲을 보는 요통치료"로 정리해 보기로 했다.

짧은 임상연차에 너무 거창한 이름을 붙인게 아닌가 하시는 분들도 있을 수 있겠지만, 나무 하나하나에 너무 다가서다 보면 전체적인 틀을 볼 수 없으니, 허리를 둘러싸고 있는 전체적인 틀을 바라보자는 개념으로 이해해주시길 기대한다. 지식과 경험의 누적을 통한 결과물들이 공유되어, 상호발전을 도모할 수 있다면 수년 후에는 개인적으로도, 한의사 전체적으로도 요통을 더 잘 치료할 수 있으리라 확신한다.

숲을 보는 요통치료의 치료원칙

표 숲을 보는 요통치료의 치료원칙

숲을 보는 요통치료의 치료원칙	
1	일반적인 진료를 하는 대부분의 한의사가 사용할 수 있도록 한다.
2	적절한 이학적 검사로 환자와의 신뢰를 형성한다.
3	합리적이고 체계적인 치료 계획을 수립한다.
4	치료를 모듈화하여 환자에 맞게 적절히 조합하여 활용할 수 있도록 한다.
5	해부학적 구조를 이미지화하여 이해하고, 진단과 치료에 응용한다.

1. 일반적인 진료를 하는 대부분의 한의사가 사용할 수 있도록 한다.

한의사는 침, 뜸, 부항, 자락, 전침, 추나, 한약, 약침, 봉침, 온침, 화침, 도침, 매선, 온열요법, 물리치료, 테이핑 등 여러가지 치료방법을 선택할 수 있다. 그 중에서도 건강보험공단에서 급여로 인정하는 보험진료를 위주로 치료에 도움을 줄 수 있는 방법들을 조합하여 숲을 보는 요통치료에서 사용하고 있다. 주된 치료방법은 침, 부항, 자락, 전침으로 모두 건강보험 급여인정이 되는 방법들이다. 보험진료의 치료 효과가 부족할 경우에는 봉침, 약침, 매선 등 합리적인 비용의 비급여치료로 보강할 수 있도록 하였다.

2. 적절한 이학적 검사로 환자와의 신뢰를 형성한다.

진단기기를 사용하지 못하는 한의계 현실에서는 적절한 이학적 검사를 통해서 환자와의 신뢰를 구축해야 한다. 환자를 진찰하고 치료할 때 선행되어야 할 것이 자세한 병력청취와 이학적 검사인데도 현실은 화려한 진단검사기기들을 앞세워 환자들을 현혹하고 있다. OECD 자료[15]에서는 2013년 기준으로 100만명당 MRI 기기가 24.4대로 미국, 독일, 이탈리아에 이어 전세계에서 4번째로 많다. 이는 결국 불필요한 검사, 의료비용의 증가로 이어진다. 어마어마한 가격의 진단기기들이 필요할 때도 있지만, 병력을 자세히 청취하고, 이학적 검사들로 진단 및 감별진단을 상세히 하는 것이 일차진료의 본질임을 되새겨본다.

3. 합리적이고 체계적인 치료 계획을 수립한다.

한의사는 연부조직에 대해 다양한 치료방빕들을 가지고 있다. 너무 다양한 방빕들을 가지고 있다보니 임상 적용에 있어서는 중구난방이 되는 면도 없지 않다.

15. OECD. Magnetic resonance imaging (MRI) units. 2013 [cited 2016 OCT 13]. Available from : http://www.oecd-ilibrary.org/social-issues-migration-health/magnetic-resonance-imaging-mri-units/indicator/english_1a72e7d1-en

조감도와 같이 넓은 관점에서 진단, 예후, 치료계획은 없고, 단순히 치료의 나열을 하는 경우도 생기게 된다. 적어도 치료계획 대한 청사진을 제시할 수 있어야 한다. A라는 치료가 부족할 때는 B라는 방법을 써보고, 그래도 안되면 C라는 방법을 적용하도록 체계화된 치료 프로토콜이 있어야 할 것이다. 개인적인 경험과 성향의 차이가 있으므로 획일적으로 적용하기는 어렵더라도, 적어도 큰 틀에서 대략적인 치료계획을 수립할 필요가 있다. 예를 들어, 근육강화에는 골막까지 침을 자입하여 심자 해보고, 안되면 전침을 걸어보기도 하고, 그래도 안되면 매선요법을 시도해 보는 것이다. 이렇게 치료가 체계를 가지고 있어야 환자의 예후를 추적 관찰할 수 있고, 다양한 변수에 대처할 수도 있다.

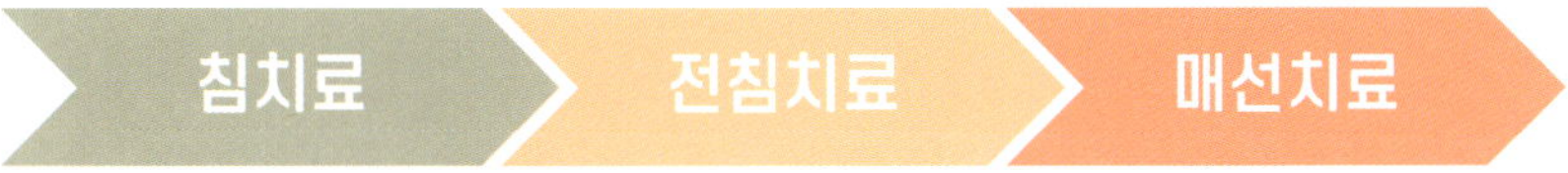

근육 강화를 위한 치료 프로토콜

4. 치료를 모듈화하여 환자에 맞게 적절히 조합하여 활용할 수 있도록 한다.

의료인은 진료기록양식에 따라 진단 및 치료에 관한 사항을 기록해야 한다. 가능하다면 개별치료에 대한 위치나 혈위까지 기록하면 좋겠지만, 매일 진료하는 모든 사람들의 개별적인 혈위까지 기록하기엔 현실적인 한계가 있다. 수련의 시절에는 차트와 별도로 주치의로 담당했던 환자들의 침치료 혈자리까지 다 기록해 보기도 했다. 그러나, 입원환자를 집중적으로 관리하고 치료할 때나 가능할 뿐, 외래진료에서는 똑같은 방식을 유지하기 어려웠다. 이후로는 근육학적이나 구조적인 관점에서 치료를 하면서, 치료의 재현성과 일관성을 유지하기 위해서 치료를 모듈화하는 방법이 몸에 익게 되었다. 모듈화란 레고로 로봇을 만들 때, 개별블록을 하나씩 조립한다기 보다는, 팔, 다리, 몸통, 머리 등의 부분을 미리 만들어서 최종조립을 하는 방식으로 비유할 수 있다. 개별 혈자리를 기억하지는 못하지만 주요 치료부위와 방법으로 설정했던 치료에 대해서는 간단히 기록해 둘 수 있다. 이렇게 해서 미리 모듈화 해둔 치료들을 조합하여 쉽게 활용할 수 있도록 하였다.

5. 해부학적 구조를 이미지화하여 이해하고, 진단과 치료에 응용한다.

해부학적인 개별구조물들의 이름과 기능을 암기하는 것도 중요하지만, 전체적인 그림을 그릴 줄 아는 것이 훨씬 중요하다. 요통과 관련될 수 있는 수많은 근육들, 천장관절과 요추의 인대들, 신경, 관절의 이름을 일일이 나열하는 것보다, 하지, 골반대, 요추에 대한 이미지를 가지고 있으면 환자의 병리상황을 이해하는데 도움이 된다.

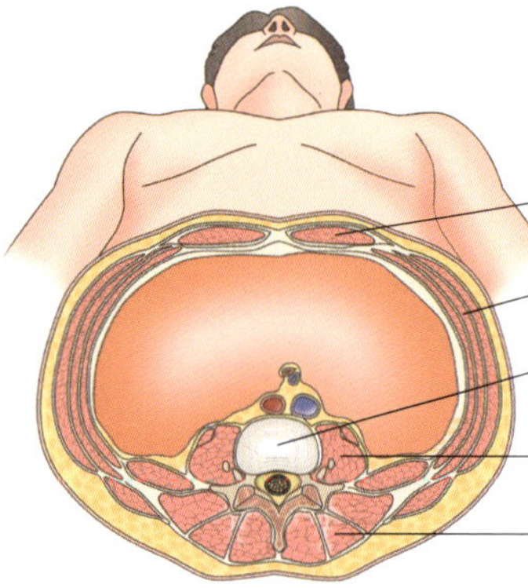

[그림1] 복벽의 근육 단면

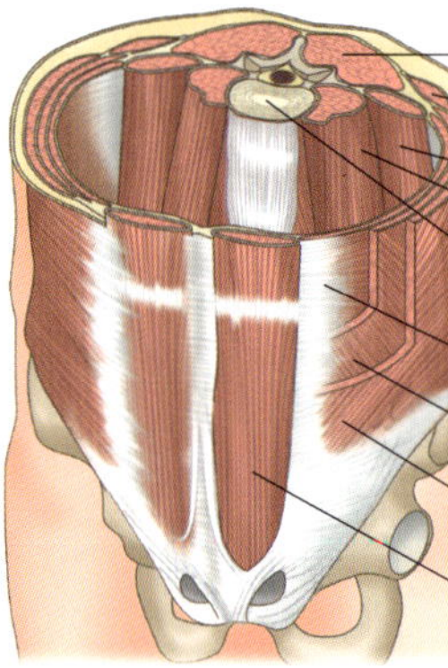

[그림2] 전외측면에서 본 복벽의 단면

참고 허리와 골반에 대한 이미지

준비물	해당구조
팽이	골반대
납작한 자석	요추
받침대	하지

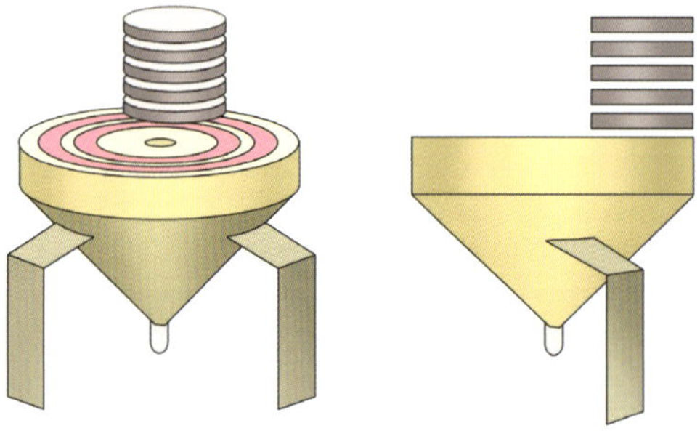

[그림3] 허리와 골반에 대한 간략한 이미지

하지 위에서 골반이 자리잡고 있고, 골반 위에 5개의 요추가 자리잡고 있다. 하지 위에서 골반이 자리잡는 관절이 고관질이고, 골반사이를 잇는 관절이 선장관절이며, 요추와 골반대의 사이는 각각 후관절로 이어져 있다. 그리고 그 구조물을 수많은 인대와 근육이 감싸고 있는 것이다.

하지 - 골반 - 요추의 안정성을 어떻게 유지하느냐가 요통을 치료할 때 중요한 부분인데, 이를 받침대 - 팽이 - 납작한 자석 5개로 이미지화하면 이해하기 쉽다. 받침대 위에 팽이를 연결하는 것부터 생각해보면 앞쪽 뒤쪽에 단단한 고정장치가 필요할 것인데, 그것이 바로 앞쪽에서는 장요근, 뒤쪽에서는 둔근이 된다. 팽이 위에서 5개의 납작한 자석을 자리잡게 하려면 앞쪽에서의 장요근, 측면과 후면에서 요부신전근이 필요할 것이다. 전면부(장요근)와 후면부(둔근 및 요부신전근)의 역동적 평형이 맞고, 좌우로의 불균형이 없는 상태를 목표로 한다.

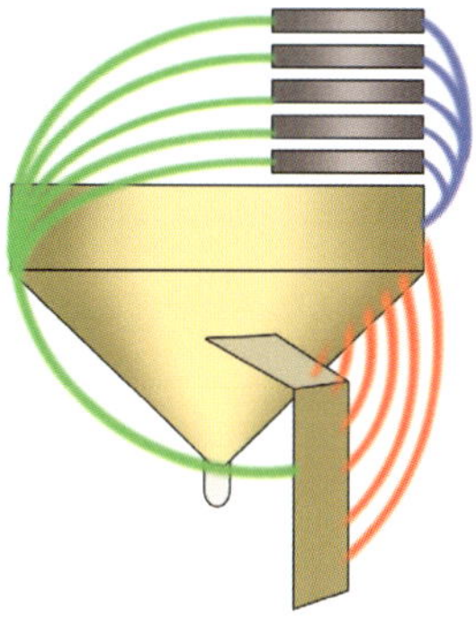

[그림4] 측면에서 본 장요근, 둔근, 요부 신전근의 이미지

이학적 검사의 목적

표 이학적 검사의 목적

1	예후 판단의 지표
2	경과 관찰의 도구
3	감별진단 및 상위 의료기관으로 의뢰여부 판단

1. 예후 판단의 지표

이학적 검사를 적절히 수행하여 대략적인 진단의 큰 틀을 잡았다면, 진단에 따른 예후를 미리 설정하고 환자에게 치료계획을 설명해 줄 수 있다. 즉, 이학적 검사결과를 예후판정의 지표로 삼을 수 있다. 감각의 변화, 근력의 저하, 근육의 불균형 상태, 요추와 골반의 안정화 정도를 전체적으로 평가하여 대략적인 예후를 판정 한다. 신경근의 병변을 가지고 있어서 하지 감각의 변화나 근력의 저하가 있다면, 단순히 근육 불균형 상태를 바로잡는 것 보다는 치료기간이 오래 걸린다. 이학적 검사를 통해 초진에서 진단과 예후에 대한 설명을 잘 해두었다면, 환자와 함께 의사소통하면서 치료율을 높일 수 있을 것이다.

2. 경과 관찰의 도구

의료인은 환자를 치료하면서 본인의 진단과 치료에 대한 성적표를 받으며 살아간다. 적절한 진단과 치료가 이루어졌다면 환자는 증상의 호전을 경험하고 이를 의료인에게 대화를 통해 전달해 줄 수 있을 것이다. 하지만 환자와의 대화만으로 치료 성적표를 받는 것은 부정확하거나 부족할 때가 많다. 환자의 호전도는 몸에 느껴질 만큼 오기도 하지만, 외래 기반의 보존적 치료에 일상생활의 요소가 간섭되면 치료효과를 명확하게 판단하기 어렵다. 이 때, 여러가지 이학적 검사를 통해 의사와 환자가 서로 인지할 수 있는 치료적 기준점을 설정하고, 경과관찰의 지표를 통해 치료효과에 대한 공감대를 만들어갈 수 있다. 예를 들어, 어제 초진진료를 하고 오늘 치료실에서 다시 만난 환자에게 "오늘은 좀 어떠세요?" 라고 질문했다. 환자는 "음 좀 나은 것도 같고, 아닌 것도 같아요"라고 대답한다. 그렇다면 치료성적표는 수우미양가의 어디쯤에 있는 지 모호하다. 하지만, 초진에서 삼음교 부위의 감각검사를 진행했다. 건측이 10이라면, 환측은 5정도 느끼던 것을 재진에서 7정도 느낀다면 감각이 선명해지는 만큼 환자의 몸에 뭔가 긍정적인 변화를 만들어낸 것을 환자와 나 사이에서 명확하게 확인할 수 있다.

3. 감별진단 및 상위 의료기관으로 의뢰여부 판단

또한, 일차진료의로서 상위 의료기관으로 전원이 필요한 경우를 감별하기 위해 필수적으로 해야하는 이학적 검사들이 있다. 급성추간판질환이 의심되는 경우, 마미증후군을 보이는 경우, 감염성 질환이 의심되는 경우, 응급 수술이 필요한 경우 등이다. 추가적인 검사 및 처치의 필요성을 인지하고 적절한 시점에 상위의료기관으로 전원을 유도할 수 있는 것도 일차진료의의 중요한 자질이다.

이학적 검사 리스트

환자의 상태를 진단하기 위한 이학적 검사 방법은 아주 다양하다. 요추와 골반대에 대한 테스트만해도 수십가지 이상이 있는데, 진단, 치료, 예후판정에 사용할 수 있도록 8가지로 간추려 보았다. 순서적으로 환자가 번거롭지 않도록, 되도록이면 자세를 바꾸지 않도록 배치하였다. 진료실에서 침대에 누운 환자를 앉아보세요, 일어서세요, 돌아누워보세요 등 여러가지 자세로 검사를 시행하다보면 시간의 소모가 많기 때문에, 앙와위에서 볼 수 있는 부분을 모두 진행하고, 돌아누워 복와위에서 나머지 검사들을 시행한다. 번호 순서대로 8가지 검사를 거쳐가면 환자에 대한 진단과 예후를 잡고 치료계획까지 설정할 수 있도록 구성하였다.

표 이학적검사 리스트

환자의 자세	이학적 검사	
앙와위	1	하지의 감각검사
	2	하지의 근력검사
	3	장요근의 근력검사
	4	장요근의 촉진
복와위	5	천추에서 요추까지 압박검사
	6	둔근 근력검사
	7	(요부)신전근의 촉진
	8	둔근의 촉진

앙와위에서 4가지 검사를, 복와위에서 4가지 검사를 진행한다. 앙와위에서는 하지의 감각 및 근력이 잘 유지되고 있는지를 관찰하고, 장요근의 촉진 및 근력검사를 통해 장요근의 상태를 파악한다. 이어 복와위에서는 요추와 골반대의 만곡정도 및 안정성을 평가하고, 촉진을 통해 둔근과 신전근의 상태를 파악하여 진단의 대강을 잡는다. 일반적으로 다른 이학적 검사를 모두 시행한 이후에 촉진하는 것이 좋다. 촉진 자체가 해당 부위에 어떤 방향으로든 변화를 만들어낼 수 있기 때문이다.

이학적 검사와 요통의 예후

요통치료에 관한 근거중심의 가이드라인[16]에서는 통증의 정도에 따라 예후를 잡고 있다. 극심한 통증이 1주일 이내에 가라앉지 않거나, 중등도의 통증이 3주 이내에 가라앉지 않으면 환자를 재평가할 것을 권장하고 있다. 대체적으로는 6주 이내에 회복되지 않는다면 재평가 하도록 하고 있다. 한의원에서 접하는 대부분의 요통환자도 위의 예후와 비슷한 진행경과를 보이므로 참고기준으로 삼을 수 있다. 숲을 보는 요통치료에서는 이학적 검사의 결과에 따라 크게 4가지의 범주로 대략적인 예후를 판단한다.

표 이학적검사 결과에 따른 예후와 치료 일정

이학적검사결과	예후	치료일정
근육의 불균형 (장요근, 요부신전근, 둔근)	2~4주	1주차는 매일 2주차 이후 주3회로 1~3주 추가치료

16. Toward Optimized Practice. Guideline for the evidence-informed primary care manegement for low back pain. 2009. [cited 2016 OCT 13]. Available from : http://www.topalbertadoctors.org/cpgs/?sid=65&cpg_cats=90

요추와 골반대의 심한 불안정성	4~6주	1주차는 매일 2주차 이후 주3회로 3~5주 추가치료
하지의 감각변화	4~6주	주 3회로 2~3주 이후 주 1~2회로 1~2주
하지의 근력변화	8~12주	주 3회로 4~6주 이후 주 1~2회로 4~6주

월	화	수	목	금	토
⦿	⦿	⦿	⦿	⦿	⦿
⦿		⦿		⦿	
◎		◎		◎	
◎		◎		◎	

1. 근육의 불균형

허리를 둘러싼 장요근, 요부신전근 및 둔근의 전후 및 좌우의 불균형 상태로 판단이 된다면 2주~4주 이내에 회복이 이루어져야 한다. 적절한 침치료가 이루어진다면 대부분 2주 이내에 증상완화를 보인다. 첫 주차에는 매일 관찰하면서 추가적인 병리적 상황이 있는지 살핀다. 2주차 이후로 주 3회 일정으로 1~3주 정도 치료기간을 예상한다.

월	화	수	목	금	토
⦿	⦿	⦿	⦿	⦿	⦿
⦿		⦿		⦿	
◎		◎		◎	
◎			◎		
◎			◎		
◎			◎		

2. 요추와 골반대의 심한 불안정성

위의 상황에 근육이나 인대의 약화로 인한 요추와 골반대의 심한 불안정성을 동반하는 경우가 있다. 환자가 자각적으로 "시큰한 느낌이나 통증"을 호소하기도 한다. 일상적인 동작 수행에도 곤란함을 호소하는 경우에는 치료 기간을 4~6주로 연장해야 할 것이다.

월	화	수	목	금	토
⦿	⦿	⦿	⦿	⦿	⦿
⦿		⦿		⦿	
⦿		⦿		⦿	
⦿		⦿		⦿	
◎		◎		◎	
◎		◎		◎	

3. 하지의 감각변화

하지의 감각에 변화가 있는 경우에는 4~6주의 치료 기간을 잡는다. 병리적으로 신경근의 압박이나 염증에 의해 감각 저하나 과민의 징후가 나타나는 경우가 있다. 감각의 변화는 침, 약침, 전침 등을 적절히 사용하면 치료 전후에 바로 변화가 확인되는 경우도 있으며, 근력저하에 비해 상대적으로 빨리 치료된다. 치료 전후에 감각의 변화가 바로 확인되는 경우에는 4주 이내로 상대적으로 좋은 경과를 보인다. 치료 전후 검사에서도 감각의 상태에 치료적 변화가 나타나지 않는 경우에는 상대적으로 치료가 더디며 4주 이상의 치료 경과를 보이는 경우가 많다.

월	화	수	목	금	토
◉	◉	◉	◉	◉	◉
◉		◉		◉	
◉		◉		◉	
◉		◉		◉	
◉		◉		◉	
◉		◉		◉	
◉		◉		◉	
◉			◉		
◉			◉		
◉			◉		
◉			◉		
◉			◉		

4. 하지의 근력변화

하지의 근력에 변화가 있는 경우에는 8~12주의 치료 기간을 잡는다. 이는 신경근의 병변, 추간공의 협착, 디스크의 퇴행 또는 돌출로 인해 근력의 약화, 근육 발화 패턴의 변화가 생기고 만성적인 경우 근육의 위축까지 진행된 경우이다. 이런 경우에는 신경근의 기능을 활성화하고, 재활을 통해 기능을 늘려가야 하므로 치료 기간을 충분히 잡아야 한다. 근력 부족이 심한 경우나 노령층에서는 치료 기간이 연장될 수도 있다. 근육의 기능저하에 맞춘 운동을 적극적으로 지도하여 환자가 잘 협조하면서 열심히 운동을 한다면 치료 기간을 단축할 수도 있다.

5. 예후 관련인자

위에서 정리한 예후는 주로 30~50대 연령의 환자를 기준으로 삼은 것으로 60대 이상의 노령층에서는 1.5배에서 2배의 치료 기간을 설정하는 것이 바람직하다. 10대나 20대에서는 치료 기간을 절반 수준으로 낮춰 잡아도 될 만큼 반응이 빠른 편이니, 예후 설정에 있어서 연령도 충분히 고려되어야 한다. 또한 개인별로 근육량, 이환 기간, 대사질환 여부, 폐경 여부, 심리상태, 수면상태 등에 따라 추가적인 보정이 이루어져야 한다.

참고 근육의 불균형은 왜 오는가?

허리를 둘러싼 장요근, 요부 신전근 및 둔근의 불균형이 오면 일반적으로 2주-4주 이내에 회복이 될 것으로 예측한다. 예상했던 대로 2주-4주 이내에 회복이 이루어 진다면 근육 좌상(Muscle strain)으로 인한 병리로 생각할 수 있다. 만성적인 경우라면 근육의 허혈(Ischemia) 및 에너지 부족, 산도(pH)변화로 인한 근육 기원성 통증으로 볼 수 있다[17]. 일반적으로 환자들은 허리를 삐끗했거나 근육을 접질렀다와 같이 표현한다.

근육은 손상을 입거나 허혈에 의해, 산성으로 변하거나 브라디키닌, ATP등의 물질이 분비될 수록

17. Siegfried Mense.Muscle Pain: Mechanisms and Clinical Significance. Dtsch Arztebl Int. 2008 Mar; 105(12): 214–219.

연축(Spasm)을 일으키게 된다. 정상적인 근육은 유연하게 수축이완하면서 고무줄처럼 골격을 당기거나 늘어날 수 있다. 하지만 연축된 근육은 강하게 불수의적으로 수축하면서 이완할 수 없기 때문에 통증을 유발하며, 가동범위를 제한한다.

또한 근육의 연축은 주변 관절에서의 부종, 관절염, 불안정성 등의 병리 때문에 이차적으로 발생하기도 한다. 이러한 경우에는 해당 관절의 문제를 반드시 잘 살펴야 하는데, 허리에서는 요추사이의 후관절 및 천장관절을 눈여겨 보아야 한다.

근육불균형으로 2주 - 4주를 예상했지만, 실제로 그보다 오래가는 경우도 있을 수 있는데, 긴 예후와 관련될 수 있는 병리를 살펴본다.

위에서 설명한 대로 척추에서 후관절, 천장관절의 문제가 있다면 예후가 오래갈 수 있다. 또한 테니스, 골프와 같은 편측성 운동, 측만증, 환자의 자세, 작업환경 등이 근육 불균형에 오랜 시간동안 영향을 주고 있었다면 예후가 길어진다.

Q & A 이 많은 검사를 꼭 다해야 하나요?

숨을 보는 요통 치료에서는 앙와위에서 4가지 검사에 복와위에서 4가지를 더해 총 8가지 검사로 전체적인 상태를 평가한다. 이학적 검사를 해서 진료를 하는 것이 몸에 익은 경우라면 별 문제될 것이 없지만, 그렇지 않은 경우라면 8가지 검사를 모두 해야 한다는 것이 부담일 수 있다. 꽤나 많은 것 같지만, 검사에 익숙해지면 초진에서 2~3분 이내에 이학적 검사를 마무리 할 수 있다. 초진에서 검사를 통해 치료의 틀을 잡고, 예후를 설정하였다면, 재진에서는 경과만 판단하면 되므로 초진에서 이상 반응이 있었던 검사 1~2개만 시행하여 추적관찰의 지표로 삼는다. 환자와 한의사 서로가 참고할만한 도구로 이학적 검사를 사용하는 것이다.

장요근의 상태를 파악하기 위하여, 앙와위에서 장요근을 촉진해보거나 근력을 평가해보는 2가지 방법을 사용한다. 2가지 방법 중에서 한가지 방법에 명확한 좌우 비대칭, 편측성 또는 양측성의 경결, 압통이 보인다면 나머지 방법은 건너 뛰어도 무방하다. 급성요통의 경우에는 요천추부의 불안정성이 심해지면 자세를 바꾸고, 돌아눕고, 걷는 아주 일상적인 일들에도 큰 용기가 필요해진다. 이러한 경우라면 요천추부를 압박한다거나, 근력검사를 하면 불안정성을 악화시킬 수 있으므로 주의한다.

오늘 꼭 모든 검사를 시행해서 끝을 보겠다는 생각보다는, 환자를 안정시키고 내일 상태가 더 나아지면 숨은 부분을 더 찾아서 진단하고 치료하겠다는 자세가 합당할 것이다.

3 앙와위에서의 이학적 검사

표 앙와위에서의 이학적 검사

1. 하지의 감각검사
2. 하지의 근력검사
3. 장요근의 근력검사
4. 장요근의 촉진

하지의 감각검사

■ 문진

원장실 책상에 마주앉아서 환자의 불편함에 대한 문진을 마치고 나면, 환자를 진찰대에서 살펴보아야 한다. 문진할 때에는 주소증, 발병일, 발병상황, 과거력 등을 확인하여 기록한다.

실전멘트

어디가 불편하세요?
어떻게 불편하세요?
언제부터인가요?
시작될 때 어떤 계기가 있었나요?
과거에는 어떻게 치료를 받으셨는지요?

■ 자세취하기

요통으로 한의원에 내원하는 환자를 진찰대에 눕도록 하면, 대개 엎드려 눕는다. 순서적으로 앙와위에서 감각 및 근력, 장요근의 상태를 먼저 살펴야 하므로 "침대에 천장보고 누워보세요"라고 지시해 주는 것이 좋다. 환지의 허리를 바로 촉진하여 아시혈을 찾는 것보다는, 하지에서 감각신경 지배에 문제가 없는지를 먼저 확인한다. 이는 요추부에서 신경근의 압박, 염증, 탈신경(Denervation) 등으로 인한 하지의 감각이상이 있는지를 먼저 감별하기 위함이다.

■ 감각변화의 병리기전

호펜펠드(Hoppenfeld)[18]에 의하면 척수나 신경근에 병적 변화가 일어나면 먼저 촉각이 소실되고, 이어서 통각의 소실이 일어난다.

환자의 증상이 하지 저림, 당기는 느낌, 통증으로 나타난다면 이미 문진만으로 신경관련 병리를 의심할 수 있다. 그러나 신경근의 병변이 그러한 단계에 이르기 전이라도, 하지 피부분절의 감각변화를 세밀하게 확인하여 신경근 병변의 여부를 대략적으로 판단해 낼 수 있다.

■ 추간판의 발병빈도

추간판의 병변은 굴곡신전의 가동범위가 넓은 L4 - L5 추체 사이의 추간판과, L5 - S1 사이의 추간판에서 자주 발생한다. L4 - L5추체 사이의 추간판에 의해 신경근이 침해받는 경우 L5 신경근이 침해받게 되고, L5 - S1 사이의 추간판은 S1 신경근에 병변을 야기한다. 여기에 L3 - L4 추체 사이의 추간판에 의한 L4 신경근의 병변까지를 포함시킨다면 빈번히 침범받는 L4, L5, S1 신경근의 지배영역을 위주로 확인해야 한다.

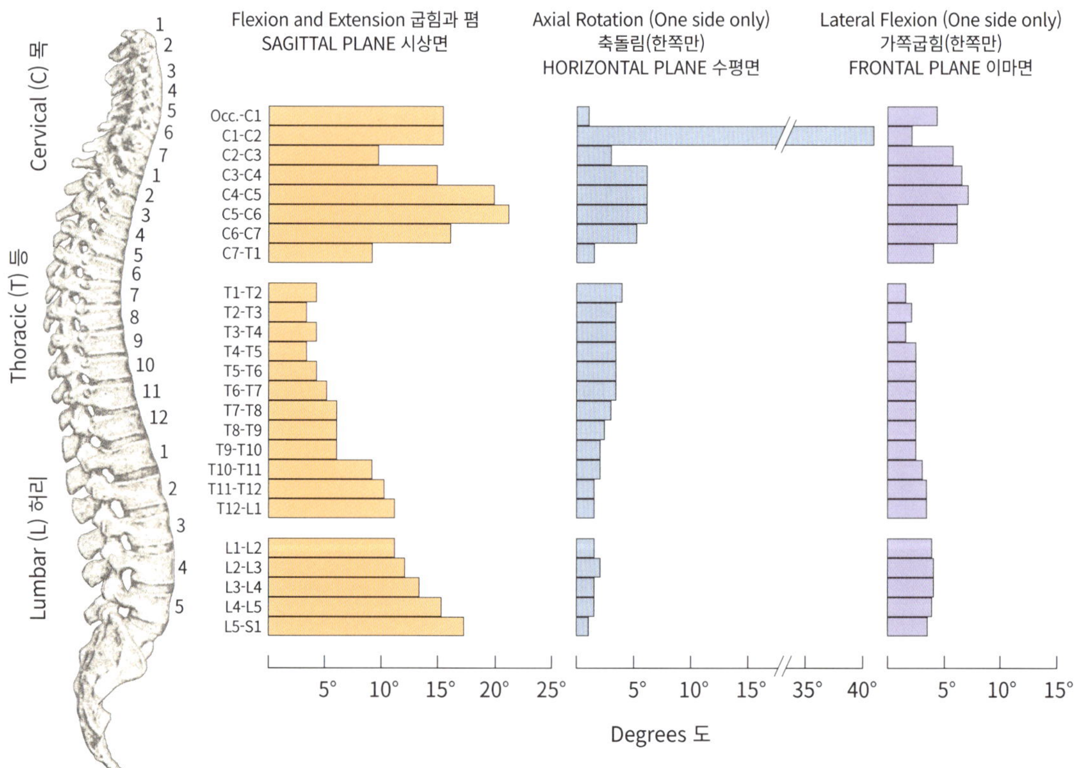

[그림5] 척추 레벨과 가동범위

18. Hoppenfeld.정형외과영역에서의신경학: 서울:영문출판사. 2005:3

"허리에서부터 신경관련 문제가 있는지 보기 위해서 감각부터 살펴볼게요"라고 환자에게 설명하고 감각의 변화부터 찾아나간다.

실전멘트

"침대에 천장보고 누워보세요"
"허리에서부터 신경관련 문제가 있는지 보기 위해서 감각부터 살펴볼게요"

■ 피부분절이란?

하나의 척추신경(Spinal nerve)이 지배하는 피부상의 영역을 피부분절(Dermatome)이라고 한다. 척추에서는 총 31쌍의 척추신경이 분지된다. 8쌍의 경추신경, 12쌍의 흉추신경, 5쌍의 요추신경, 5쌍의 천추신경 및 1쌍의 미골신경이 포함되는데, C1은 특정 피부지배영역이 없다. 피부지배영역은 개인별로 차이가 있기도하고, 각 지배영역별로 중첩되는 영역도 있다.

■ 근거중심적 피부분절지도

현재까지 문헌들에 근거해서 가장 신뢰할만한 피부분절지도는 리(Lee)[19]의 논문에서 참고할 수 있다. Lee의 피부분절 지도는 현재 의학적 문헌들에 영향을 많이 주고 있는 3가지 지도를 기반으로 해서 현재까지 가장 신뢰할만한 정보들을 모아 그린 것이다.

19. Lee MW, McPhee RW, Stringer MD. An evidence-based approach to human dermatomes.Clin Anat. 2008 Jul;21(5):363-73.

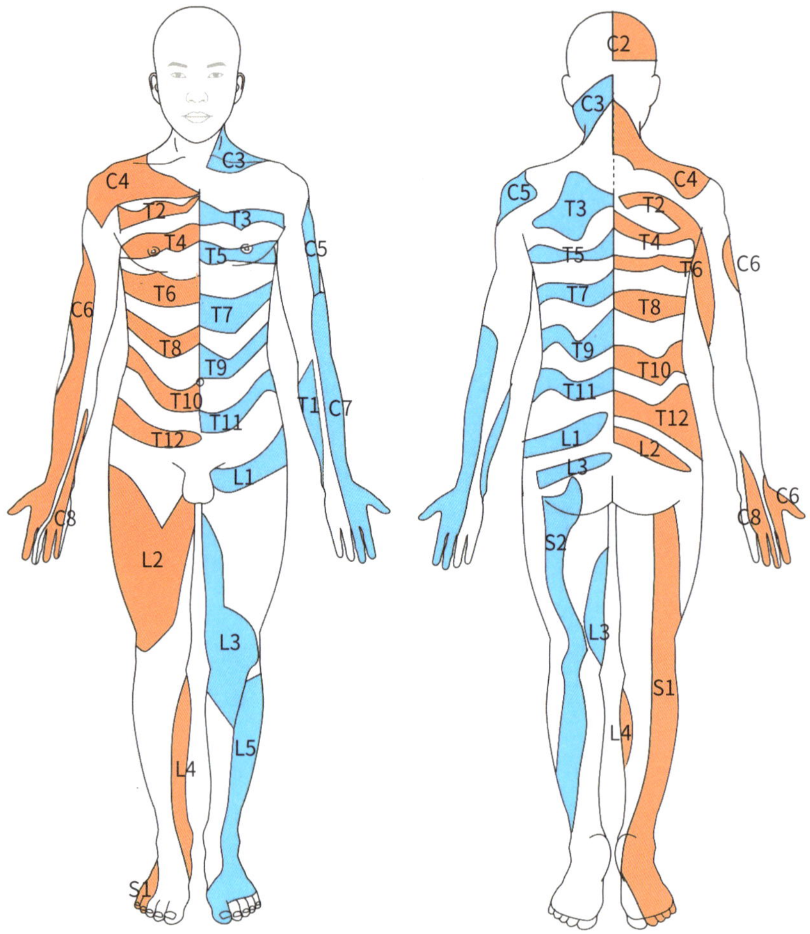

[그림6] 근거중심적 피부분절 지도

이 지도에 따르면 슬관절 이하에서 경골 내측의 영역은 L4 신경근, 경골 외측은 L5 신경근, 발의 외측 모서리는 S1 신경근이 지배하고 있다.

■ 피부분절 대응혈위

한의사들이 자주 사용하는 혈위로 대응시키자면 삼음교 - L4, 현종 - L5, 신맥 - S1으로 정리해 볼 수 있다. S1 피부분절은 복삼혈(BL61)이라고 하는 것이 더 정확하지만 자주쓰는 혈위로는 신맥혈을 확인해봐도 무리가 없다.

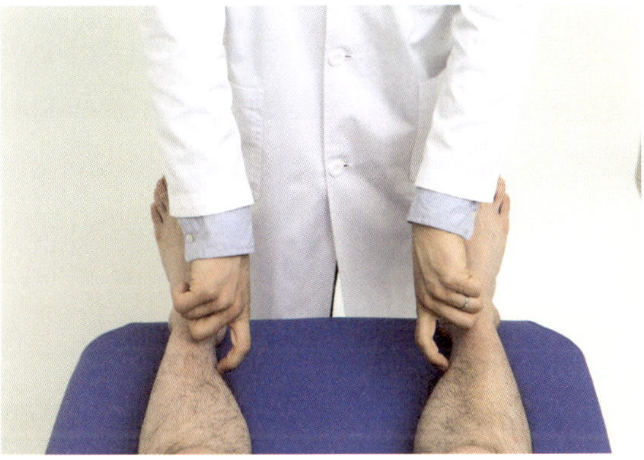

[그림7] 삼음교 감각검사

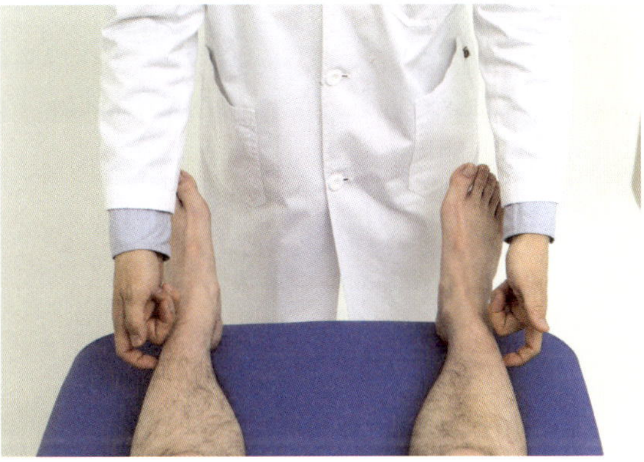

[그림8] 현종 감각검사

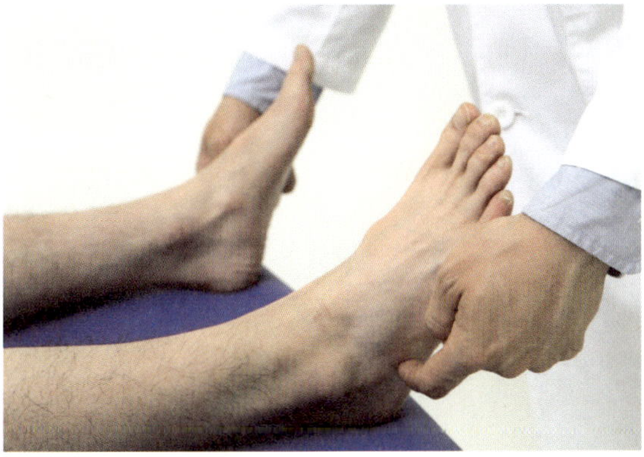

[그림9] 신맥 감각검사

표

요추 신경근	감각검사할 지역의 혈위
L4	심음교 (SP6)
L5	현종 (GB39)
S1	신맥 (BL62)

■ 감각의 종류

감각은 촉각, 온도감각, 통각, 압각 등이 있다. 이 중 촉각은 피부를 문질러 보아서, 통각은 꼬집어 보아서 알아낼 수 있다. 촉각을 검사할 때는 날카로운 핀으로 하는 것이 원칙이다. 진료 현장에서는 검지

손가락의 손톱을 이용하거나, 검지에서 소지까지의 손톱을 나란히하여 긁어보면서 촉각을 검사해 봐도 좋다. 양측의 동일한 영역을 동시에 긁어보면서 좌우의 차이를 비교한다.

■ 감각검사 방법

먼저 삼음교부터 시작하여 L4신경근의 지배영역부터 살펴본다. 환자에게는 "좌우 느낌 같은가요? 아니면 한쪽이 둔하거나 남의 살처럼 느껴지나요?"라고 묻는다. 환자가 정상쪽에 비해서 한쪽이 과민하거나 둔감하게 느낀다면 해당부위를 지배하는 L4 신경근의 문제를 염두에 둔다. 환자가 좌우 느낌 차이가 없다고 말하거나, 머뭇거리면서 차이를 잘 못느낄 때는 다음 영역인 현종혈 부위를 긁어보면서 L5 신경근의 관련여부를 판단한다. 이후 S1 신경근의 지배영역인 신맥혈 부위를 긁어보면서 하지의 감각검사의 대략을 살펴본다.

실전멘트

감각이상이 없는 경우

"좌우 느낌 같은가요? 아니면 한쪽이 둔하거나 남의 살처럼 느껴지나요?"

"네, 똑같아요"

감각저하

"좌우 느낌 같은가요? 아니면 한쪽이 둔하거나 남의 살처럼 느껴지나요?"

"한쪽이 좀 둔한데요", "어, 이쪽이 좀 남의 살 같아요"

"정상인 쪽이 10 정도 느껴진다면 이 쪽은 몇 개 정도로 느껴지세요?"

"7~8개요"

(환자가 머뭇거리고 대답을 못하면) "정상쪽에 비하면 절반 수준도 안되나요?"

"절반은 넘는 것 같은데요"

감각과민

"좌우 느낌 같은가요? 아니면 한쪽이 둔하거나 남의 살처럼 느껴지나요?"

"이쪽이 더 예민한데요", "더 따가워요"

검사결과의 확인

■ 감각검사의 결과

감각 검사에서 좌우 감각에 차이가 없다면 환자는 "네, 똑같아요"라고 대답한다. 그러한 경우라면 삼음교, 현종의 순서대로 가볍게 긁어보면서 다음 검사인 근력검사로 진행한다. 간혹 감각검사에 대한 질문에 난감한 표정을 지으면서 차이가 있는 듯도하고, 없는 듯도 하다는 환자가 있다. 그런 경우라면 대개 감각의 좌우차이가 없다고 간주하고 다음 검사로 진행한다. 왜냐하면, 만일 감각에 차이가 있다면 환자들이 차이를 쉽게 인지하고 대답할 수 있기 때문이다. 편측에 감각 저하가 있다면 환자는 "한쪽이 좀 둔한데요", "어, 이쪽이 좀 남의 살 같아요"라고 대답한다.

■ 검사결과의 정량화

편측의 감각저하를 호소하는 경우에는 감각저하의 정도를 정량적으로 판단하여 호전도를 평가하는 기준으로 삼을 수 있다. "정상인 쪽이 10 정도 느껴진다면 이 쪽은 몇 개 정도로 느껴지세요?"라고 묻는다. 질문에 정확하게 답변하기 어려워한다면, "정상쪽에 비하면 절반 수준도 안되나요?"라고 물어서 감각저하의 수준을 파악한다.

감각검사의 대략적인 빈도

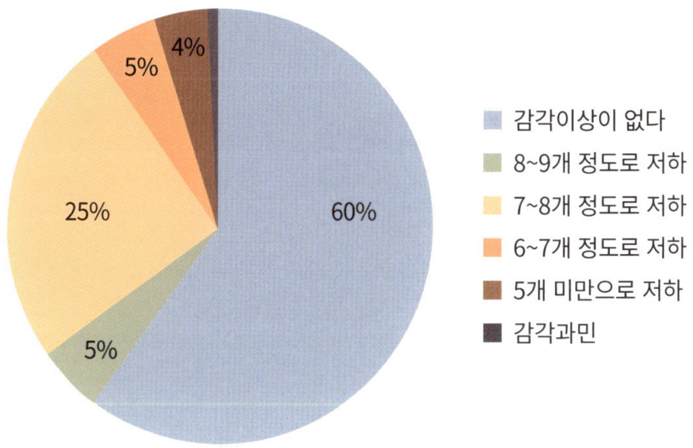

■ 감각검사의 대략적인 빈도

한의원 외래수준에서의 빈도를 대략적으로 살펴보자면, 요통을 주소로 하는 환자 층에서 감각이상이 없는 경우가 50~60% 이상을 차지한다. 즉, 환자의 요통에 신경근 병변의 확률이 낮은 경우로 근육이나 인대성 병변을 먼저 고려한다. 나머지 40~50%의 요통환자에서는 감각저하를 발견할 수 있는데, 감각저하를 나타내는 환자의 많은 경우에서 정상측의 10개에 비하여 7~8개 정도의 감각을 느낀다고 대답한다. 8~9개, 6~7개 정도로 말하는 경우가 일부를 차지하고, 나머지 일부에서는 5개도 못느낄 정도로 심한 감각저하를 나타낸다.

■ 감각과민의 경우

감각이상을 호소하는 환자층에서 간혹(100명 중 5명 미만에서) 감각 과민의 방향으로 응답이 나오는 경우도 있다. 감각과민이란 정상측이 10개 정도의 감각을 느끼고, 환측에서 12개 내지 13개 정도로 더 과민하고 따갑게 느껴진다는 것이다. 환자는 "이쪽이 더 예민한데요", "더 따가워요"라고 응답한다. 혹시 환자가 편측의 다리저림이나 통증 등을 호소하지 않는다면 어느 쪽의 신경근이 관련되어 있는지 확인하기 어려우므로 과민한 쪽의 문제인지 아니면 감각이 저하된 쪽의 문제인지 판단하기 어렵다. 추가적으로 상부요추의 신경지배영역을 찾아보거나 한쪽 다리에서의 상부, 하부요추의 감각을 비교해 보아야 한다.

L4, L5, S1 신경근에 영향을 주는 하부요추에서는 빈도가 아주 드물지만 상부요추 및 흉요추연접부와 연관을 맺는 L1, L2, L3 신경근에서는 감각과민의 빈도가 비교적 많다. 서혜부(L1), 대퇴전면의 상부(L2), 무릎 위의 통증(L3)을 호소하는 환자의 경우라면 요추부와의 관련성을 확인해야 한다.

Chart

✓ Sensory deficit L4 10:7-8

✓ L4감각저하 10:7~8

(감각저하가 제 4요추 신경근의 피부분절에 나타나며 오른쪽이 10 정도 느껴짐에 비해 왼쪽에서 7개~8개 정도 느껴진다)

■ 검사 결과의 기록

감각검사의 결과를 차트에 기록하는 방법은 'Sensory deficit L4 10:7-8'과 같다. 10:7-8과 같이 항상 우측 먼저 기록한다. 한글차팅이 익숙한 경우라면 'L4감각저하 10:7~8'과 같이 기록해도 무방하다. 감각저하가 제 4요추 신경근의 피부분절에 나타나며 오른쪽이 10 정도 느껴짐에 비해 왼쪽에서 7개~8개 정도 느껴진다고 풀어쓸 수 있겠다.

Chart

✓ Sensory intact

✓ 감각이상없음

(감각에 이상이 발견되지 않는 경우)

감각에 이상이 발견되지 않는 경우라면 'Sensory intact'라고 적거나 '감각이상없음' 혹은 이상이 없는 부분이니 기록을 생략해도 무방하다. 감각이 과민해 있는 경우라면 'Hyperesthesia L3 12:10'과 같이, 정상인 왼쪽 10에 비해 우측 L3피부분절이 12개 정도 느껴질만큼 감각과민이 나타나는 상황을 기록할 수 있다.

참고 신경의 압박부위와 증상

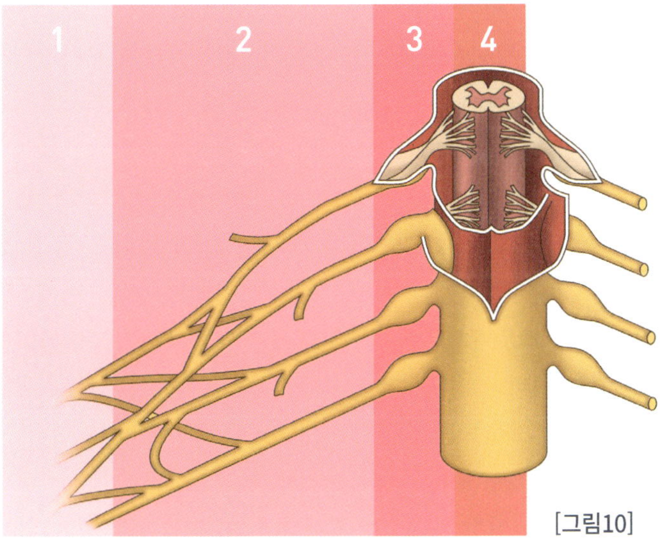

[그림10]

표

	신경압박부위	증상
1	말초신경 Peripheral nerve	무감각 > 감각이상(저림) > 통증 말초신경지배를 받는 부위에 경계가 분명한 통증
2	신경간 Nerve trunk	감각이상 > 무감각 > 통증 경계부위가 모호함
3	신경근 Nerve root	통증 > 감각이상 > 무감각 분절성 분포, 순차적인 증상발현
4	척수 Spinal cord	대개 양측성, 분절을 넘어서는 증상발현

한쪽이 과민한 경우

한의원에 허리가 아파서 오시는 환자의 경우를 생각해 보자. 허리가 하루 이틀 안 좋은 느낌이 오고, 뻐근해 온다. 파스를 좀 붙여보기도 하고, 초딩 아들이 어제 좀 밟아주기도 했다. 그래도 이거 영 느낌이 안

좋아 주변사람들에게 말을 했더니 침을 맞아보라고 권한다. 가까운 한의원에 갔더니, 원장님이 원장실에서 언제부터 아팠냐? 불편한 동작이 있느냐? 등등 몇 가지 묻더니 침구실로 가자고 한다. 엎드리라고 하더니 몇 군데를 눌러서 아픈 곳을 찾는다. 핫팩도 하고, 사혈도 하고, 부항도 해주고, 침도 놓고, 물리치료도 해준다. 나오는 길에 종이컵에 커피믹스를 하나 타서 먹고 나오면서, 내일도 와야하나 물어보려고 했지만, 원장님은 보이질 않고, 그렇다고 직원들에게 물어보기도 어색해서 그냥 나온다.

그런데 어떤 한의원에 갔더니 진찰 침대에 엎드려 눕지말고, 천장보고 누우라고 한다. 누워서 바지를 슬쩍 걷어올리더니, 다리에 감각이 잘 느껴지는 지 보라고 한다. 지금 허리아파서 왔는데, 이건 뭐지? 양 다리에 느낌이 어떤지는 눈여겨 본적도 없고, 이렇게 물어보는 사람이 처음이라 대답하는 게 참 어렵다. 한쪽이 열 개면 한쪽이 몇 개냐는데? 이게 무슨 말인지…

■ 의사소통의 문제

환자에 따라서는 엉뚱한 대답을 내놓기도 한다. 6:4라고 대답을 한다거나, 잘 모르겠다고 한다거나 등등이다. 환자가 감각과민으로 응답하는 경우에 질문을 정확하게 이해하지 못하고 대답한 결과일 때도 있다. 그러한 경우를 배제하기 위해서 한쪽 피부분절의 감각과민을 호소한다면 동측의 상, 하위 분절과 비교를 통해 실제로 감각과민이 있는지를 감별할 필요가 있다. 하부요추신경근에서 감각과민은 드물기 때문이다.

예를 들어, 양쪽 삼음교를 긁어보았을 때 우측 L4 피부분절의 감각과민을 나타내는 환자가 있다. 실제 감각과민인지 재확인할 때에는 우측의 삼음교와 현종을 동시에 긁어보거나, 우측 삼음교와 허벅지 위쪽 L1, L2 피부지배영역을 동시에 긁어보아 우측의 L4와 L5 또는 L4와 L3의 감각 검사 결과를 대조해볼 필요가 있다. "이렇게 비교해봐도 정강이 안쪽이 과민한가요?"라고 물어 감각과민의 결과를 다시 확인하는 것이다.

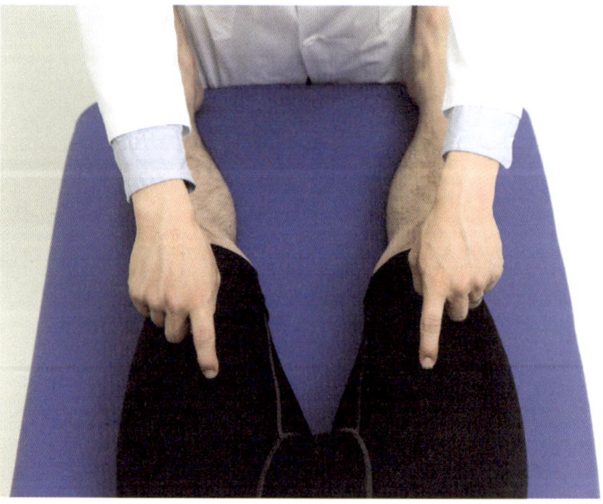

[그림11] **L2 감각검사 부위**

환자가 특정 방향의 저림이나 통증을 호소하지 않는 경우에 한쪽이 과민하다고 한다면, 비교적 감각 이상이 나타날 확률이 낮은 L1, L2 등의 상부요추의 감각영역을 기준으로 좌우를 비교해야 한다. 그럴 때는 삼음교 부위가 아니라 허벅지 위쪽에서부터 감각변화를 확인하여 한 쪽의 과민인지 반대쪽의 감각 저하인지를 확인한다.

감각 저하가 여러 분절에 걸쳐있는 경우

환자에 따라서는 L4, L5, S1의 감각이 모두 저하되어 있는 경우가 있다. 심하게는 L1이하의 감각이 모두 줄어든 경우도 있다. 주로 허리 수술을 했거나 고질적인 요통을 가진 경우에서 볼 수 있다. 따라서, 문제가 여러 피부분절에 걸쳐있다면 어디까지가 문제인지 L3, L2, L1의 감각영역까지 확인해 볼 필요가 있다.

실제로 10년 이상 지속된 완고한 만성요통을 가지는 환자의 경우에서는 L3, L4, L5, S1의 여러 분절에서 감각저하가 나타나는 경우도 있다. 감각저하가 여러 분절에 걸쳐있는 경우라면 예후도 길게 잡고, 치료적으로도 기본 침치료에서 더 나아가 60mm 침을 통한 심자, 전침, 약침 등으로 신경근에 대한 적극적인 치료가 필요하다.

감각 검사 시 주의사항

■ 한의사의 접촉부위

한 손은 지단부의 살을, 다른 손은 손톱 끝을 접촉한 채로 감각검사를 시행한다면 검사결과의 신뢰성을 담보하기 어렵다. 양손의 손톱이 동시에 닿도록 해야 재현성 있는 결과를 얻을 수 있다.

■ 환자의 접촉부위

되도록이면 바지를 약간 걷어올리고 맨살에 체크해야 정확한 결과를 얻을 수 있다. L3, L2, L1 신경근을 조사할 때는 무릎 위나 허벅지 위쪽까지 올라가야하므로 현실적으로 맨살에 직접 검사해보기 어렵다. 긁어보는 방법으로 촉각을 보기보다는, 꼬집어 보는 방법으로 통각을 확인해보는 방법도 가능하다.

■ 환자를 위한 배려

간혹 스타킹을 신고 있는 여성들의 경우에는 스타킹 위에 검사를 실시해도 무방하다. 짧은 반바지나 치마를 입는 여성들을 위해서 무릎 담요를 진찰대 옆에 구비해두고 사용하는 것도 좋다.

■ 간략한 검사방법

병력 청취상 급성근육염좌가 의심되고 환자의 호소도 가벼운 경우가 있다. 간단하게 삼음교와 현종을 긁어보아서 L4, L5 신경근의 개입여부만 조사하고, 근력검사까지 간단히 진행한다면 20~30초 이내에 신경근 병변에 대한 간략한 감별을 해낼 수 있다.

신경근병변의 유무에 대한 조심스러운 추론

감각검사를 섬세하게 시행했지만, 감각저하가 없다고 해서 신경근 병변이 없다고 단정지어서는 안된다. 신경근에 병변이 있다는 병리와 감각이 저하되거나 과민해진다는 징후가 완벽하게 일치하지 않기 때문이다. 즉, 감각에 변화가 없더라도 신경근 병변이 기저에 깔려있는 경우가 있으며, 감각의 변화가 말초신경이나 다른 병리 때문에 나타나는 경우도 있기 때문이다. 벤다이어그램을 통해 경우의 수를 정리해 볼 수 있다.

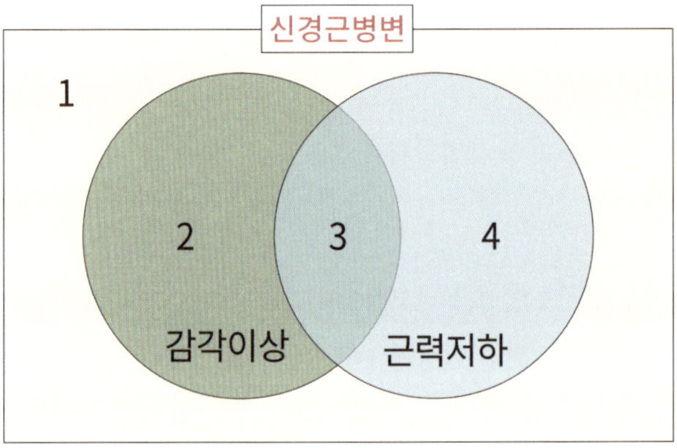

표

	경우의 수
1	신경근 병변은 있으나 감각이상이나 근력저하가 없는 경우
2	신경근의 병변으로 감각 이상이 있는 경우
3	신경근의 병변으로 감각이상과 근력저하가 모두 있는 경우
4	신경근의 병변으로 근력저하가 있는 경우

신경근의 병변이 있다면 감각이상이나 근력저하로 이상징후가 나타나는 경우가 많지만(2,3,4 영역), 환자는 신경근의 문제로 인한 저림, 통증, 당기는 느낌을 호소하는데도 감각에는 이상이 없는 경우도 있다(1, 4 영역). 그러므로 감각에 이상이 없다고 하여 신경근 병변의 가능성이 없다고 단정지어서는 안된다. 감각에 이상이 없는 환자에게는 "허리에서 신경이 자극받고 있을 가능성은 낮아보이네요. 다른 검사들 더 해볼께요" 정도의 설명이 적당하다.

실전멘트

감각검사에서 이상이 없는 경우

"허리에서 신경이 자극받고 있을 가능성은 낮아보이네요. 다른 검사들 더 해볼께요"

감각검사에서 이상이 있는 경우

"허리에서 신경의 전도에 장애를 일으켜 감각에도 변화가 있는 것 같아요. 근력도 체크해 볼께요"

하지의 근력검사

하지의 감각검사를 통해 이상이 있는 분절을 찾아냈다면 해당 신경근이 지배하는 근육분절은 조금 더 면밀히 검사해 볼 필요가 있다. 그렇다고 해서 편견이 개입될 만큼 한 쪽을 강하게 잡아당기지 않도록 주의한다. 주의깊게 살펴보되, 검사결과를 억지로 이끌어내면 안된다.

■ 근육분절이란?

각각의 신경근이 지배하는 피부의 영역을 피부분절이라고 하고, 신경근이 지배하는 근육의 영역은 근육분절(Myotome)이라고 한다. 대개 1개의 신경이 1개의 근육을 전담하기 보다는 신경총(Nerve plexus)에서의 문합과 말초신경 분지를 통해 복수의 신경근이 근육을 지배한다. 예를 들어 대퇴사두근은 L2, L3, L4 신경근의 복합적인 지배를 받지만 주도적으로는 L4 신경근의 지배를 받는 것으로 알려져 있다.

■ 근육검사의 목적

요통에서 하지의 근력검사를 하는 이유는 요추의 신경근 병변으로 인한 하지의 근력저하를 확인하기 위해서이다. 요추의 신경근 중 발병빈도가 높은 L4, L5, S1 신경근에 의해 지배받는 근육들을 먼저 살펴본다.

엄지발가락 끌어당기기

1. 엄지발가락 끌어당기기(장무지신근 근력검사) - L4, L5 신경근

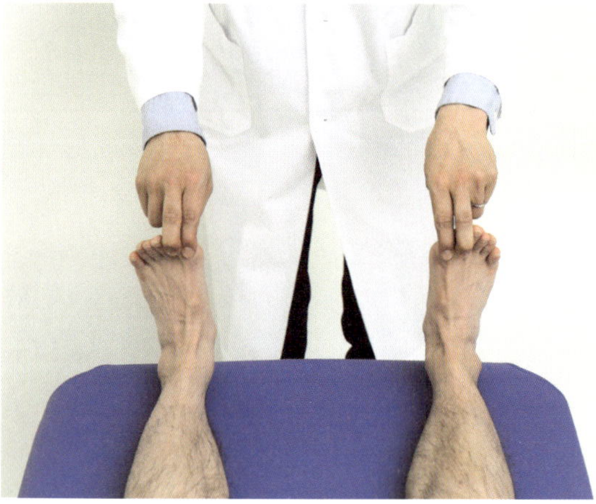

[그림12] 엄지발가락 끌어당기기

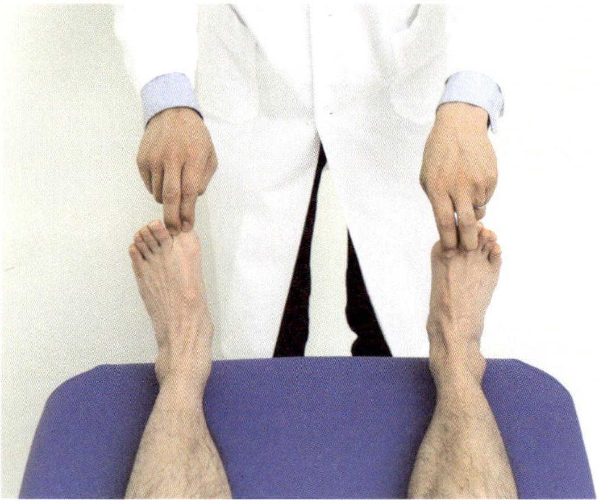

[그림13] 좌측 엄지발가락 근력저하

■ 검사방법

장무지신근(Extensor hallucis longus)의 근력을 평가하는 것으로, 장무지신근은 L4, L5 신경근의 신경지배를 받는다. 환자는 엄지발가락을 머리쪽(Cephalic)으로 끌어당겨 올리도록 하고, 한의사는 양손의 검지와 중지로 환자의 엄지발톱 부위를 잡아서 저항을 준다. 5초 가량 지그시 엄지를 꼬리쪽(Caudal)으로 끌어내리는 방향으로 힘을 주고, 환자의 근력을 살핀다.

■ 주의사항

검사시 한의사의 좌우 근력차가 개입되는 것을 막으려면 손가락의 힘으로 당겨서는 안된다. 접촉하는 엄지와 검지 손가락은 갈고리 모양으로 걸어 두기만 한다. 그 상태에서 몸의 중심을 뒤로 기울여서 저항을 가하면 한의사의 좌우 상지 근력차이로 인한 편차를 줄일 수 있다.

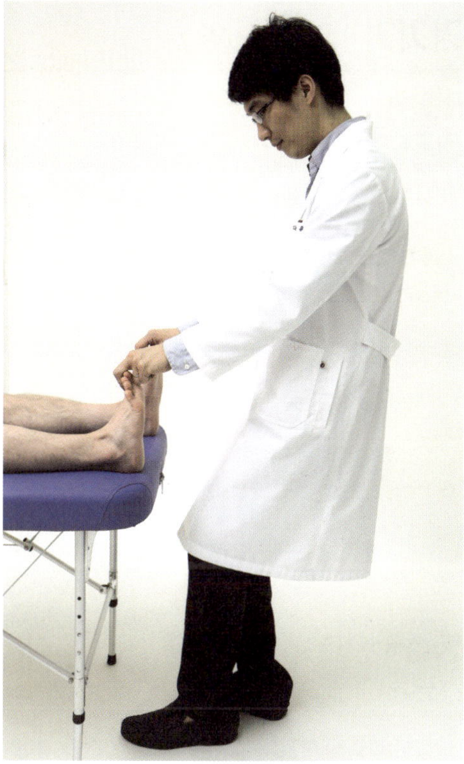

[그림14] **몸을 기울여서 저항을 가하기**

환자에게는 "근력도 한 번 살펴볼께요. 발가락을 머리쪽으로 최대한 끌어당기시고, 제가 힘을 줘서 끌어당겨도 버텨보세요" 라고 지시하고, 지그시 5초 정도 엄지발가락을 끌어당겨 근력을 살펴본다. 근력이 떨어지는 경우는 한쪽이 먼저 따라내려오게 된다.

실전멘트

"근력도 한 번 살펴볼께요. 발가락을 머리쪽으로 최대한 끌어당기시고, 제가 힘을 줘서 끌어당겨도 버텨보세요"

(환자의 엄지발가락에 한의사의 엄지와 검지손가락을 대고 당기면서)

새끼발가락 쪽 끌어당기기

2. 새끼 발가락 쪽 끌어당기기(비골근군 근력검사) - L5, S1 신경근

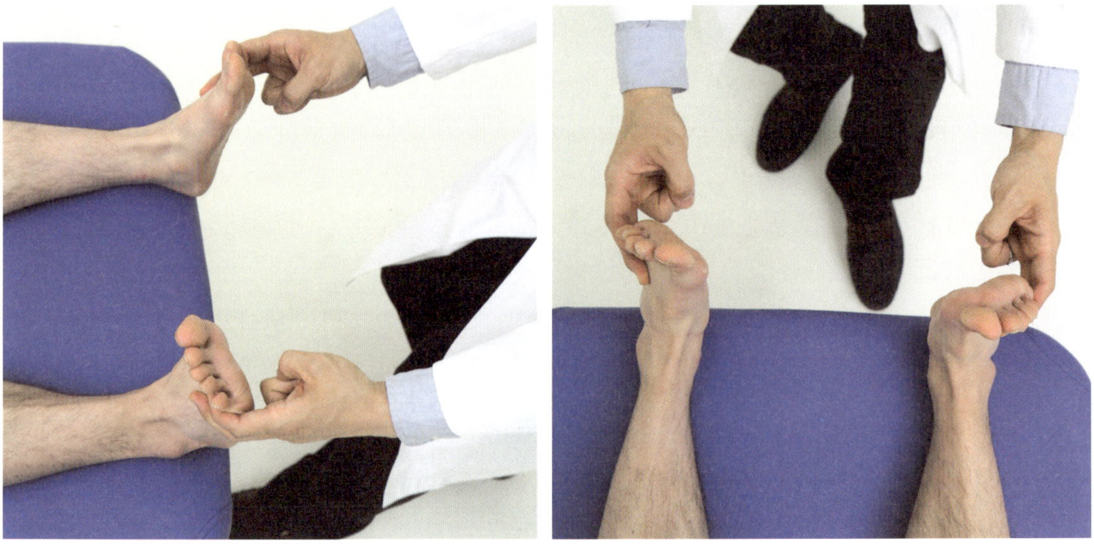

[그림15] 좌측 새끼발가락 쪽 끌어당기기 근력저하

■ 검사방법

엄지발가락 끌어당기기와 같은 방법으로 검사하되 접촉점을 새끼발가락의 중족골두에 두어 저항을 준다. 환자에게는 "이번에는 새끼발가락쪽도 한 번 볼께요"하고 연속적으로 검사를 진행한다.

참고

원래 장비골근과 단비골근의 근력검사는 발목을 족저굴곡 상태로 놓고, 한의사는 발을 내번하는 저항을 주고 환자는 이에 버티는 방법을 사용한다. 외래 현장에서 환자에게 이 동작을 설명시키 어려운 경우가 많았다. 진료현장에서 시행하기에 어려운 현실적인 면을 고려하여 엄지발가락 끌어당기기 검사에서 환자에게 별다른 지시를 하지 않고도 비골근 군의 근력을 볼 수 있는 방법을 고안하였다. 그 결과물이 바로 새끼발가락쪽 끌어당기기 검사이다. 개별근육으로만 보자면 제3비골근의 근력을 평가하는 방법이다. 제3비골근은 개체에 따라서 존재하지 않는 경우도 있으나, 검사방법은 비골근 군의 개입이 생기는 움직임이다.

■ 검사결과의 확인

요통을 주소로 한의원을 찾은 환자중 70% 가량은 근력 검사에 별다른 이상이 없다. 즉, 좌우에 같은 힘으로 5초 정도 저항을 주어도 근력에 차이가 없는 상태이다. 약 30% 정도의 환자에서 근력의 저하를 관찰할 수 있는데, 근력약화가 심한 경우라면 한의사가 저항력을 가함과 동시에 힘없이 발가락이 아래로 끌려 내려온다. 중등도의 근력저하가 있다면 저항을 가한 뒤 1초 정도 버티다가 슬슬 내려오거나, 2~3초 지나 시간에 따라 천천히 아래로 끌려내려오는 정도의 반응을 보인다. 버티는 시간이 짧을수록 근력 약화가 심한 것으로 볼 수 있다. 외래에서 치료가 진행됨에 따라 버티는 시간이 길어지는 것을 관찰할 수 있고, 이를 근력이 증가되는 동시에 요통이 호전되는 경과로 간주할 수 있다.

■ 약화가 있는 경우

새끼발가락쪽 끌어당기기에서는 심한 근력약화가 있는 경우, 발 전체가 내번되거나, 새끼발가락과 4번째 발가락이 외전되어 부채살이 펴지듯 발가락이 벌어지는 반응을 보인다. 중등도의 근력저하가 있다면 저항을 가한 뒤 1초 정도 버티고 발이 내번된다.

■ 결과 기록

엄지발가락 당기기에 약화가 있는 경우 차트에는 'EHL 1sec'또는 '엄지발가락 1초버팀'과 같이 기록해 볼 수 있겠다. 새끼발가락쪽 당기기에 약화가 있다면 'Peroneus 1sec' 또는 '새끼발가락 1초 버팀' 과 같이 적는다.

Chart

- ✓ EHL weakness 1sec
- ✓ 엄지발가락 1초 버팀
- ✓ Peroneus weakness 1sec
- ✓ 새끼발가락 1초 버팀

■ 이상이 없는 경우

엄지발가락을 당겨보고, 새끼발가락쪽을 끌어당겨보아도 좌우 근력에 차이를 느끼기 어렵다면 환자와 상황을 공유하고 다음 검사로 진행한다. "허리의 문제가 다리까지 퍼져있지는 않네요. 골반이랑 허리를 더 살펴볼까요?"라고 다음 검사에 대한 안내를 한 뒤 장요근의 근력검사 및 촉진으로 진행한다.

실전멘트

"허리의 문제가 다리까지 퍼져있지는 않네요. 골반이랑 허리를 더 살펴볼까요?"

(이후에 장요근의 근력검사 및 촉진으로 진행한다.)

■ 간단한 검사방법

한의원을 찾는 요통 환자에서는 하지의 감각이나 근력에 이상이 없는 단순 요통의 환자들이 더 많으므로, 하지의 감각 및 근력에 대한 검사를 간단히 신속하게 진행해 볼 수 있다. 즉, 감각검사는 삼음교, 현종을 긁어보고, 근력은 엄지발가락 끌어당겨보기와 새끼발가락쪽 끌어당기기 이렇게 4가지 검사를 진행한다. 간단하고 신속하게 20~30초 이내에 신경근의 관련 여부를 살펴볼 수 있다.

표 단순 요통에서 간단하게 신경근병변의 가능성을 감별해보기

감각검사	삼음교 긁어보기
	현종 긁어보기
근력검사	엄지발가락 끌어당겨보기
	새끼발가락 쪽 끌어당겨보기

■ 근력 약화가 있는 경우

엄지발가락을 끌어당겨봤더니 1초 이후에 편측이 끌려내려오고, 새끼발가락 쪽도 끌어당긴 지 1초만에 발가락 사이가 벌어지는 반응이 나타났다. 직전의 감각검사에서도 삼음교나 현종 부위에서 감각의 저하가 나타났을 수 있다. 이 경우는 신경근의 병변으로 인한 근육분절 약화를 강력하게 의심해야 한다. 그리고 어느 분절에까지 근력약화가 나타나고 있는지 살펴보아야 한다. "허리의 문제가 다리의 근력에까지 영향을 주고 있네요. 다른 근육들까지 살펴볼께요."라고 추가적인 근력검사에 대한 안내를 하고, 이후에 무릎 굽혀보기 검사, 고관절 당겨보기 검사로 진행한다.

실전멘트

"허리의 문제가 다리의 근력에까지 영향을 주고 있네요. 다른 근육들까지 살펴볼께요."

(이후에 무릎 굽혀보기 검사, 고관절 당겨보기 검사로 진행한다.)

무릎 굽혀보기

3. 무릎 굽혀보기(대퇴사두근 근력검사) - L3, L4 신경근

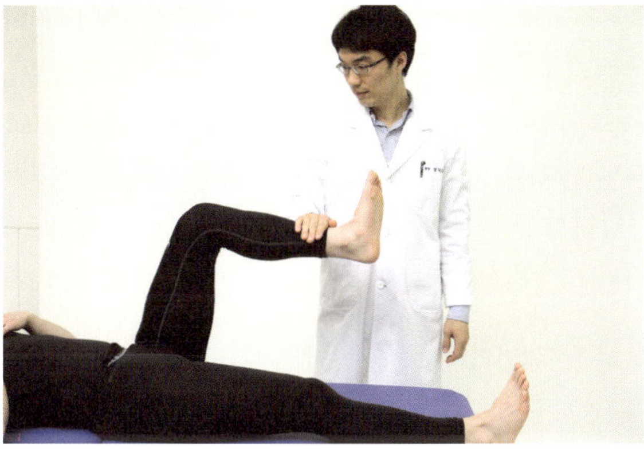

[그림16] **무릎 굽혀보기**

■ 검사방법

환자의 무릎과 고관절을 90도로 굽힌 상태로 두고, 한의사는 무릎을 굽히는 방향으로 5초 정도 저항을 주어 버티게 한다. 근력 검사는 감각이 정상이었던 쪽이나 엄지발가락과 새끼발가락쪽의 근력약화가 없는 쪽(건측)을 먼저 시행하여 근력검사의 기준으로 삼는다. 정상을 알아야 비정상을 알 수 있기 때문이다.

표

정상		5초 정도 저항에 무리없이 버팀
근력저하	경미함	3~4초 이상 저항에 버티지만 아래위로 약간 떨림
	↕	2~3초 정도 버티다가 아래 위로 약간 떨림
		저항을 주자마자 떨지만 아래로 내려가지는 않음
		1~2초 정도 버티다가 아래로 점점 내려감
	신함	힘을 주자마자 아래로 점점 내려감

■ 근력검사 결과

근력검사에서 이상이 없다면, 양쪽 모두 저항에 5초 정도 무리없이 버틸 수 있다. 감각이 저하되어 있거나, 엄지발가락, 새끼발가락쪽의 근력이 저하된 쪽의 근력저하가 슬관절, 고관절까지 영향을 줄 수 있다. 근력저하가 심하다면 저항에 전혀 버티지 못하고 스르르 슬관절이 굴곡된다. 중등도의 근력저하가 있다면 2~3초 가량 버티다가 저항에 버티지 못하고 각도에 변화가 생길 것이다. 근력저하가 약간 있다면 3~4초 이상 저항에 버틸 수는 있으나 아래 위로 진폭을 가지고 떨리게 된다. 추간판의 병변이 있거나 요천추부 불안정성이 심하다면 저항을 줄 때 통증을 느끼기도 하므로 주의해서 검사한다.

■ 결과기록

무릎 굽혀보기 검사에서 2초 정도 버티다가 상하로 떨리기 시작하는 경우라면, 차트에는 'QF weakness 2sec' 혹은 '무릎 굽혀보기 2초 이후 떨림'으로 기록할 수 있다.

Chart

✓ QF weakness shaking after 2 seconds

✓ 무릎 굽혀보기 2초 후 떨림

고관절 당겨보기

4. 고관절 당겨보기(고관절 굴곡근 근력검사) - L2, L3 신경근

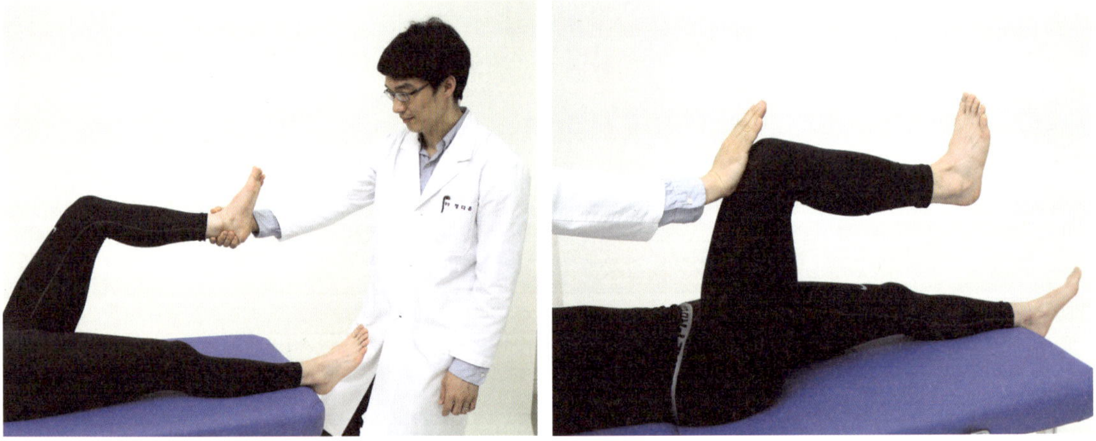

[그림17] **고관절 당겨보기**

■ 검사방법

무릎 굽혀보기와 같은 자세에서 환자의 발목을 잡아 줄다리기 하듯 꼬리쪽(Caudal)으로 끌어당겨 본다. 진찰대의 위치 상 환자의 발 끝에 서기가 어려운 경우도 있다. 이럴 때는 침대에 누운 환자의 머리쪽에 서서 무릎을 꼬리쪽으로 밀어볼 수도 있다. 침대의 세 모서리가 모두 벽으로 막혀있고, 측면에서만 진찰이 가능하다면 옆에서 최대한 일정하게 저항을 줘야 할 수도 있다.

■ 고관절 굴곡의 신경지배

고관절의 굴곡은 장요근, 대퇴직근, 대퇴근막장근, 봉공근의 협력으로 이루어지는데 장요근이 가장 큰 힘을 담당한다. 따라서 고관절 당겨보기에서 근력약화가 있었다면 장요근 근력검사에서도 대부분 근력저하를 보인다. 고관절 굴곡을 지배하는 L2, L3신경근의 문제인지, 장요근이라는 근육의 문제로 인한 약화인지 구별하려면 추가적인 검사를 통해 판단해야 한다.

표

정상		5초 정도 저항에 무리없이 버팀
근력저하	경미함	3~4초 이상 저항에 버티지만 아래위로 약간 떨림
		2~3초 정도 버티다가 아래 위로 약간 떨림
		저항을 주자마자 떨지만 아래로 내려가지는 않음
		1~2초 정도 버티다가 아래로 점점 내려감
	심함	힘을 주자마자 아래로 점점 내려감

■ 근력검사 결과

정상이라면 양쪽 모두 저항에 5초 정도 무리없이 버틸 수 있다. 한의사의 무게중심을 기울여 줄다리기 하듯 환자에게 힘을 가하면, 약화된 쪽은 스르르 아래로 내려오거나, 떨리기도 한다.

■ 결과 기록

고관절 당겨보기검사에서 2초 정도 버티다가 당겨내려오는 경우라면, 차트에는 'Hip flexor weakness 2sec' 혹은 '고관절 당겨보기 2초 이후 떨어짐'으로 기록할 수 있다.

Chart

✓ Hip flexor weakness holding 2 seconds only

✓ 고관절 당겨보기 2초 이후 떨어짐

근력검사 주의사항

근력검사를 시행할 때도 몇 가지 주의사항이 있다. 요통이 심해서 돌아눕고, 일어나 앉는 등 자세를 바꾸기만해도 통증을 호소하는 경우라면 근력검사를 건너뛰거나 아주 조심히 시행한다. 발가락에 힘을 주는 검사는 비교적 괜찮지만, 특히 무릎 굽혀보기와 고관절 당겨보기 검사는 생략한다. 검사자체가 통증을 악화시키거나 불안정성을 가중시킬 수 있기 때문이다. 하지의 근력검사를 시행할 때에는 저항을 너무 세게 주는 경우 하퇴부에서 쥐가 나기도 한다. 환자의 체격이나 근육량에 맞추어 저항의 강도를 조절해주는 것이 좋다. 저항 강도를 조절하는 방법은 2가지가 있다. 지렛대의 팔길이를 조절하거나, 접촉부위를 조절하는 방법이다. 자세한 방법을 하나 씩 상술한다.

■ 지렛대 팔길이로 저항력 조절

환자가 체구가 작고 근육량도 작은 경우에는 작은 저항만 줘야 한다. 이때 한의사 팔의 힘을 일정하게 줄이는 것은 쉽지 않은데, 힘점을 이동시켜 저항의 크기를 조절할 수 있다. 지렛대 팔이 짧아지도록 힘점을 받침점에서 가깝게 옮기면 저항력을 줄이고, 멀리 옮기면 저항력을 키울 수 있다. 예를들어, 무릎 굽혀보기 검사에서 환자가 체구도 작고 근력도 약해보이는 경우라면 발목 위의 접촉점을 무릎 쪽으로 이동시켜서 지렛대 팔을 짧게 만들어 저항력을 줄인다. 환자가 체구도 크고, 힘도 세다면 접촉점을 발끝쪽으로 옮겨 지렛대 팔을 길게 만든다.

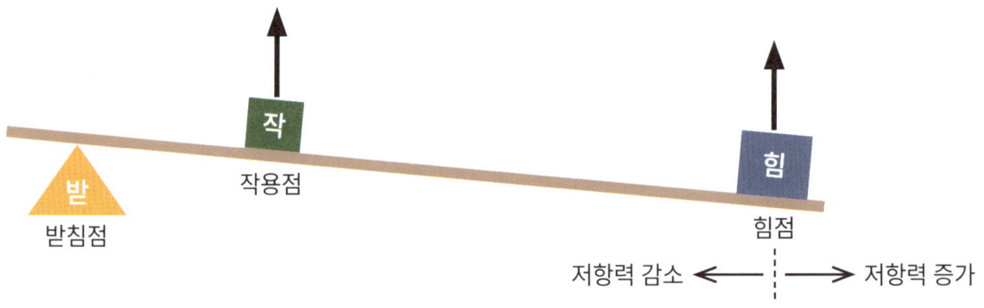

■ 접촉면적으로 저항력 조절

접촉면적을 다르게 하는 방법으로도 저항력을 조절 할 수 있다. 손바닥 전체로 저항을 주는 것이 일반적이지만, 한 손가락으로 누르거나, 두 손가락만 사용해서 누르면 저항을 일정하게 줄일 수 있다. 초등학생을 검사하는 경우라면 최소한의 저항만을 가하기 위해서 새끼손가락을 통해 눌러보기도 한다. 체구도 크고, 근육량도 많은 사람을 검사하는 경우라면 한손으로 주는 저항력이 부족해 질 수 있다. 이러한 경우라면 양손으로 겹쳐 눌러보아서 큰 저항력을 가할 수 있다.

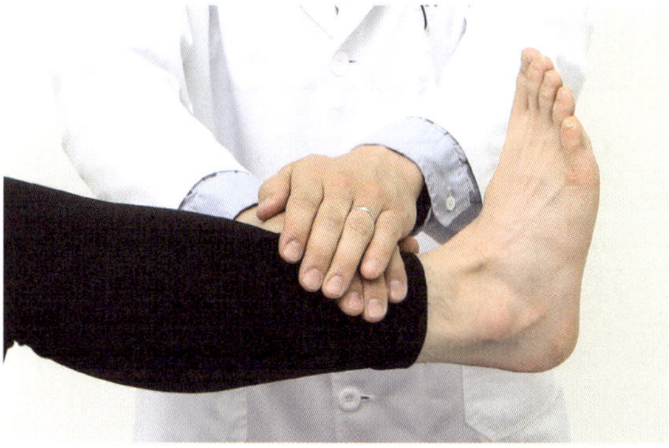

[그림18] 접촉면적을 통한 힘의 조절1(양손 겹쳐 누르기)

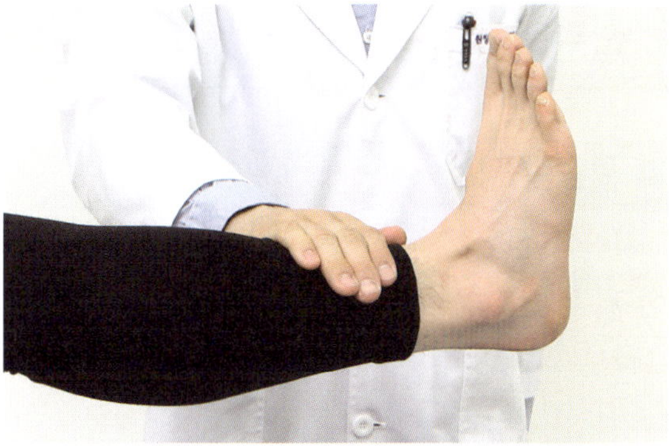

[그림19] 접촉면적을 통 힘의 조절2(한 손으로 누르기) - 일반적인 경우

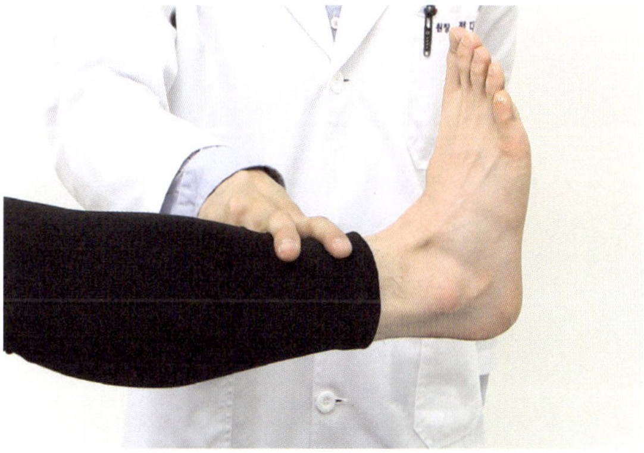

[그림20] 접촉면적을 통한 힘의 조절3(두 손가락)

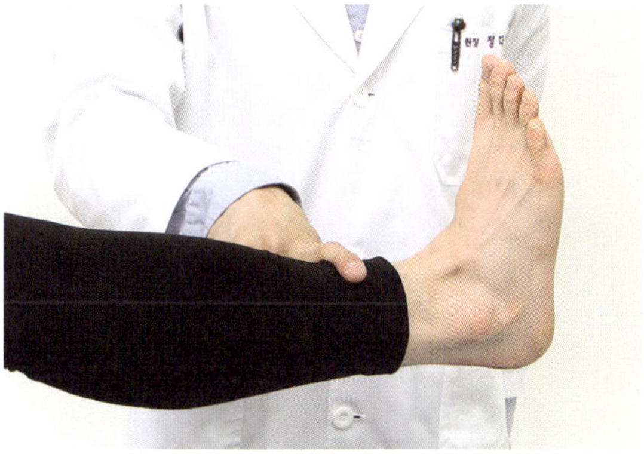

[그림21] 접촉면적을 통한 힘의 조절4(한 손가락)

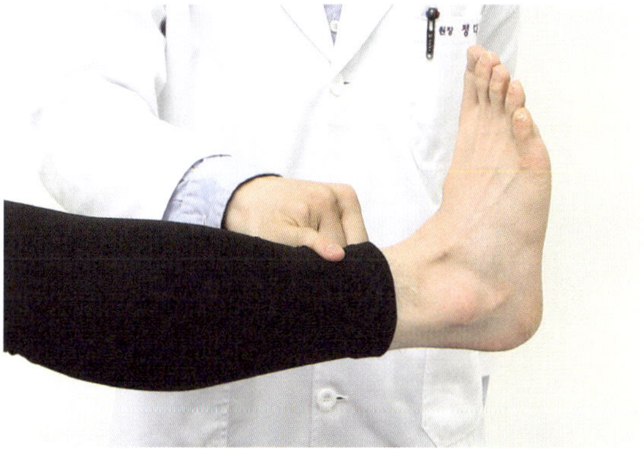

[그림22] 접촉면적을 통한 힘의 조절5(새끼 손가락)

■ 적절한 저항균형 설정

간혹 근력검사에서 분위기 파악을 못하고 목숨걸어 힘을 쓰는 환자들도 있다. 이런 경우 환자에게 “힘주세요”라는 말보다는, 검사 자세를 만들어주고 “제가 힘을 주더라도 이 자세를 그대로 유지하세요”라고 지시하면 좋다. 검사자세를 넘어서 지나치게 힘이 가는 상황을 예방할 수 있다.

슬관절 신전과 고관절 굴곡을 동시에 살펴보기

■ 필요한 상황

시간이 촉박하거나 상황이 여의치 않은 경우, 무릎 굽혀보기나 고관절 당겨보기 검사를 동시에 진행해 볼 수도 있다. 여성환자가 짧은 반바지나 치마를 입고 있고, 진찰대 옆에 무릎담요가 갖춰져 있지 않을때도 유용하다. 특히 초진에서 자세히 살펴보기 위해, 환자의 발쪽에 서서 무릎 굽혀보기나 고관절 당겨보기 검사를 시행하다 보면 시야에 불편한 각도가 잡힌다. 이럴 때는 환자의 옆에 서서 시야에 걸리는 불편한 장면들을 피할 수 있도록, 슬관절의 신전과 고관절의 굴곡을 동시에 살펴본다.

■ 검사방법

환자는 슬관절을 완전히 신전한 상태로 하지를 30도 정도 들어올린 자세를 취하도록 한다. 한의사가 정강이 앞 쪽을 중력방향으로 누르는 저항에 5초 정도 버티게 한다. 슬관절 신전근이나 고관절 굴곡근의 근력에 저하가 있다면, 시간에 따라 무릎이 조금씩 굽혀지거나, 고관절에 힘이 빠지면서 하지 전체가 저항에 버티지 못하고 조금씩 내려오거나 떨리게 된다.

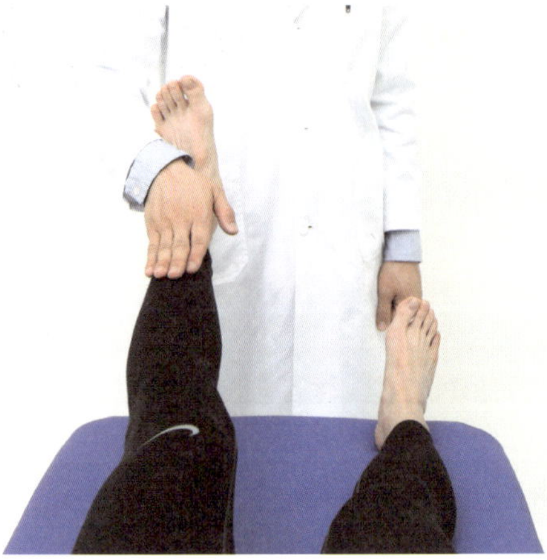

[그림23] 슬관절신전과 고관절굴곡

장요근의 근력검사

■ 근육 발화의 패턴

근육평가에 대한 바이블이라고 할 수 있는 Muscle: Testing and Functure and Posture and Pain(국내에는 자세와 통증치료에 있어서 근육의 기능과 검사, 한미의학)의 저자 켄달(Kendall)은 개별근육을 고립시켜, 정확하게 특정 근육에 부하가 집중되도록 검사한다. 이를 위해 검사 이외의 부분은 검사자가 고정하고 안정화시켜서 다른 근육의 개입을 방지한다. 개별 근육의 근력을 판단할 때는 아주 중요한 사항이지만, 현실에서 근육이 사용되는 방식은 다르다. 예를 들어, 서있는 상태에서 탁자 위에 있는 컵을 잡기 위해 팔을 내민다고 하자. 삼각근으로 어깨를 들어올리고, 상완삼두근으로 팔꿈치를 약간 펴고, 손가락의 굴곡근들로 컵을 잡는 연쇄작용이 동시적으로 무의식 중에 이루어진다. 그리고 이에 앞서 0.04초(40ms) 정도의 아주 짧은 시간에 복횡근을 비롯한 코어근육의 수축을 통해 체간의 안정화가 이루어져야 한다. 이러한 시간 연쇄적이고 복합적인 근수축이 이루어져야 체간을 안정화하면서, 다양한 동작을 완수할 수 있다.

복근과 다열근의 선행수축[20)]

복근(복횡근과 복사근)과 다열근은 척추의 안정화기능에 핵심적인 작용을 한다. 팔을 들어올리면서 복부의 각근육과 팔의 근육에 대한 근전도를 관찰한 연구에서 복횡근과 복사근의 중간 및 하부 섬유들은 삼각근의 활성 이전에 선행적(Anticipatory) 수축을 보인다.

삼각근의 수축 이전에 복횡근의 중간섬유는 0.04초, 내복사근의 중간 섬유는 0.03초, 복횡근의 하부 섬유는 0.02초 가량 선행적으로 수축한다. 즉, 팔을 들어올리기 전에 미리 복부의 근육이 수축을 하여 사지의 움직임이 생기기 전에 미리 체간의 보상으로 인한 휘청거림을 최소화하는 것이다. 이러한 기전에 문제가 생긴다면 체간의 각 관절과 디스크에 전단력이 가해져 손상을 쉽게 유발할 것으로 추측할 수 있다.

■ 장요근의 중요성

요통에 있어서 장요근은 고관절의 굴곡 및 외회전, 요추부와 골반대의 경사, 안정화에 큰 영향을 주는 근육이다. 또한 형태학적으로 요추체와 추간판의 전체를 전면부에서 넓게 붙잡고 있기 때문에 요추체와 골반대의 안정화에 지대한 영향을 미친다.

슬괵근과 장요근을 기능적으로 비교해보면, 슬괵근은 정상범위에서 10°단축이 있다고 해도 정상적인 보행범위에 큰 지장을 초래하지 않는다. 반면 장요근은 10°단축이 있다고 하면, 고관절이 중립이상으로 신전되는 것을 방해하기 때문에 보행패턴에 변화를 야기하여 요통에 큰 영향을 줄 수 있다[21)].

따라서 요통과 관련해서 장요근의 상태를 평가하는 것이 중요하다.

참고 장요근의 역할과 병리

장요근은 허리와 골반대에서 복합적인 작용을 한다. 이를 크게 3가지로 나눠볼 수 있다. 첫째, 골반에

20. Donald Neumann. 근육뼈대계통의 기능해부학 및 운동학 2판. 범문에듀케이션. 426-7.

21. Shirley A. Sahrmann. 운동손상증후군의 진단과 치료:서울: 정담미디어.2005:48.

대한 고관절의 움직임 관점에서 고관절을 굴곡시키는 가장 주요한 근육이며 일부 고관절의 내전도 담당한다. 둘째, 고관절에 대한 체간 움직임을 중심으로 보았을 때, 체간을 굴곡하는 역할을 한다. 즉, 몸을 앞으로 숙이는 역할을 한다. 셋째, 골반대와 요추사이에서는 수직안정자(Vertical stabilizer)로 작용한다. 즉, 수직방향으로 요추와 골반대를 붙들어 매주는 작용을 한다는 것이다. 또한 체간을 측굴하는데도 작용한다. 전통적인 개념으로는 장요근은 요추 전만과 밀접한 연관이 있는 것으로 알려져 있지만, 전만을 증가시키는 근육인지는 논란의 여지가 있다[22]. 장요근의 단축 = 요추 과전만 이라는 등식만 가지고 생각하면, 장요근은 단축되기 쉽고, 골반의 전반경사를 만들고, 요추의 과전만을 만든다. 결론적으로 장요근의 스트레칭이 필요하다고 단정하게 된다. 하지만, 장요근의 약화 또는 좌우 비대칭으로 수직안정자로서의 역할을 적절히 수행하지 못함으로서 요통에 기여할 수도 있다. 특히, 전방전위증, 디스크로 인한 하지방사통 환자군에서 장요근 위축이 관찰된다는 연구가 있다[23][24]. 그러한 경우에는 장요근의 비대칭을 평가하여 대칭을 만들고, 적절한 강화운동을 하는 것이 필요할 수 있다.

장요근에 관한 더욱 자세한 이야기는 한의정보협동조합의 프리미엄 한의학 매거진 On Board 제21호[25] 128쪽의 체계적인 침치료 - 장요근 기고글을 참고하시기 바란다.

■ 체간을 고정하지 않는 이유

근력 평가는 단일 근육이 강한지 약한지를 평가하는 방법이다, 하지만 진찰과정에서 개별 근육 뿐만 아니라 좀 더 넓은 관점에서 주변 관절까지의 안정화를 평가할 필요가 있다. 장요근의 근력검사를 할 때, 켄달의 방법과는 달리 반대측 골반의 전상장골극(Anterior superior iliac spine, ASIS)을 고정하지 않고 근력검사를 시행하면, 요추 및 골반대가 휘청거리지 않고 잘 안정화 되고 있는지 동시에 평가할 수도 있다. 다시 말해, 장요근의 근력 및 요추 및 골반대의 안정화 정도를 동시에 살펴볼 수 있다.

■ 검사방법

환자의 슬관절을 신전한 상태로 45도 정도 고관절을 굴곡하고, 45도 정도 외전 및 외회전한 자세를 잡아준다. 내측복사뼈 근처를 접촉하고 45도 외측아래로 내리누르는 방향으로 5초 정도 저항을 주면

22. Santaguida PL, McGill SM. The psoas major muscle: a three-dimensional geometric study. J Biomech. 1995; 28(3): 339-45.

23. Wagner SC, Sebastian AS, McKenzie JC, et al. Severe Lumbar Disability Is Associated With Decreased Psoas Cross-Sectional Area in Degenerative Spondylolisthesis. Global Spine J. 2018; 8(7): 716-21.

24. Dangaria TR, Naesh O. Changes in cross-sectional area of psoas major muscle in unilateral sciatica caused by disc herniation. Spine (Phila Pa 1976). 1998; 23(8): 928-31.

25. On Board. 한의정보협동조합. 2022;21:128

서 버티도록 한다. 환자에게는 "(검사 위치로 다리를 올려 주면서) 이제 골반상태도 확인해 볼께요, 이 상태로 다리를 들고 버텨보세요."라고 지시한다. 검사는 감각의 변화나 근력의 저하가 없는 정상쪽을 먼저 시행하고, 이상이 있었던 쪽을 나중에 시행하여 정상측과 비교한다.

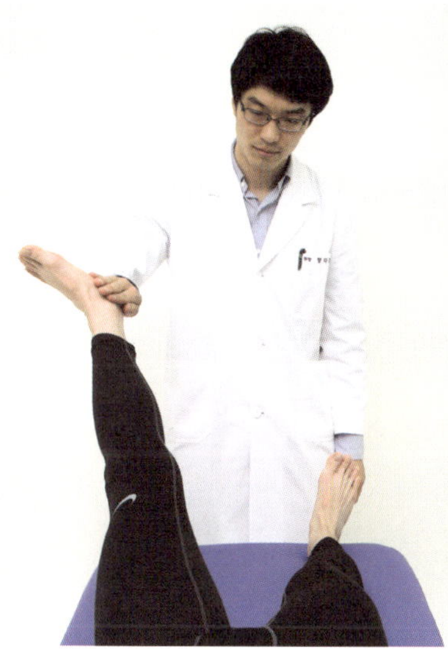

[그림24] 좌측 장요근 근력검사

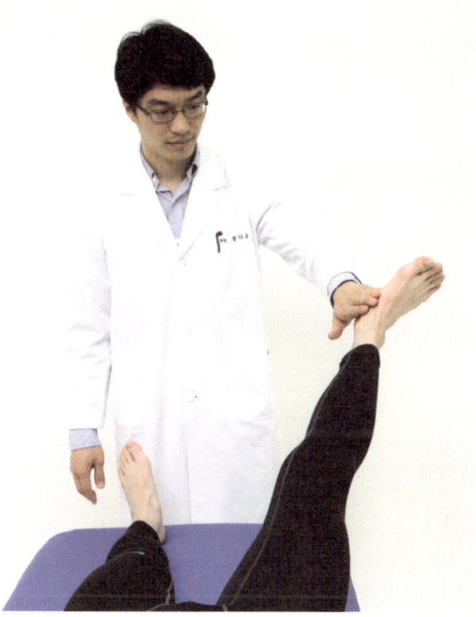

[그림25] 우측 장요근 근력검사

실전멘트

"이제 골반상태도 확인해 볼께요, 이 상태로 다리를 들고 버텨보세요."

(환자의 슬관절을 신전한 상태로 45도 정도 고관절을 굴곡하고, 45도 정도 외전 및 외회전한 자세를 잡아준다.)

참고 코어근육이란?

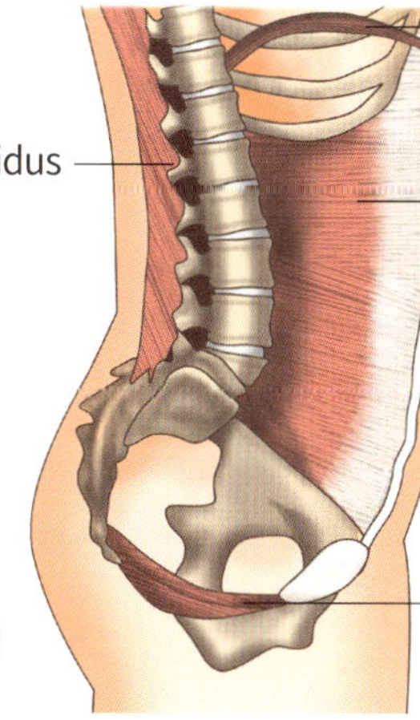

[그림26] 코어근육

코어근육이란 골반저근육, 복횡근, 다열근, 내복사근, 외복사근, 복직근, 횡격막, 척추기립근의 일부를 포함하는 근육군이다. 대표적으로는 골반저근육, 복횡근, 다열근, 횡격막을 코어의 4대 근육으로 본다. 기능적으로 흉강과 복강, 골반강의 내부압력을 조절하며, 움직임에 대한 체간의 안정성을 유지한다. 요통의 진단, 치료 및 재활에 가장 중요한 요소이다. 정적으로는 척추의 정렬을 제대로 유지할 수 있도록 작용하며, 동적으로는 움직임을 만들어내거나, 큰 힘을 만들어내거나, 속도를 만들어내는 데 중요한 기반을 조성하기 때문이다.

장요근 근력검사 결과의 확인

양측 장요근 근력검사에 이상이 없다면 어느 쪽에 5초에 걸쳐 저항을 주더라도 무리없이 버텨낸다. 근력 저하가 있는 여러가지 경우를 아주 극심한 약화부터 순서대로 살펴본다.

표 장요근 근력검사 결과

<table>
<tr><td colspan="2">정상</td><td>5초 정도 저항에 무리없이 버팀</td></tr>
<tr><td rowspan="7">근력저하</td><td>경미함</td><td>한의사는 차이를 느끼기 어려우나
환자는 한쪽이 힘들다고 느낌</td></tr>
<tr><td rowspan="4">↕</td><td>저항에 버티지만 아래위로 약간 떨림</td></tr>
<tr><td>3~4초 정도 버티다가 아래로 점점 내려감</td></tr>
<tr><td>1~2초 정도 버티다가 아래로 점점 내려감</td></tr>
<tr><td>힘을 주자마자 아래로 점점 내려가거나 체간이 휘청거림</td></tr>
<tr><td>심함</td><td>보조를 없애면 반대쪽 전상장골극이 내측으로 휘청거림</td></tr>
<tr><td>극심함</td><td>보조 없이는 검사자세를 취할 수 없음</td></tr>
</table>

■ 근력약화의 등급

첫째, 아주 극심한 근력약화가 있다면 검사자세를 잡아주고 한의사가 손을 떼는 것도 이미 힘들어한다. 45° 굴곡하고 외전한 위치에 하지를 유지하는 것 자체가 무리인 것이다. 이는 급성요통이 있는 상태이거나, 요추부와 골반대의 불안정성이 심한 상태로 볼 수 있다. 복횡근을 비롯한 코어근육의 극심한 약화를 동반하는 경우에도 자세를 유지하기 힘들어 하거나, 자세를 잡을 수는 있지만 요추의 전만이 심해지면서 요추부가 침대에서 들어올려져 차차 통증이 나타나기도 한다.

둘째, 한의사가 검사자세를 잡아주고 손을 놓으면 반대쪽 전상장골극이 정중선을 향해 내측으로 이동하면서, 체간이 휘청하고 흔들리는 모습을 관찰할 수 있다. 하지의 무게를 적절하게 지지하지 못해 골반대가 보상적으로 움직이는 것으로 볼 수 있다.

셋째, 내측복사뼈에 저항을 주면 1초쯤 겨우 버티다가 반대쪽 전상장골극이 이동하거나, 하지가 하방으로 끌려내려간다.

넷째, 3~4초쯤 버티다가 반대쪽 전상장골극이 이동하거나, 하지가 하방으로 끌려 내려간다.

다섯째, 저항을 주면 하지 전체가 아래위로 진폭을 가지고 떨린다.

여섯째, 경미한 근력저하가 있다면, 양측 모두 5초 정도 저항에 잘 버티는 느낌이 든다. 검사를 시행한 한의사도 차이를 느끼기 어렵다. 이런 경우 환자에게 "어느 쪽이 더 힘드셨나요?"라고 물어본다. 환자가 "한쪽이 더 힘들었어요"라고 대답한다면, 해당 측 장요근에 경미한 근력약화가 있는 것이다.

근력검사의 상황별 응용

■ 적절한 저항력의 설정

근력검사는 여러 가지로 환자와 한의사 사이에 적절한 신뢰와 호흡이 중요하다. 먼저 환자가 청력에 제한이 없어서 한의사의 말을 잘 알아들을 수 있어야 한다. 환자가 한의사의 지시에 적극적으로 응해줘야 한다. 한의사가 한 쪽으로 힘을 강하게 주어 근력검사상의 약화를 만들어내지는 않는지 환자의 마음에 의심이 싹터서도 안 된다. 저항에 5초 정도 버티게 했을 때, 환자가 자존심 대결 하듯 너무 강력한 힘을 주어도 정확한 결과를 얻기가 어렵다. 환자가 "에이~ 원장님이 세게 누르시니까 왼쪽이 내려가죠." 또는 "원장님이 오른손 잡이라서 그렇죠, 너무 오른쪽 힘이 세신 거 아니에요?" 라고 의심스레 묻는 경우가 있다. 그러한 경우라면 한의사가 직접 저항을 가하는 대신, 환자의 하지 무게를 통해서 간접적인 저항을 줄 수 있다.

■ 환자 하지를 저항력으로 사용

장요근의 근력약화가 심하다면 45° 정도 굴곡 및 외전한 검사 자세를 5초 정도 유지해보도록 할 수 있다. 발끝을 유심히 지켜보고 있노라면, 근력이 정상인 쪽은 발끝이 가상의 한 점에 정확하게 유지되고 있다. 반면 약화가 있는 쪽은 시간이 지남에 따라 발끝이 상하방향으로 1~2cm가량 약하게 흔들리는 것을 관찰할 수 있다. 이렇게 외력을 전혀 가하지 않고 환자 스스로의 하지 무게를 저항력으로 이용할 수 있다.

■ 각도를 조절하여 저항력을 키우기

장요근의 근력약화가 심하지 않아서 위에서 설명한 환자의 하지를 저항력으로 사용하는 방법 만으로는 차이를 느낄 수 없다면, 장요근에게 조금 더 힘든 일을 시켜본다. 하지를 90°에 가깝게 굴곡하고, 45° 이상으로 외전을 시켜서 다리를 옆으로 더 벌리게 한 상태를 유지하도록 한다. 즉, 장요근이 더 짧아지는 자세로 만들어 장요근이 힘쓰기 어렵게 만드는 것이다. 자세를 잡아주고 발끝을 유심히 지켜본다면 약화가 있는 쪽에서 발끝이 흔들리는 것을 관찰할 수 있다.

■ 저항시간 늘려보기

또한, 한의사의 체격이나 힘에 비해 환자가 월등히 우위에 있는 경우에는 정확한 검사결과를 얻기 어렵다. 이러한 경우라면 한의사의 양손을 모두 사용하여 저항력을 키우고, 저항을 주는 시간을 5초보다 더 길게 유지해보는 것도 좋다.

■ 저항을 급격하게 가하여 체간안정화 위주로 평가

추가적으로 장요근의 근력검사보다 체간의 안정화 정도에 초점을 두고 검사해 볼 수도 있다. 아주 강한 저항을 일시에 급격하게 내측 복사뼈에 가하면서 반대측의 전상장골극에 시선을 두고 체간의 움직임을 관찰한다. 복횡근과 복사근의 선행수축이 적절한 시점에 일어나 체간을 안정화시키고 있는지 살펴볼 수 있다. 왼쪽 다리에 갑자기 큰 저항을 주었을 때는 체간에 보상적 움직임이 없다가, 오른쪽 다리에 같은 저항을 일시에 가했더니 왼쪽 전상장골극이 고정되지 못하고 딸려온다면 우측의 장요근과 연관된 체간의 안정화 기전에 문제가 있는 것이다. 안정화 기전에 편측의 문제가 심하다면 일시에 저항을 가했을 때, 반대쪽의 어깨까지 들썩이면서 체간이 크게 흔들리기도 한다. 물론, 이는 급성요통에서나, 불안정성이 심한 경우에서는 절대로 사용해서는 안된다. 급성요통이 아닌, 체격이 좋은 젊은 환자 일부에서 아주 간혹 사용해 볼 수 있는 검사방법이다.

장요근의 촉진

장요근을 살펴볼 때, 촉진을 먼저하든, 근력검사를 먼저하든 지장은 없다. 하지의 감각검사, 근력검사를 실시한 뒤에 장요근의 검사로 넘어오기 때문에 근력검사로 이어지는 것이 환자에게 설명하거나 검사를 시행하기에 용이하므로 근력검사를 먼저 배치하였을 뿐이다. 또한, 촉진이 장요근의 상태에 영향을 미치게 되므로 근력검사를 포함한 다른 검사들을 모두 하고, 마지막 단계에서 촉진하는 것이 좋다.

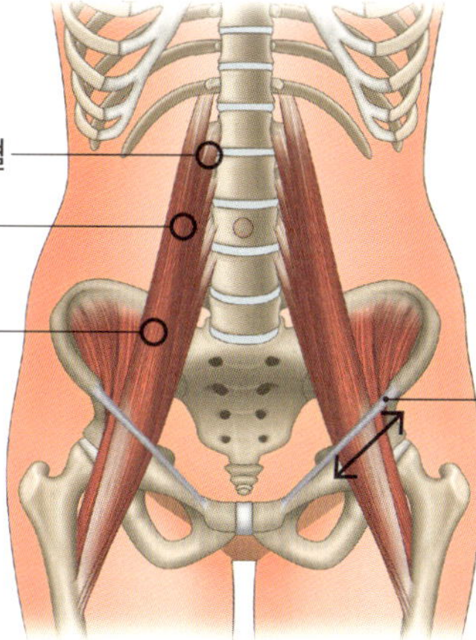

[그림27] 장요근 촉진지점

1 장요근 근복부 중간 촉진지점(천추혈)

장요근의 압통, 두께감 및 질감을 관찰하기 위해서 장요근을 직접 촉진 해 볼 수도 있다. 장요근의 근복부를 가장 쉽게 만져볼 수 있는 방법은 천추혈(ST25)에서 요추의 추체방향을 향해 내측 후방으로 지그시 깊게 눌러보는 것이다. 배꼽 높이가 제 3요추의 추체 높이에 해당하기 때문에 천추혈에서 촉진을 시작하면 장요근의 근복부 중 가장 두꺼운 부위에 닿을 수 있다.

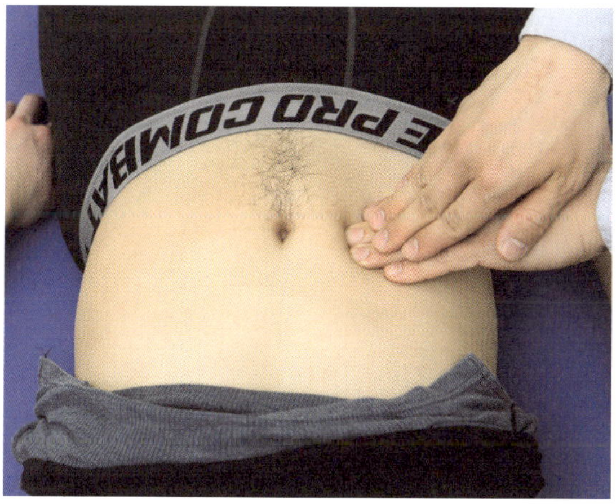

[그림28] 장요근의 근복부 촉진지점

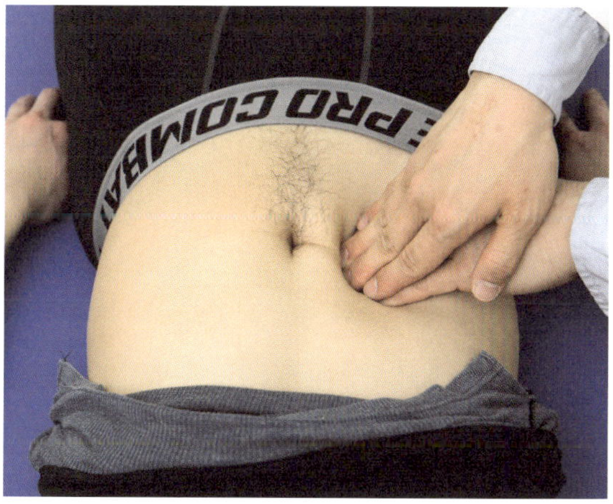

[그림29] 장요근의 근복부 압박

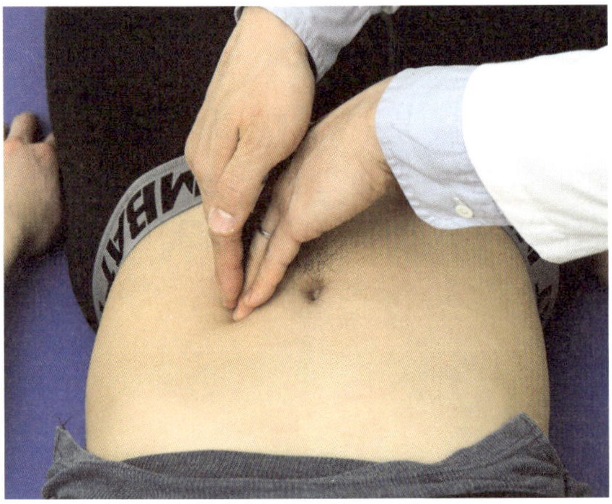

[그림30] 반대측 장요근 근복부의 촉진지점

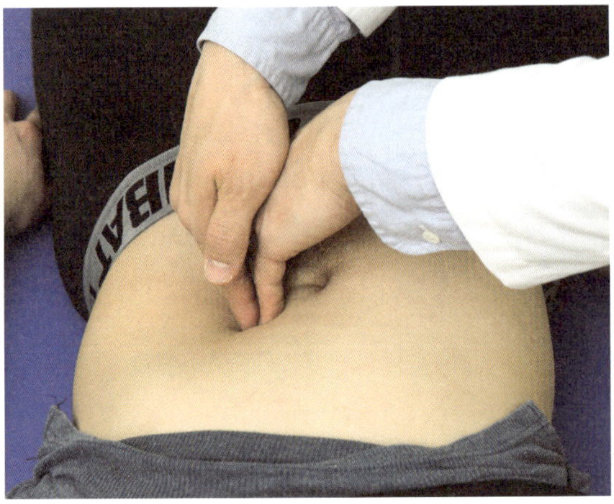

[그림31] 반대측 장요근 근복부의 압박

먼저 천추혈에 한의사의 중지 끝을 촉지한 다음 피부층 - 피하지방층 - 근막층 - 근육층까지 닿는다는 느낌으로 천천히 눌러 연부조직들이 충분히 압박되는 느낌을 받아야 한다. 이후 체간의 중심에 위치한 요추의 추체방향으로 복부의 장기들을 한 층 더 눌러 들어가서 손 끝에 닿는 근육의 두께감, 질감, 묵직한 느낌 등을 감지해낸다.

참고 장요근을 복부 쪽에서 촉진할 수 있을까?

인스타그램을 통해서 체질량지수(BMI)가 19%인 사람과 29%인 사람에서 실제 복부에서 접근해서 장요근에 닿을 수 있는지 관찰한 비디오를 볼 수 있다. 연구는 캘리포니아대학 샌프란시스코에서 연구하는 물리치료사 다프라토(Daprato)에 의해서 진행되었다. 실제로 촉진하면서 MRI로 촬영한 이미지에서 손 끝과 장요근 사이의 거리가 9mm로 나타났으며, 촉진해서 누르면 장요근이 눌려있는 것을 확인할 수 있다. 장요근 촉진의 핵심은 복벽과 내장을 천천히 압박하여 그 사이로 최대한 깊이 들어간 다음, 마지막 몇 mm를 살포시 누르면서 질감을 파악하는 것이다.

해당 영상은 아래 주소나 QR 코드를 통해서 볼 수 있다.
https://www.instagram.com/cuptherapy/reel/DFV5LzMzre2/

2 서혜인대 부근의 촉진지점

추체와 추간판에서 기시하는 대요근과, 장골의 장골와에서 기시하는 장골근의 섬유가 합쳐지는 부위가 바로 서혜인대 부근이다. 서혜인대 부근에서 삼각팬티의 아래쪽 라인을 상상하며 가상 선을 잡고, 좌우로 비스듬히 거문고 줄 튕기듯 깊이있게 촉진 해 보면 장요근을 만져볼 수 있다. 좀더 정확하게는 장요근을 튕겨볼 수 있다. 이는 장요근의 섬유 중 체표에서 가장 가까운 부분으로 복부비만이 심하다 하더라도 촉진이 가능하다. 환자의 복부지방이 과도한 경우, 복직근의 긴장도가 너무 높은 경우, 간지럼을 많이 타는 경우, 변비가 심한 경우, 식사 직후에는 천추혈을 통한 촉진에 제한이 있다. 이러한 경우에는 천추혈을 통한 근복부의 촉진은 착오가 있을 수 있으므로 서혜부의 촉진을 시도해 본다. 성별이 다른 환자를 대하는 경우에는 서혜부의 촉진이 불필요한 오해를 야기할 수도 있으므로 미리 설명해주는 자상함이 요구된다.

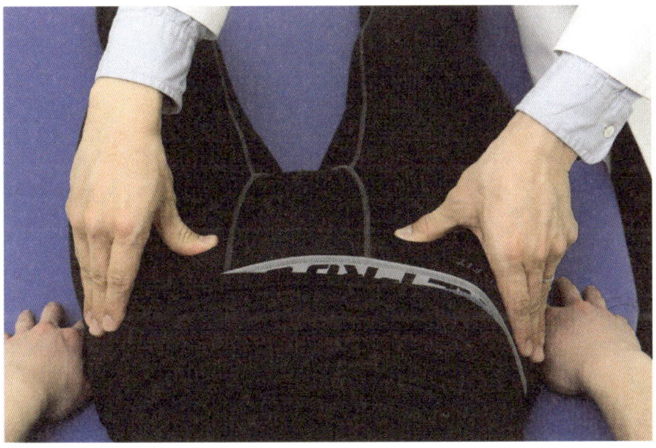

[그림32] **서혜부에서 장요근의 촉진**

3 4 장요근 근복부 추가 촉진지점

장요근을 조금 더 자세히 촉진해 보고자 한다면 장요근의 근복부를 3부위로 나누어 상부는 음도혈(KI19), 중부는 천추혈(ST25), 하부는 수도혈(ST28)에서 접근해 볼 수 있다. 거기에 서혜인대 부위까지 더한다면 총 4곳의 촉진지점을 이용할 수 있는 셈이다. 치료하면서 상, 중, 하부의 중 어느 한 곳에서 먼저 치료적 반응이 나타나는 경우도 많다. 위의 4가지 촉진지점을 상황에 맞게 이용하여 장요근을 더 자세하게 관찰할수록, 치료 반응을 더 세세하게 관찰할 수 있다.

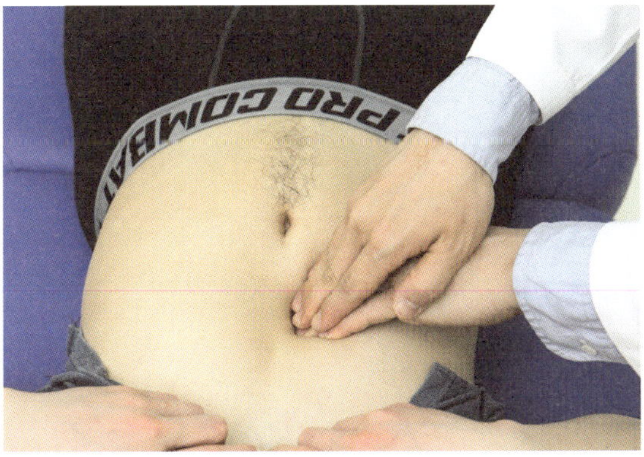

[그림33] **장요근 상부 근복부의 촉진**

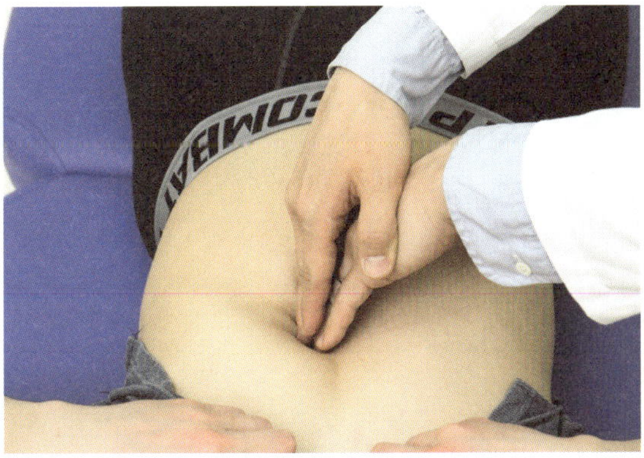

[그림34] **반대측 장요근 상부 근복부 촉진**

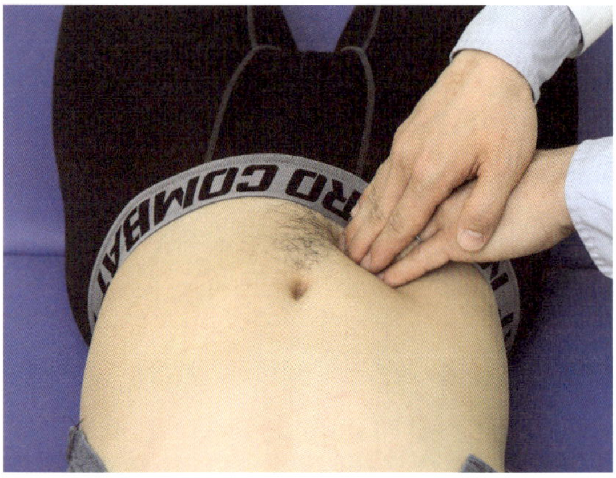

[그림35] 장요근의 하부 근복부 촉진

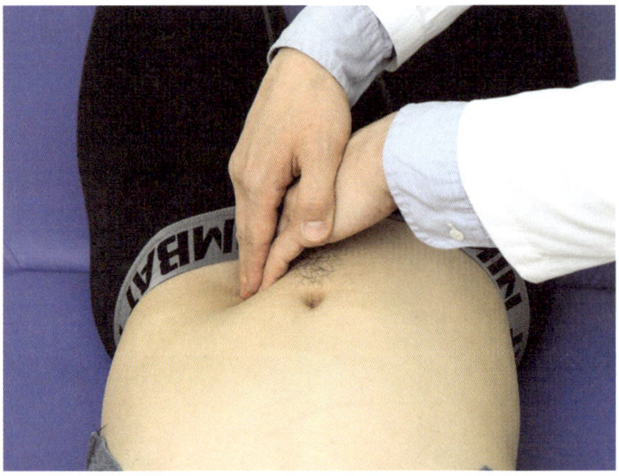

[그림36] 반대측 장요근 하부 근복부의 촉진

촉진 결과 편측 장요근의 압통이 심하거나, 두께감이 두껍거나, 거친 질감이 있다면 해당 장요근의 기능저하로 판단한다. 수험생, 택시기사 등 오랜 좌식생활을 한 사람의 경우에는 양측의 장요근에 모두 극심한 압통을 보이는 수도 있다.

Case Report

• 좌측 장요근 근복부의 압통과 변비

만성적인 요통을 가진 26세 여성이 최근 2주간 점차 악화된 극심한 요통으로 내원하였다. 하지의 감각과 근력검사에서는 이상이 없었다. 좌측 장요근의 촉진 상 천추혈과 하부의 수도혈에서 극심한 압통을 호소한다. 좌측의 서혜부에서 훨씬 거칠게 튕겨지는 건을 촉지할 수 있었으며, 좌측 장요근의 근력약화가 다소 보였다.
앙와위에서 하지의 위경상 압통점을 찾아서 0.20x30mm의 침을 좌측에 3개, 우측에 1개 자침하였다. 배꼽엘리베이터 운동을 수차례 반복 한 뒤 다시 촉진해보니, 서혜부의 건은 부드러워지나 좌측의 천추와 수도혈의 극심한 압통은 변화가 없다.
생리와 대변의 상태를 문진해보니, 생리는 규칙적이기는 하지만 생리통이 매번 극심하다고 한다. 대변은 평생에 시원하게 본 적이 없다고 한다.
변비에 한방의료보험약 중에서 도인승기탕을 사용하기도 하지만, 직접 따뜻한 물에 타서 마셔보면 맛이 참 쓰다. 한풍제약의 굿모닝에프 과립을 사용하기도 한다. 한의원에서 상비해 두는 굿모닝 3일분을 처방하고 복용하도록 하였다. 굿모닝에프 과립 1포(4.5g)에는 대황가루 1g, 차전자피가루 2g, 작약엑스산 0.25g, 계지엑스산 0.175g, 센나열매가루 0.50g, 감초엑스산 0.25g, 대추엑스산 0.25g, 생강엑스산 0.075g이 함유되어 있다.
다음 날 장요근을 다시 촉진해보니, 좌측 하복부에서 압통점이 많이 줄었다. 환자는 대변을 평상시보다 조금 더 봤다고 하며, 요통은 어제보다는 줄어든 상태를 보였다.

장요근과 정강이 부위의 상응 경향

장요근 근복부 촉진지점은 상중하 순서대로 음도-천추-수도 혈과 대응시킬수 있다. 아래에서는 장요근 건으로 변하여 서혜인대와 접하는 부분에서 추가적으로 촉진해 볼 수 있다. 앙와위에서 정강이 부위의 족양명위경의 선을 따라가면 장요근의 촉진 지점과 상응하는 치료점을 찾을 수 있다. 상중하의 순서로 상부의 음도혈에 해당하는 곳은 족삼리(ST36)이며, 조구(ST38)는 천추혈의 압통과 상응하는 압통을 보인다. 하부의 수도혈의 압통은 하거허에서 1~2촌 정도 더 내려간 점에서 찾을 수 있는데, 하부의 압통점은 하거허(ST39)와 해계(ST41)의 연장선 위에 존재한다. 위경이 하거허에서 외측으로 꺾여서 풍륭(ST40)을 지나 해계혈로 내려가기 때문에 엄밀히 말하면 족양명 위경상에 위치하는 것은 아니다. 근육학 적으로는 발목을 족배굴하는 전경골근과 장지신근, 장무지신근의 근복부와 건에 해당한다.

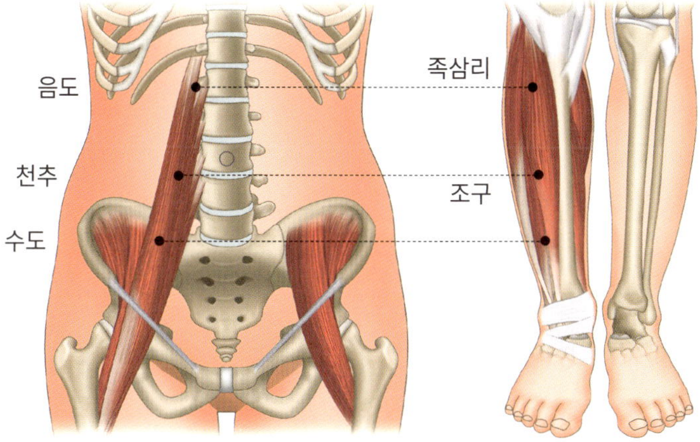

[그림37] **장요근과 정강이 상응**

예외적인 경우도 있으나, 장요근 상, 중, 하부의 촉진포인트(음도, 천추, 수도혈 부근)가 하지에서 위경상의 경결점과 상응하는 관계가 있다. 예를 들어 좌측 음도혈과 천추혈의 극심한 압통이 있었다면 동측의 정강이에서도 족삼리(ST36), 조구(ST38) 근처에서 경결점을 찾을 수 있다. 침치료를 통해서 해당 경결점에 자침을 하고, 배꼽엘리베이터 운동을 통해 장요근과 복횡근을 비롯한 코어근육을 활성화 시켜주면서 장요근의 촉진을 통해 변화를 직접 관찰해 볼 수 있다.

드디어 앙와위에서의 4가지 검사에 대한 설명이 끝났다. 말로 풀어쓰니 길지만 실제 진료현장에서는 하지의 감각이나 근력에 별다른 변화가 없는 경우에는 30초 이내에 검사가 끝난다. 하지의 감각에 변화가 있는 경우라면 1분 이내의 시간이 필요할 것이다. 하지의 근력에까지 변화가 와있다면 앙와위에서 무릎 굽혀보기, 고관절 당겨보기, 장요근의 근력 및 촉진까지 포함해서 2분 혹은 그 이상이 필요할지도 모른다. 그래도 앙와위에서 자세히 살펴볼 수록 복와위에서 어떤 부위를 더 잘 살펴보아야 할지 큰 그림을 그려볼 수 있기 때문에, 앙와위 검사에서 시간과 노력을 투자할 만한 가치가 있다.

Chart

- ✓ Sensory deficit L4 10:7-8
- ✓ EHL weakness.
- ✓ Lt. Psoas tenderness & weakness.

예를 들어, 어떤 환자의 앙와위 검사를 기록했더니 다음과 같다. 좌측 삼음교부위의 감각이 건측의 10개에 비해 7~8개 정도로 약간 떨어져 있고, 엄지발가락의 힘도 약간 떨어져 있다. 좌측 장요근의 근력저하도 보이고, 촉진상 강한 압통이 있다. 그렇다면 복와위에서 검사를 진행할 때도, 좌측 둔근의 근력검사나 제 3~4요추부의 후관절을 주의 깊게 살펴볼 필요가 있는 것이다. L4신경근의 압박은 주로 한 레벨 위의 추간판에서 이루어지기 때문이다.

환자에게는 "이제 천천히 돌아누워 보세요"라고 지시하고, 복와위의 검사를 시행한다. 환자가 돌아눕는 순간도 집중해서 환자를 살펴본다. 환자가 끙~하는 신음 소리를 내면서 돌아눕거나, 조심조심 아주 천천히 몸을 돌려 눕는다면 체간의 안정화가 안되고 있거나, 통증의 정도가 심각하다고 생각해야 한다.

실전멘트

"이제 천천히 돌아누워 보세요."

(환자가 돌아눕는 순간에 환자의 반응을 잘 살펴야 한다.)

4 복와위에서의 이학적 검사

표

복와위에서의 이학적 검사
5. 천추에서 요추까지의 압박검사
6. 둔근 근력검사
7. 요부신전근의 촉진
8. 둔근의 촉진

천추에서 요추까지 압박검사

■ 검사의 목적

흉요추연접부, 5개의 요추, 천추부까지 어느 부위에 불안정성이나 통증이 있는지 대략적으로 확인이 필요하다. 환자에게 "어디가 주로 아픈지 짚어보세요"라고 지시해 볼 수도 있으나, 병변부위와 증상부위가 일치하지 않는 경우도 많다. 환자가 짚는 부위는 병변을 추적하는데 참고하는 용도로만 사용한다.

■ 검사방법

천골첨부터 천골의 기저부, 하부요추, 중부요추, 상부요추 그리고 흉요추연접부까지 순서대로 한의사의 수근부를 통해 압박해본다. "제가 큰 틀부터 좀 살펴볼께요. 아래에서부터 눌러갈텐데, 제일 아픈 곳을 골라보세요"라고 환자에게 설명한 다음 아래부터 1번, 2번, 3번, 4번, 5번까지 번호를 붙여가며 순서대로 눌러본다. 대략적인 위치는 천골첨(1번), 천골기저부 및 천장인대(2번), 하부요추(3번), 중부요추(4번), 상부요추 및 흉요추연접부(5번)에 해당한다.

실전멘트

"제가 큰 틀부터 좀 살펴볼께요. 아래에서부터 눌러갈텐데, 제일 아픈 곳을 골라보세요"

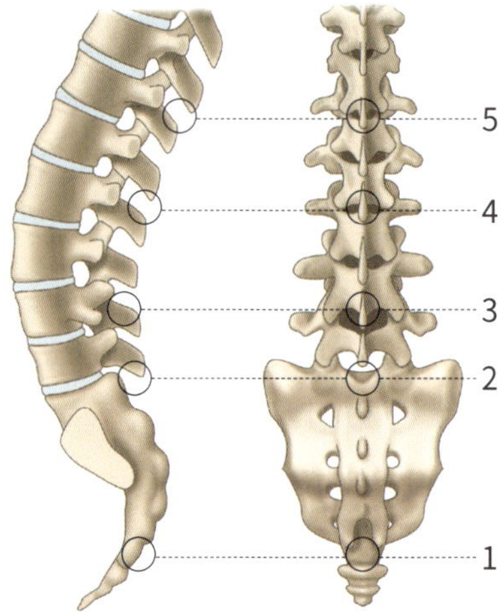

[그림38] 천추에서 요추까지 압박포인트

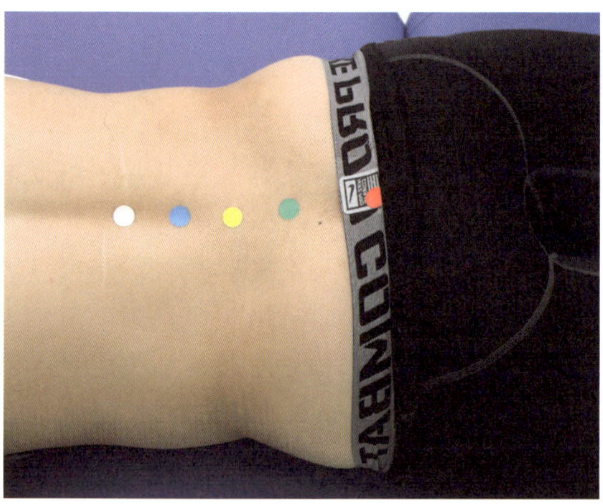

[그림39] 체표상 압박 지점

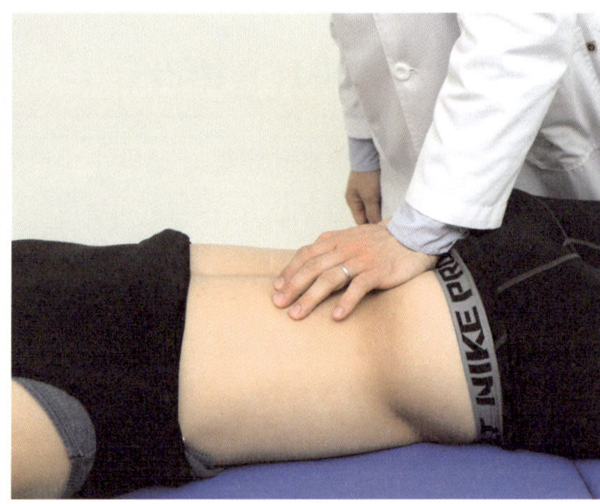

[그림40] 천추에서 요추까지 압박하기

표

<table>
<tr><th>압박부위</th><th>해당 구조</th><th>압통을 호소하는 대략적인 빈도</th></tr>
<tr><td>1</td><td>천골첨</td><td>10%</td></tr>
<tr><td>2</td><td>천골기저부 및 천장인대</td><td rowspan="2">60~70%</td></tr>
<tr><td>3</td><td>하부요추</td></tr>
<tr><td>4</td><td>중부요추</td><td>10%</td></tr>
<tr><td>5</td><td>상부요추 및 흉요추연접부</td><td>10%</td></tr>
</table>

■ 검사시 주의사항

누를 때는 팔꿈치를 쭉 펴고, 어깨를 환자의 정중선까지 충분히 기울여서 몸의 무게 중심을 옮겨 힘을 가한다. 팔꿈치를 굽혀서 팔의 힘만으로 누르게되면 일정하게 힘을 가하기 어려우므로, 한의사의 체중을 팔에 싣어서 환자의 척추에 부하를 준다는 느낌이 필요하다. 2~3cm정도의 깊이를 지그시 압박했다가 떼면서, 원위치로 돌아오는 척추의 탄력을 관찰한다. 탄력을 가지고 원위치로 잘 올라오는 스프링과 같은 상태라면 해당 부위는 정상이다. 1번~5번까지 눌렀을 때 정상이라면 환자에게는 "골격 쪽은 별 문제가 없어보이니 이제 근육을 살펴볼께요"라고 설명하고 둔근 근력검사 및 촉진으로 진행한다.

실전멘트

압박에도 통증이 없는 경우

"골격 쪽은 별 문제가 없어보이니 이제 근육을 살펴볼께요"

둔근의 근력검사 및 촉진으로 진행한다.

■ 통증의 발현 빈도

깊이 있게 압박하는 과정에서 특정 부위가 다른 부위의 스프링같은 탄력과는 다르게 아래로 움푹 꺼지는 느낌이 든다면 해당부위를 차트에 기록하고, 환자와 이를 공유한다. 아래로 움푹 꺼지는 느낌이 있었다면, 대개 환자도 그 곳에서 통증을 느꼈거나 시큰한 느낌을 호소한다. 환자들이 가장 통증을 많이 느끼는 부위는 2번과 3번 부근으로 대략 60~70%를 차지한다. 3번이나 4번(중부 요추)에서 통증을 호소하는 경우, 1번(천골첨)이 아프다는 경우, 5~6번(상부요추 및 흉요추연접부)이 아프다는 경우가 각각 10% 정도를 차지한다. 1번이나 2번을 눌렀을 때, 환자가 극심한 통증을 호소한다면 천장관절의 기능부전을 의심할 수 있다.

■ 요추 전만의 정도를 추정

각 부위를 압박할 때의 느낌으로 요추전만의 정도를 추정할 수 있다. 아래로 움푹꺼지는 느낌이 2번과 3번 부근에서 평균에 비해 과도하다면 과전만을 의심한다. 반대로 2번과 3번을 압박했을 때, 아래로 들어가는 느낌이 전혀 없이, 오히려 후방으로 돌출되어 있는 느낌이 든다면 요추전만이 감소하여 일자 허리의 형태를 가지는 것으로 추정한다. 요추부의 전만상태에 대한 정확한 진단은 영상진단을 통해야 하지만, 요추의 전만 정도를 판단할 수 있는 좋은 간이평가방법이다.

■ 치료전후 검사로 사용

천추에서 요추까지의 압박검사는 침시술 직후에 전후비교 검사로도 사용해 볼 수 있다. 예를 들어, 2번 부위를 압박할 때 환자가 통증을 호소하고, 한의사의 손에도 움푹꺼지는 느낌이 있었다. 먼저 약해진 둔근에 자침을 하고, 경결이 심한 요부신전근에 자락관법을 시행한다. 그렇다면 둔부에 침이 있고, 방광 2선 부위에 부항컵이 붙어 있는 셈이기 때문에 척추 주변을 조심히 눌러볼 수 있다. 침을 놓은 직후에 수근부로 조심히 압박해보면 움푹 꺼지는 느낌이 줄어들거나 환자가 통증을 덜 느끼게 된다. 즉, 2번 부위를 압박할 때, 한의사의 손에 움푹 내려앉는 느낌이 줄어들고 탄력이 증가한 느낌을 받으며 환자도 통증을 덜 느끼게 된다.

■ 시진상 흉요추연접부의 착색

환자의 허리띠를 느슨하게 하여 바지를 약간 내리고, 상의를 걷어올려서 허리부분의 피부를 관찰하여 추가적인 진단적 힌트를 얻을 수 있다. 상부요추나 흉요추연접부의 척추 극돌기가 뒤로 돌출되면서 거무잡잡하게 착색된 환자들이 있다. 이는 특히 마른체형의 환자에서는 척추기립근보다 극돌기가 뒤로 나오기 때문에 표면과 마찰이 많아지면서 자주 볼 수 있다. 60세 이후의 노령층에서 보이거나, 최근에는 중고등학생들이 좌식생활의 시간이 너무 많다보니 등받이와의 마찰이 생겨서 보이는 경우도 드물지 않다.

참고 흉요추연접부(Thoracolumbar Junction, TLJ)의 문제

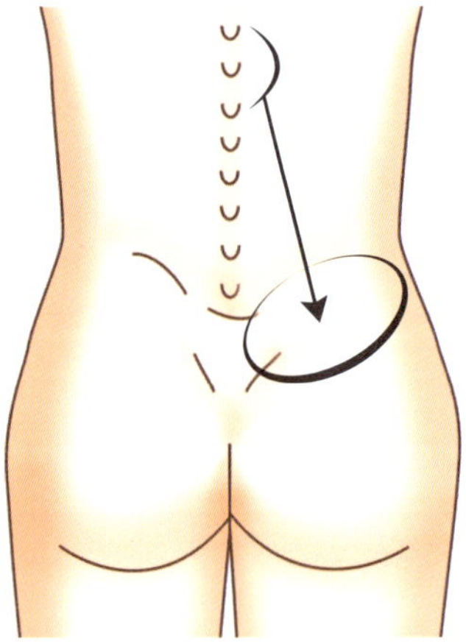

[그림41] 흉요추연접부

흉추의 후관절 방향 때문에 기능적으로 회전의 움직임이 많고, 요추는 후관절의 방향이 수직에 가까워 굴곡신전과 측굴이 위주가 된다. 요추와 흉추의 이행부인 흉요추연접부에서는 움직임의 축이 교차하는 곳이다. 따라서 회전, 굴곡신전의 과잉으로 인한 증상이 자주 발생할 수 있다. 메인(Maigne)[26]의 개인적인 통계에 따르면 전체 요통의 30% 정도가 흉요추연접부의 문제이며, 40%는 허리엉치부위에

26. Robert Maigne and Walter L. Nieves. 최훈 역. 척추통증의 진단과 치료 2판: 서울. 군자출판사:2008:332.

원인이 있고, 나머지 30%는 혼합원인의 요통이라고 한다. 하지만, 한의사인 저자의 입장에서는 전체 요통의 15% 정도를 차지하는 것으로 추정한다. 임상적으로는 회전시의 통증을 호소하거나, 하부늑골을 따라 나타나는 통증이나, 장골능 부위의 통증을 호소하는 경우에는 눈여겨 볼 필요가 있을 것으로 보인다. 이학적 검사에서는 천추에서 요추까지 압박해보는 검사에서 흉요연접부의 통증을 호소한다. 또한 흉요연접부 레벨의 후관절 주변을 촉진했을 때 압통을 호소한다.

참고 극상인대 및 극간인대의 염좌

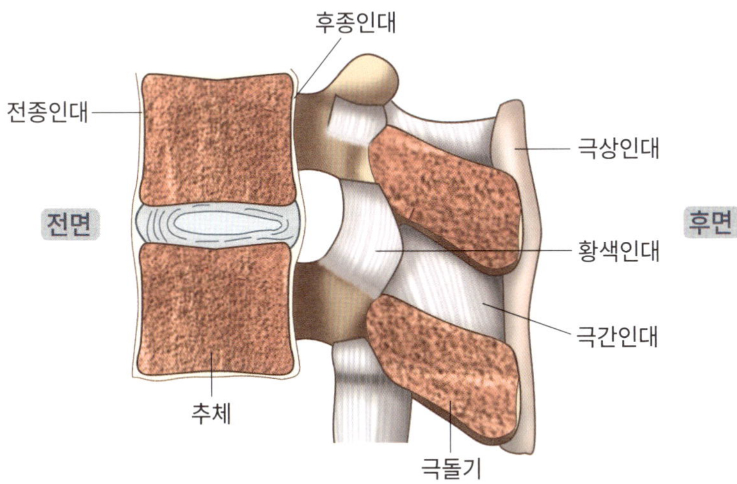

[그림42] 극상인대,극간인대

무거운 것을 들면서 힘을 갑작스럽게 모아서 주는 경우에 허리에서 '뚝' 하는 소리가 났다는 환자가 있다. 게다가 이학적으로 하부요추를 압박 했을 때 통증을 나타내기도 하고, 통증 부위가 넓지 않고, 하부요추의 극돌기 사이에서 국소적인 통증을 나타낸다. 이 때에는 극상인대 및 극간인대의 염좌를 고려해야 한다. 극돌기의 상부에 있는 극상인대나, 극돌기의 사이에 있는 극간인대에 일시적으로 큰 힘이 가해지면서 염좌가 발생한 경우로 치료기간은 4주~6주 정도 잡는다. 치료 방법은 압통이 있는 곳에 봉침을 주입하거나, 압통점을 중심으로 침을 심자하고 전침을 걸어주거나, 온침이나 화침을 응용하는 것도 좋다.

■ 시진상 하부 요추의 가로방향 주름

압박을 하려고 허리 주변의 피부를 노출 시켰을 때 눈여겨 볼 것이 있다. 노령층에서는 하부요추에 생기는 가로방향의 잔주름이 보이기도 한다. 이는 추간판의 높이가 낮아지기도 하고, 추체의 높이도 골감소증, 골다공증 등으로 낮아지면서 하부요추의 피부에 주름이 생기기 때문이다. 이때는 척추의 퇴행이 어느 정도 진행되어 가는 것으로 보거나, 척추관 협착증의 증상들도 상세히 확인해 보는 것이 좋다.

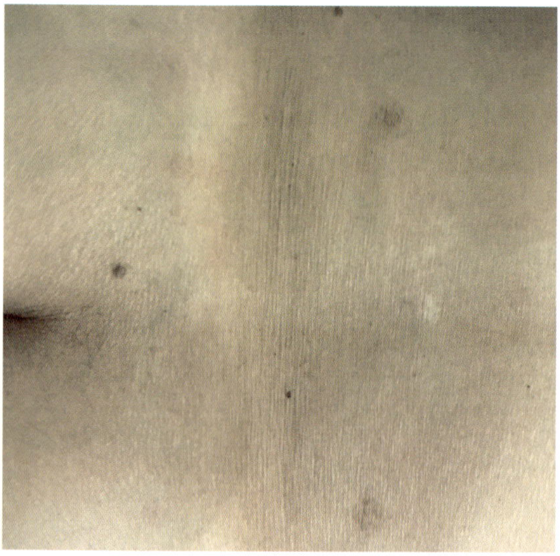

[그림43] 허리 가로 주름 환자1

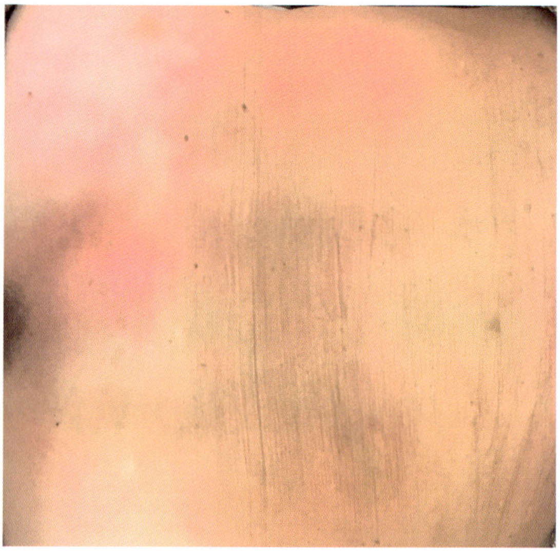

[그림44] 허리 가로 주름 환자2

참고 천장관절 기능의 평가

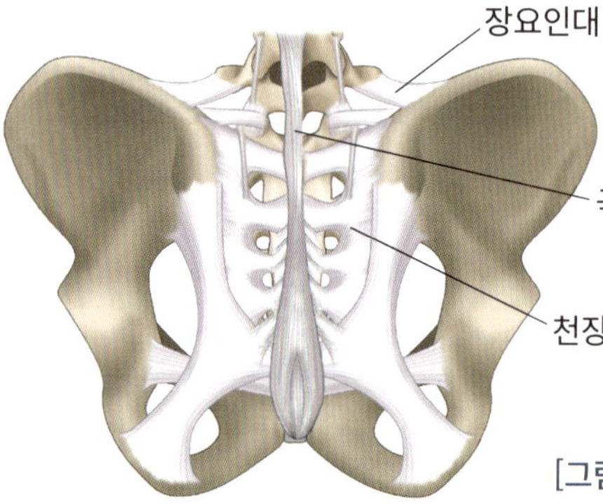

[그림45] 천장관절

천장관절은 천골과 장골사이에 여러 겹의 인대로 지지되어 고정된 관절이다. 천장관절의 문제가 요통에 어느 정도의 빈도로 나타나는지 연구마다 차이는 있으나 한 연구에서는 지속적인 요통의 13% 정도에서 천장관절의 문제가 있는 것으로 보고하고 있다[27]. 의학적으로 천장관절이 요통에 미치는 영향을 높게 평가하는 관점에서는 천장관절에 주사요법을 시행하거나, 인대증식요법(프롤로요법)을 시행하기도 한다. 증상적으로는 골반이 빠지려는 느낌, 허리 엉치부위의 묵직한 통증 등을 호소한다. 천장관절의 기능을 평가하기 위한 여러가지 이학적 검사방법이 제시되고는 있으나, 여러 연구에서 실효성을

27. Maigne JY, Aivaliklis A, Pfefer F. Results of sacroiliac joint double block and value of sacroiliac pain provocation tests in 54 patients with low back pain. Spine. 1996 Aug 15:21(16):1889-92.

밝혀내기 어렵다고 결론짓고 있다[28),29)].

여러가지 이학적 검사중 이학적검사를 4가지 정도 조합하여 시행했을 때 민감도가 91% 특이도 83% 정도로 나타나면서 우도비가 6.97로 천장관절에 대한 진단정확도가 높아지는 것으로 보고하고 있는 연구[30)]도 있다. 외래에서의 분주한 현실을 감안하면 압박검사에서 대략적인 정보를 얻을 수 있다.

■ 천추에서 요추까지 압박검사상 소견

이학적으로는 천추에서 요추까지 눌러볼 때, 1번의 천골첨을 눌렀을 때나 2번의 천골의 기저부를 눌렀을 때, 환자가 시큰한 통증을 호소하는 경우 천장관절의 기능부전으로 천골과 장골이 헐거워진 상태로 본다.

■ 두드려보기 검사(Percussion test)

천장관절에 부하를 주어 증상을 유발해보는 방법으로 천장관절 주변을 두드려볼 수 있다. 양측의 후상장골극(Posterior Superior Iliac Spine, PSIS) 부위에 한 손을 얹고, 다른 손으로 주먹을 쥐고 손위를 두드려보아 진동을 유발하여 양측 천장 관절을 하나씩 살펴볼 수 있다.

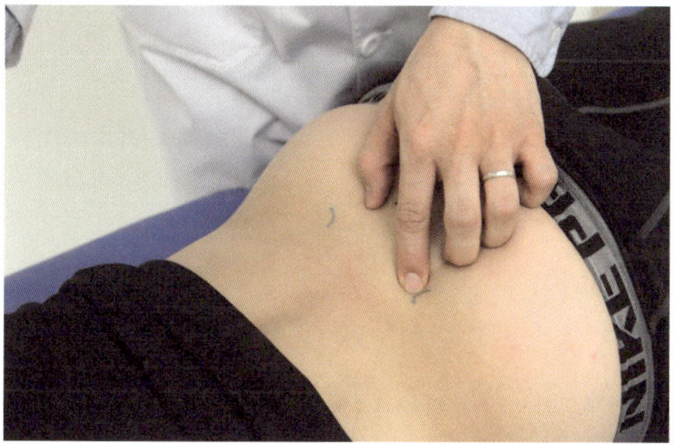

[그림46] 천장관절 기능저하의 타진지점

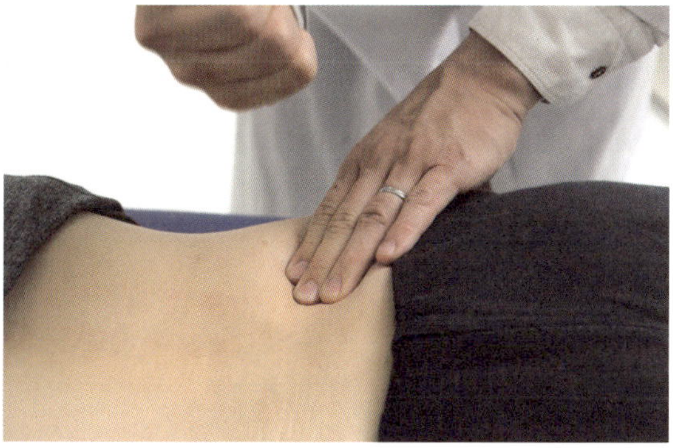

[그림47] 우측 후상장골극의 타진

28. Dreyfuss P, Michaelsen M, Pauza K, McLarty J, Bogduk N. The value of medical history and physical examination in diagnosing sacroiliac joint pain. Spine. 1996 Nov 15;21(22):2594-602.

29. Slipman CW, Sterenfeld EB, Chou LH, Herzog R, Vresilovic E. The predictive value of provocative sacroiliac joint stress maneuvers in the diagnosis of sacroiliac joint syndrome. Arch Phys Med Rehabil. 1998 Mar;79(3):288-92.

30. Laslett M, Young SB, Aprill CN and McDonald B. Diagnosing painful sacroiliac joints: A validity study of a McKenzie evaluation and sacroiliac provocation tests. Australian Journal of Physiotherapy.2003;49:89-97.

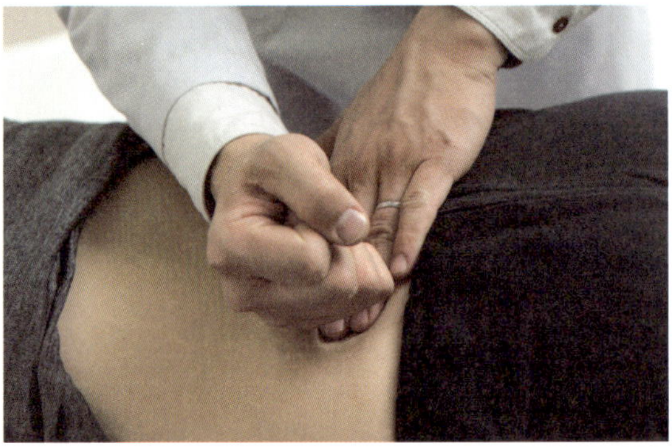

[그림48] 좌측 후상장골극의 타진

실전멘트

"천장관절을 두드려 볼텐데, 혹시 울리거나 시큰한 느낌이 오는지 보세요"

후상장골극과 천장인대 부근에 손가락을 겹쳐놓고 2~3회 두드려 본다.

압박에서는 별로 통증이 없었더라도, 진동을 주었을 때에는 미세한 기능부전을 더 탐색할 수 있다. 좌측의 후상장골극과 우측의 후상장골극을 번갈아서 2~3회 두드려본다. 두드릴 때는 더 좁은 면적에 진동을 집중시키기 위해, 한 손의 검지를 중지위에 겹쳐두고, 겹쳐진 두 손가락 위를 두드려보는 방법도 좋다.

■ 두드려보기 검사결과

좌측의 후상장골극을 두드렸을 때, 좌측에 통증이 유발된다면 명백히 좌측 천장관절의 기능부전을 의심한다. 반면 우측의 후상장골극을 두드렸을 때에도, 좌측의 천장관절부위나 엉치부위에 통증이 나타난다면 좌측 천장관절의 기능부전을 의심한다. 즉, 좌측 천장관절에 병변이 있다면, 좌측이나 우측 어느 쪽을 두드리더라도 좌측에 통증이 재현된다.

참고 천장관절의 연관통 패턴

천장관절에 대한 주사치료로 진단받은 환자 49명을 관찰한 연구[31)]에 따르면, 천장관절에 의한 통증은 대부분 둔부(94%) 또는 아래허리(72%)에 나타나는 것으로 알려져 있다. 종종 서혜부(14%)에 나타나기도 한다. 또한 약 50%의 환자에서 하지로의 연관통이 나타나며, 28%의 환자에서는 무릎까지, 14%에서는 발까지 가는 연관통을 보이기도 하였다.

임상적으로는 천장관절의 문제가 천장관절이나 후상장골극 주변, 좌골결절 부근의 하둔부 통증과 연관을 가지는 경우가 많다. 하지만 위의 연구와 같이 무릎, 서혜부 쪽으로 연관통을 내는 경우도 있음을 염두에 두어야 한다.

개인적인 경험에 따르면 천장관절의 문제는 산후에 나타나는 요통이나, 갱년기의 요통에서 보이는 경우들이 많았으며, 교정치료를 받고난 이후, 혹은 70대 이상의 연령에서 퇴행에 의해 나타나는 경우도 있었다.

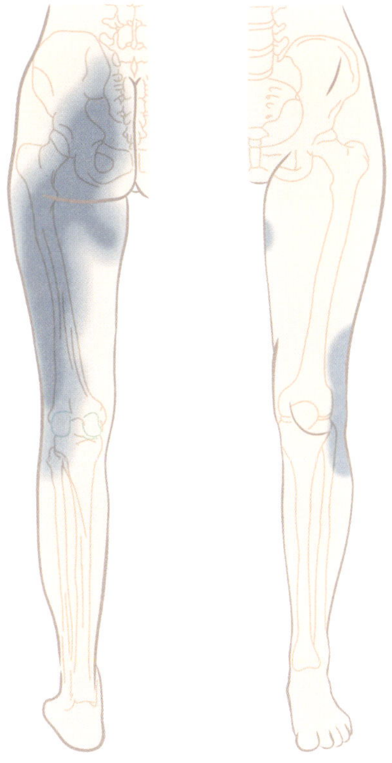

[그림49] 천장관절의 연관통 패턴

31. CW Slipman, HB Jackson, JS Lipetz, KT Chan, D Lenrow, EJ Vresilovic. Sacroiliac joint pain referral zones. Arch Phys Med Rehabil. 2000 Mar;81(3):334-8. doi: 10.1016/s0003-9993(00)90080-7.

Case Report 천장관절 증례

75세 여성

S

허리 및 우측 대퇴전면으로 퍼지는 통증

발병력

3년 여전 같은 통증이 있었으나 카이로프랙터에게 교정 받은 후 나아짐

과거력

6년 전 유방암

복약 - 고지혈증, 골다공증

O

감각 및 하지 근력검사 정상

우측 장요근 약화

제 4요추 - 제 5요추 부근의 경한 불안정성

우측 요방형근 및 중둔근의 압통

우측 천장관절에서 가장 강한 압통

A

M54.59 상세불명의 요통

P

부항: 아래 허리

전침: 우측 요방형근, 천장관절 및 중둔근

우측 중둔근, 이상근, 요방형근의 경근이완기법

치료 경과

2회차(2일 후): 지난 치료 후 하루 정도 뻐근함이 있었음. 자극량을 줄여보기로 하고 전침을 8분만 통전 함.

3회차(6일 후): 통증이 30% 가량 줄어들었으나 앉아있다가 일어날 때, 계단 오르내릴 때 아직 통증이 남아있음.
조심스럽게 브릿지 운동을 시작함

4회차(13일 후): 브릿지 운동을 하면 약간의 통증이 있었으나, 이젠 통증없이 브릿지를 할 수 있음.
엉덩이를 더 높이 들어올릴 수 있음

5회차(17일 후): 우측 후상장골극 주변의 압통이 50% 가량 줄어들었음

6회차(20일 후): 우측 후상장골극 주변의 압통이 더 줄어들어서 한쪽 하체를 들고 하는 브릿지로 진행하기로 함.

7회차(23일 후): 일상생활에서 계단을 오르내리거나, 앉아있다가 일어나는 것에 문제가 없음,
한발 브릿지 지속하기로 함

참고 고관절 관절와순파열과 연관통

2년여 전 치료하던 요통 환자를 통해서 고관절 관절와순파열(Hip labral tear)에 의한 허리엉치통증의 연관 패턴을 더 자세히 알게 되어 증례를 공유하고자 한다.

고관절 관절와순이란 고관절 주변의 가장자리를 둘러싸 관절의 완충작용을 하고, 안정성을 증가시키는 섬유연골 조직이다. 천장관절 문제로 생각하고 지속적으로 치료했으나, 결국 관절와순이 3cm가량 파열되었음을 추후에 MRI로 확인하고 수술하면서 통증이 개선되었던 증례이다.

Case Report

40대 남성

S

허리 통증(좌측 천장관절 주변) 및 고관절 뻣뻣함

발병력

수년 전부터

과거력

2014년 어깨 관절순 파열 수술

2003년 양측 전방구획증후군으로 근막절개술

운동

어렸을 때부터 야구

O

감각검사 및 근력검사 정상

장요근의 긴장 및 약화

좌측 제 5요추 주변 다열근의 위축

좌측 천장관절의 압통

이상근의 긴장 및 압통

A

M54.59 상세 불명의 요통

P

부항: 아래 허리부근

전침: 좌측 제 5요추 부근 다열근, 좌측 천장관절에 자침 염전 및 자침, 이상근

2011년 아놀드(Arnold)는 고관절 관절와순 파열 환자의 연관통 패턴을 관절강내 주사 및 관절경을 통한 수술을 통해 연구한 바 있다[32].

32. Arnold, D. R., Keene, J. S., Blankenbaker, D. G., & DeSmet, A. A. Hip Pain Referral Patterns in Patients with

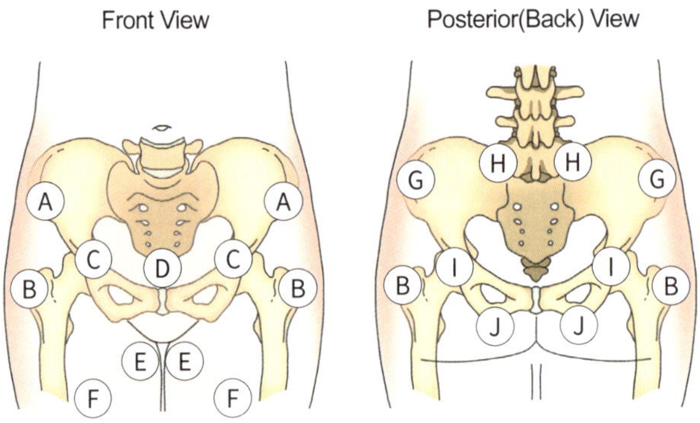

[그림50]

흔히 고관절 문제로 인해 통증을 느끼게 되는 부위에 동그라미 표시를 하여 환자들에게 표시하게 하였다. A: 전상장골극, B: 대전자 부근, C: 서혜부 중앙, D: 치골결합 부위, E: 대퇴내측상부, F: 대퇴부 전면, G: 장골능후연, H: 천장관절, I: 좌골절흔, J: 좌골결절

52명의 고관절 관절와순 파열 환자의 통증 양상을 정리해보면 아래 표와 같다.

표

연관통 부위	숫자(백분율, %)
서혜부 중앙(C)	38 (73)
대전자 부근(B)	23 (44)
전상장골극(A)	20 (39)
장골능후연(G)	19 (37)
대퇴내측상부(E)	17 (33)
좌골절흔(I)	13 (25)
천장관절(H)	13 (25)
좌골결절(J)	6 (12)
대퇴부 전면(F)	4 (8)
치골결합 부위(D)	1 (2)

Labral Tears: Analysis Based on Intra-articular Anesthetic Injections, Hip Arthroscopy, and a New Pain "Circle" Diagram. The Physician and Sportsmedicine. 2011;39(1), 29–35. doi:10.3810/psm.2011.02.1859

73%의 환자에서 서혜부 중앙의 통증을 호소하므로 장요근 점액낭, 장요근건, 서혜인대 관련 통증으로 오판할 수 도 있다. 44%의 환자에서 대전자부근의 통증을 호소하므로, 대전자점액낭염, 대퇴외회전근 건병변으로만 생각하고 있었다면, 대퇴관절와순의 파열도 고려해 보아야 한다. 이처럼 통증의 부위로만 판단하는 경우에 오진 할 수 있는데, 저자 역시 위의 환자가 천장관절의 통증과 압통을 호소하였으므로 지속적으로 치료를 진행하였으나, 수 개월간 일정정도 호전 후에 다시 반복되는 양상을 보였다. 결국에는 환자가 고관절 MRI를 통해 3cm 가량의 관절와순파열을 확인하고 수술을 통해 통증에서 벗어날 수 있었다. 같은 실수를 하지 않기 위해, 서혜부, 대전자부근, 전상장골극, 천장관절, 내전근 부위 등의 통증을 호소하는 환자들에게 관절와순 파열의 가능성도 고려하고 있다. 왜냐하면 허벅지나 고관절의 통증을 호소하는 환자에서 관절와순 파열의 유병률이 22~55%로 드물지 않기 때문이다[33].

본 증례를 통해서 고관절 관절와순의 파열로 인해서, 대퇴와 골반한 다양한 지역에 연관통이 발생할 수 있음을 한번 더 생각할 수 있기를 기대한다.

33. Megan Groh and Joseph Herrera. A comprehensive review of hip labral tears.Curr Rev Musculoskelet Med. 2009 Jun; 2(2): 105–117. doi: 10.1007/s12178-009-9052-9.

참고 허리 이외에 다른 원인이 있는 요통

미국 미네소타주의 정형외과 의사인 셈브라노(Sembrano)는 요통으로 인해 정형외과를 찾은 환자를 대상으로 하여 실제로 허리 이외에 고관절, 천장관절에서 기인하는 요통이 얼마나 되는지 상대적인 빈도를 보고하였다[34].

200명의 환자를 진찰한 결과 65%에서만 허리 단독의 문제를 보였고, 17.5%는 척추 이외에도 고관절이나 천장관절에 문제가 있었다. 허리 문제 없이 고관절이나 천장관절의 문제를 가지는 환자는 8%이었다. 결국 요통을 호소하는 환자 4명 중 1명 꼴로 고관절과 천장관절의 문제를 생각해야하는 셈이다. 위의 증례와 더불어 환자를 진찰하는데 더 넓은 시야를 가질 수 있기를 기대한다.

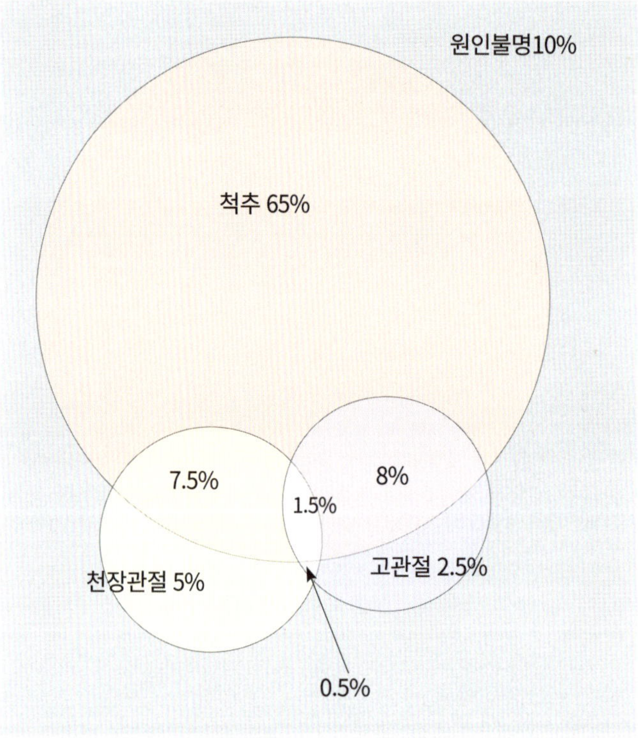

34. Jonathan Sembrano and David Polly.How Often Is Low Back Pain Not Coming From the Back? Spine 2009 Jan;34(1):p E27-E32. DOI: 0.1097/BRS.0b013e31818b8882

둔근 근력검사 (고관절 신전근 근력검사, S1 신경근)

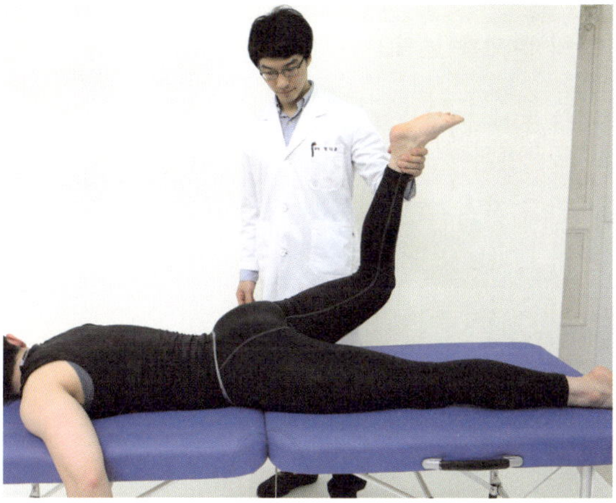

[그림51] 둔근 근력검사 자세잡아주기

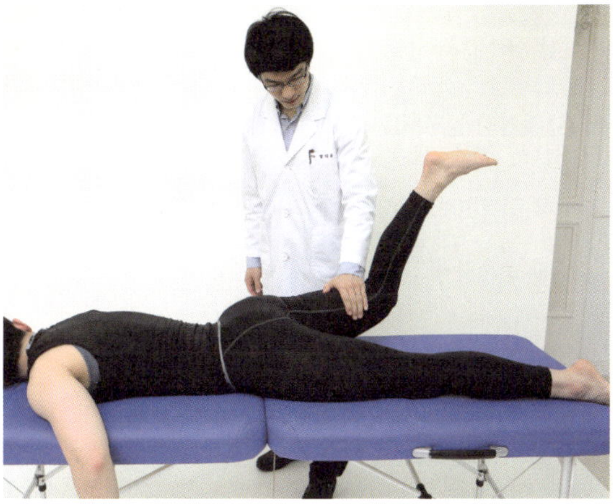

[그림52] 우측 둔근 근력검사

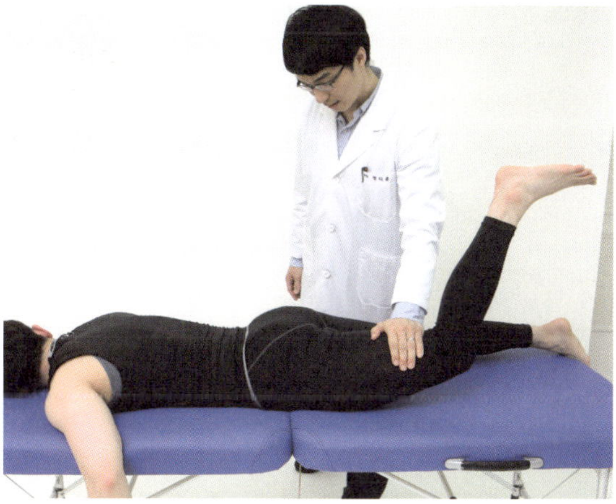

[그림53] 좌측 둔근 근력검사

■ 검사의 목적

하체에서 골반대가 적절히 지지되고 있는지, 장골과 천골을 포함한 골반대가 적절히 지지되고 있는지 확인하기 위해 둔근의 근력을 검사한다.

■ 검사방법

무릎을 90°로 굴곡한 상태로 발목을 잡아당겨 자세를 잡아주고, 대퇴의 후면을 누르는 저항에 5초 정도 버티게 한다. 슬관절을 굴곡하는 이유는 고관절을 신전할 때 슬괵근이 개입되지 않도록 하는 것이다.

켄달(Kendall)은 대둔근 근력검사에서 장골능의 후면을 고정하여 다른 근육의 보조를 배제한다. 요통에 대한 진단 목적으로 둔근의 근력을 볼 때에는 고관절의 신전이 이루어질 때 체간의 안정화가 적절히 되고 있는지 판단하기 위해 골반대를 지지하지 않고 근력평가를 수행한다. 골반대와 어깨에 시선을 두고 흔들림 여부를 주의깊게 관찰한다.

실전멘트

"자 골반이 잘 지지되고 있는지 볼께요. 다리를 뒤로 들어올려서 버텨보세요"
또는
(발목을 잡고 하체를 들어올려 주면서) "이 자세로 5초간 버텨보세요, 제가 가볍게 눌러볼께요"

"혹시 이렇게 자세를 취하고만 있어도 이미 통증이 있나요?"

환자에게는 "자 골반이 잘 지지되고 있는지 볼께요. 다리를 뒤로 들어올려서 버텨보세요"라고 지시하거나, "(발목을 잡고 하체를 들어올려 주면서) 이 자세로 5초간 버텨보세요, 제가 가볍게 눌러볼께요"라고 설명한다. 요통이 급성적이거나, 불안정성이 심한 경우라면 이미 검사자세 자체를 취하는 것만으로도 통증을 야기할 수 있으므로 천천히 검사자세를 잡아주고, 환자에게 "혹시 이렇게 자세를 취하고만 있어도 이미 통증이 있나요?"라고 확인한다. 통증이 있는 경우에는 저항을 가해서는 안된다.

표

정상		5초 정도 저항에 무리없이 버팀
근력저하	경미함	3~4초 이상 저항에 버티지만 아래위로 약간 떨림
	↕	2~3초 정도 버티다가 아래위로 약간 떨림
	↕	저항을 주면 떨지만 아래로 점점 내려감
	↕	1~2초 정도 버티다가 아래로 점점 내려감
	심함	힘을 주자마자 아래로 점점 내려가거나 반대측 어깨가 휘청거림
	극심함	보조를 떼기만 해도 통증이 유발되거나 자세를 취할 수 없음
가동범위 제한		보조를 해줘도 30° 이상 고관절의 신전자세를 유지하기 어려우며, 보조 없이는 검사자세를 취할 수 없음.

■ 가동범위의 제한

이상이 없다면 적절한 저항에 5초 정도 무리없이 버틸 수 있다. 만성적인 요통이나 척추와 고관절의 퇴행성 변화가 나타난 경우에는 가동범위의 제한이 있으므로 한의사가 보조를 해주어도 30° 이상의 고관절 신전이 이루어지기 어려우며, 보조를 떼면 다리가 내려와 침대에 닿는다.

■ 심한 약화와 불안정성

심한 약화와 불안정성이 있는 경우라면 침대에서 30cm 정도 무릎이 들어올려진 검사자세에서 다리의 무게를 버티지 못하고 스스로 내려가거나 통증이 유발된다. 요추와 골반대가 적절히 안정화 되지 못한다면 검사 자세를 취하는 것 만으로도 요통이 나타나서 저항을 가하지 못한다. 이러한 경우가 드물지 않기 때문에, 둔근 검사를 할 때에는 자세를 잡아 준 상태에서 저항을 주기전에 "이 자세에서 이미 통증이 있나요?" 라고 미리 확인하는 것이 좋다.

■ 근력약화의 정도

둔근에 심한 약화가 있다면 저항을 주었을 때, 하지가 1초 이내로 아래로 슬슬 내려앉거나 힘을 주는 순간 반대측의 어깨가 들썩이게 된다. 3~4초 정도 버틴다면 조금 더 낫다. 3~4초 정도 버틴 뒤에 아래로 처지지는 않고, 저항에 따라 상하로 떨린다면 경미한 약화가 있다고 볼 수 있다. 골반대와 체간의 안정화가 적절히 이루어 지고 있다면 검사시 체간의 흔들림이 눈에 띄지 않는다. 안정화에 문제가 있는 경우에는 반대측의 골반이 딸려오거나, 어깨가 들썩이면서 상하로 흔들리게 된다.

■ 결과 기록

차트에 기록할 때에는 "GM weakness 2초 버팀"으로 간략히 기록해 둘 수 있다.

Chart

✓ Rt. GM weakness holding 2 sec

✓ 우측 둔근 근력약화 2초 버팀

(좌측의 둔근은 저항에 무리없이 5초를 버텨내지만, 우측에서는 2초정도 버티다가 아래로 내려오는 상황)

앙와위에서 둔근 근력검사

■ 검사방법

둔근 근력검사는 앙와위에서 해 볼 수도 있다. 둔근 근력검사를 앙와위에서 시도하면 복와위에서는 따로 근력검사를 하지 않아도 되므로, 진료실 상황에 따라 적용한다. 환자에게는 앙와위에서 어깨너비로 다리를 벌리고, 엉덩이를 들어올리도록 한다. 수근부로 전상장골극을 중력방향대로 눌러서 5초 정도 지그시 저항을 주고 버티도록 한다. 환자에게는 "무릎을 굽히고, 엉덩이를 쭉 들어 올려보세요. 혹시 통증있나요? 없으시면 제가 가볍게 눌러볼테니 버텨보세요"라고 지시한다.

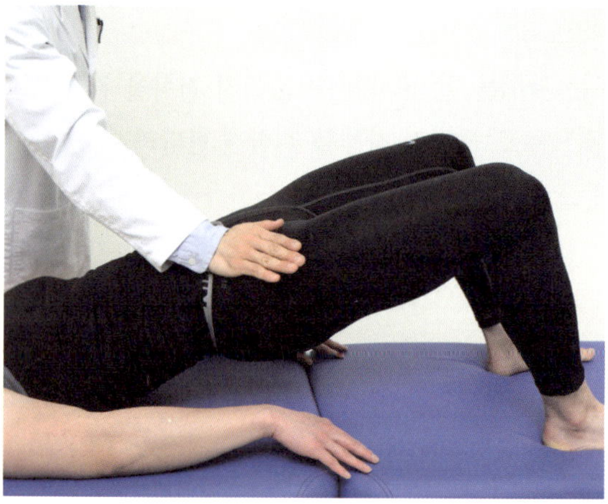

[그림54] 앙와위에서 둔근 근력검사

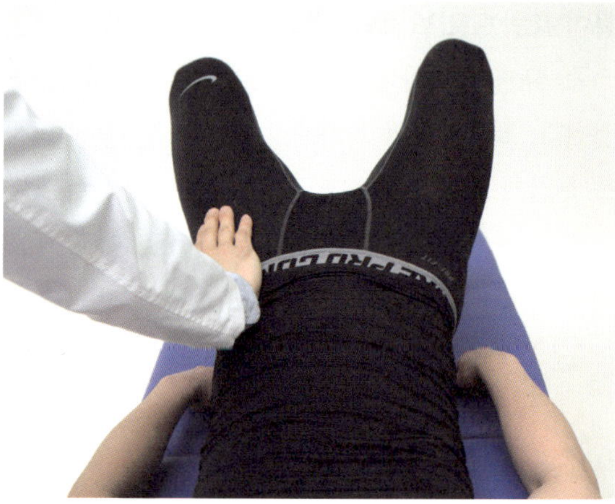

[그림55] 앙와위에서 둔근 근력검사

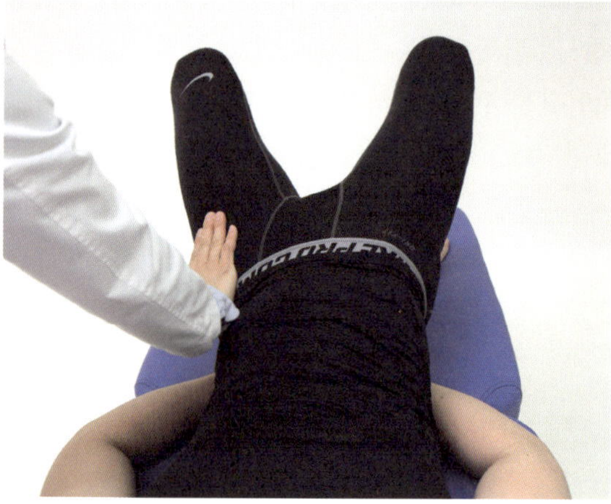

[그림56] 앙와위에서 좌측 둔근근력저하

실전멘트

"무릎을 굽히고, 엉덩이를 쭉 들어 올려보세요. 혹시 통증있나요? 없으시면 제가 가볍게 눌러볼테니 버텨보세요"

환자는 앙와위에서 무릎을 굽힌채로 어깨 너비로 다리를 벌리고, 엉덩이를 올리도록 한다.

■ 검사결과

검사 결과에 이상이 없다면 5초 정도 저항에 잘 버틴다. 자세를 유지하는 것만으로도 통증이 유발된다거나, 채 1초도 버티지 못한다면 둔근의 약화가 심한 것으로 본다. 체간의 보상이 어떻게 이루어지는지에 따라서 근육약화를 세분화 해볼 수도 있다. 대둔근의 약화가 심하다면 저항에 따라 중력방향을 따라 하방으로 쳐진다. 편측의 중둔근 및 소둔근의 약화가 심하다면 중력방향으로 저항을 줘도 체간이 측방으로 편위되는 경향이 있다.

즉, 요가나 필라테스에서 브릿지(Bridge)라고 부르는 자세를 잘 유지할 수 있는지 저항을 가해보는 것이다. 특정부위와 방향으로 약화가 있었다면 치료적으로도 브릿지 자세를 취하게 한다거나, 엉덩이를 천천히 올렸다 내렸다 하도록 교육하여 치료적 운동으로 응용할 수 도 있다.

요부신전근의 촉진

이제까지 진행한 6가지 검사를 통해 기본적인 정보를 얻었고, 환자와의 신뢰도 쌓여가고 있다. 이제 드디어 허리를 촉진할 차례다. 아마 이 책을 만나기 전이었다면, 허리 촉진부터 진찰을 시작했을 지도 모른다. 예를 들어, 아주 간단한 의식의 흐름을 따라 어디 아프세요? 허리? 그럼 허리를 만져봐야죠? 이렇게 진행할 것이다. 그 후에 허리를 만져보고 해당 부위에 침을 놓는 식으로 말이다.

■ 검사의 목적

하지 위에서 골반대가 균형을 잡고 있는지(즉, 받침대 위에서 팽이가 잘 지지되고 있는지) 요추와 골반대를 중심으로 전면부의 장요근과 후면부의 둔근의 상태로 판단한다. 골반대 위에서 상체가 잘 균형을 유지하고 있는지(즉, 팽이 위에서 5개의 납작 자석들이 잘 지지되고 있는지) 살펴보려면 추가적으로 요부신전근을 관찰해 보아야 한다.

■ 요부신전근의 구조

요부의 신전근은 천층에서부터 광배근, 척추기립근, 요방형근이 포함 된다. 촉진은 척추기립근을 넓게 만져보기도 하지만, 척추기립근의 외측에서 광배근을 지나 요방형근의 측면을 살펴보는 것을 기본으로 한다.

■ 척추기립근의 시진 및 촉진

척추기립근은 내측에서부터 극근, 최장근, 장늑근의 3개 근육으로 구성되는 척추 주변의 근육이다. 정중선에서 가까운 순서대로 극근, 최장근, 장늑근이 순서대로 위치한다. 척추 바로 옆이 극근, 방광 1선에 해당하는 것이 최장근, 그 보다 외측으로 장늑근이 자리잡고 있다. 극근은 두, 경, 흉부에 위치하는데 요추 2번레벨까지만 존재한다. 이후로는 횡돌기극근(Transversospinalis)이 척추 바로 옆에서 보디가드 역할을 맡게 된다. 횡돌기극근은 반극근, 다열근, 회선근의 3형제로 구성되는데, 그 중에 임상적으로 가장 중요한 근육이 둘째인 다열근(Multifidus)이다. 척추기립근은 단면의 형태를 보았을 때, 봉긋한 언덕처럼 폭넓은 형태인지, 중간의 최장근만 과도하게 발달하여 뾰족하게 솟은 형태인지로 크게 나눌 수 있다. 봉긋한 언덕의 형태라면 극근, 최장근, 장늑근 섬유가 골고루 잘 발달된 것이므로 바람직한 상태이다. 최장근이 밧줄처럼 돌출되면서 뾰족하게 솟은 형태라면, 극근과 장늑근이 적절히 일을 하고 있지 않은 것이다.

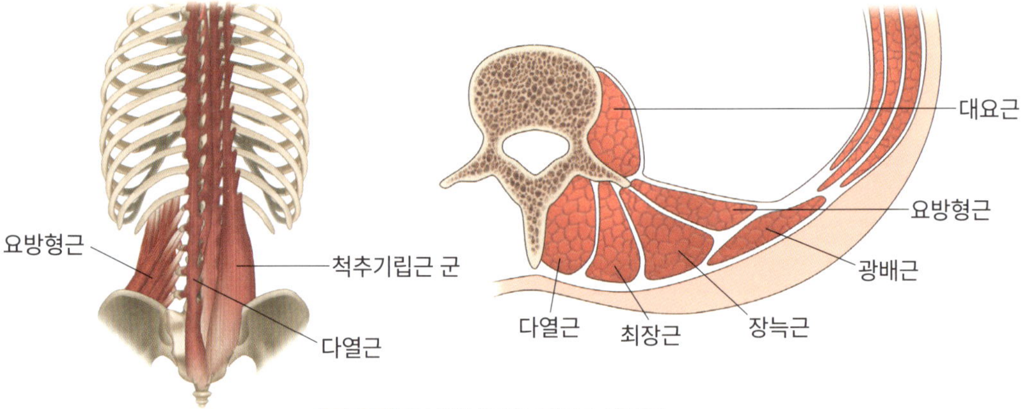

[그림57] **요부신전근의 후면도, 단면도**

■ 촉진지점

척추기립근군의 외측연과 제 12늑골 하연의 교차점에서부터 시작하여 2cm 정도의 간격으로 하나씩 아래로 내려오면서 순서대로 촉진할 수 있다. 혈위로는 방광경 제 2선상에서 위창(BL50) - 황문(BL51) - 지실(BL52)을 촉지한 뒤 같은 간격으로 눌러 내려가 장골능과 닿는 지점까지 내려가는 것으로 볼 수 있다.

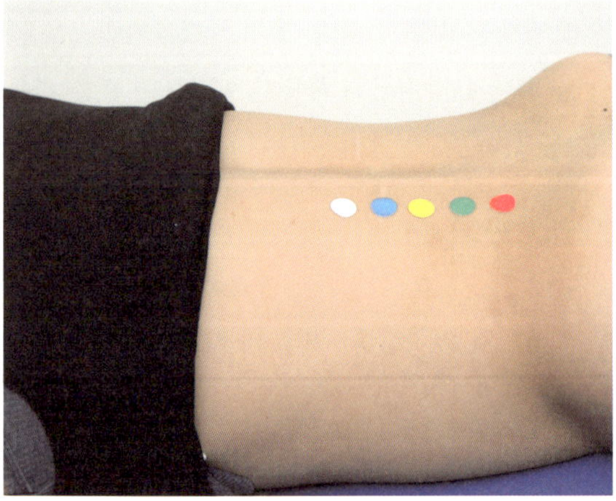

[그림58] **요부신전근 촉진포인트**

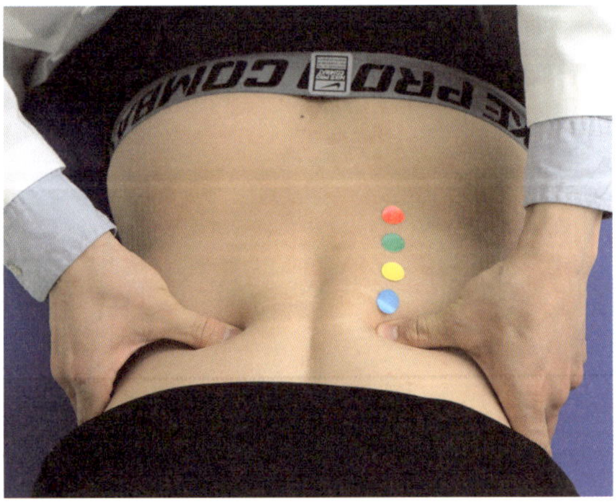

[그림59] **요부신전근 촉진하기**

■ 촉진방법

촉진의 시작은 방광경 제 2선과 제 12늑골하연의 교차점을 한의사의 엄지손가락으로 촉지하여 시작한다. 엄지손가락을 요추의 추체방향으로 천천히 압박을 가하면서 피부층 - 피하지방층 - 근막층 - 근육층으로 서서히 압박을 가해 요부신전근 중 요방형근을 덮고 있는 연부조직이 충분히 압박되도록 눌러간다. 이후 더 이상 압박이 되지 않을만큼 단단히 고정이 되면 요추의 횡돌기를 향해 한 단계 더 눌러서 압통점을 상하방향으로 찾는다. 구슬처럼 단단하게 만져지는 지점이 존재한다면 환자도 그 순간에 아주 깊은 통증을 느끼는 수가 많다.

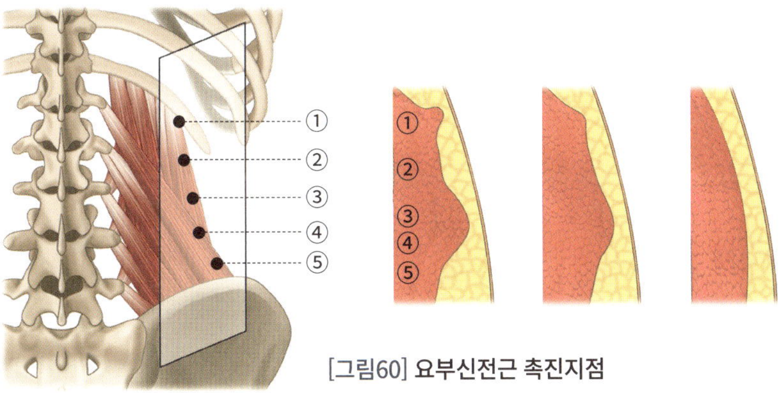

[그림60] **요부신전근 촉진지점**

실전멘트

"허리 근육 확인할께요. 좌우 번호붙여 눌러갈텐데, 제일 아픈 곳을 골라보세요"

"악! 오른쪽 2번이 제일 아픈데요"

환자에게는 "허리 근육 확인할께요. 좌우 번호붙여 눌러갈텐데, 제일 아픈 곳을 골라보세요"라고 설명하면서 척추기립근의 외측연에서 추체방향으로 깊이있게 눌러가면서 경결점을 찾는다. 보통 2cm간격으로 하나하나 눌러보면서 5부위 정도를 나눠서 촉진하게 된다. 환자의 신장이나 장골능 높이에 따라 5부위가 아닌 4부위 혹은 6부위가 될 수도 있다. 요점은 12늑골 하에서 장골능의 부착부까지 전체적으로 신전근의 외측연을 깊이있게 눌러서 근육의 두께감, 질감, 경결점 등을 확인하는 것이다. 위에서부터 1~5까지 번호를 붙여가자면, 주로 2번이나 3번 부분에서 심한 압통을 호소하는 경우가 많다. 환자는 2번부분에서 움찔하면서 통증반응을 나타내거나 "악! 2번이 제일 아픈데요" 라고 반응을 나타낸다. 예를 들어, 우측 2번에서 극심한 압통이 있었다면, 차트에는 요방형근(Quadratus Lumborum, QL)의 앞글자를 따서 "Rt. QL 2"와 같이 간단히 기록해 둔다.

Chart

✓ Rt. QL 2

(요부신전근을 촉진해가는데 우측 2번에서 극심한 압통을 호소하고, 한의사의 손에서는 구슬과 같은 경결점을 만질 수 있는 상황)

둔근의 촉진

■ 검사의 목적

하지와 골반대가 적절히 지지되고 있는지 판단하기 위해 둔부근육을 세심하게 촉진한다. 둔부근육이란 표층에서 대둔근과 중둔근, 심층에서 소둔근, 이상근을 포함한 대퇴외회전근군을 포함한다.

■ 검사방법

개개의 근육을 정확하게 촉진해 갈 수도 있으나, 개별근육 구분없이 근육의 결을 만져서 전체적인 모양새를 확인한다. 5개의 촉진포인트와 그로부터 뻗어가는 방향을 살펴보면서 경결점, 질감, 경결선, 두께감을 확인한다. 둔부의 경결점을 촉진할 때는 경결점이 시작하는 곳에 한의사의 엄지손가락을 촉지하고 가상의 경결선을 튕기듯 한두차례 수직방향으로 넘나들면서 경결선상의 압통점이나 두께감을 탐색한다.

■ 촉진지점

촉진지점은 5가지로 나누어 볼 수 있는데, 장골능 상연에서 2cm정도 대전자쪽으로 내려간 지점에서 대전자를 중심으로 가상의 호를 상상하고 호에서 일정간격으로 촉진한다. 1번 촉진포인트는 정중선의 둔열(臀裂, gluteal cleft)의 수평선 레벨에서 잡는다. 2번 촉진포인트는 후상장골극의 약간 아래쪽에서, 3번은 후상장골극의 약간 위에서 찾으며 근육적으로는 대둔근의 외측연에 해당한다. 4번은 측면으로 약간 돌아가서 잡으며, 5번은 측면으로 더 돌아가서 장골능의 외측상연에 가깝다. 이렇게 5가지의 촉진포인트를 잡으면 각 포인트 상에는 환자의 체격에 따라서 2~4cm 정도의 간격이 생기게 된다.

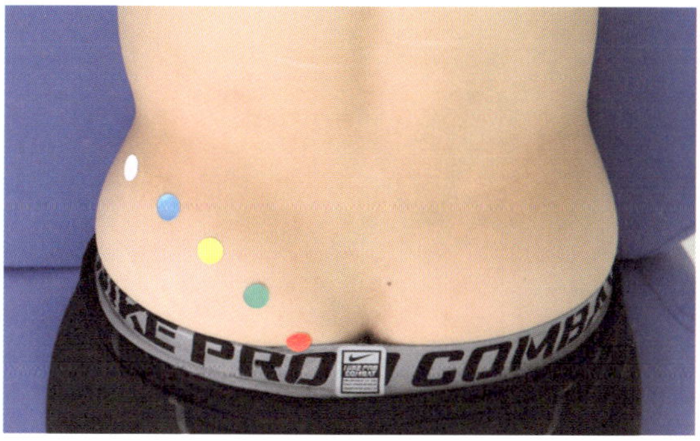

[그림61] 둔근 촉진포인트1

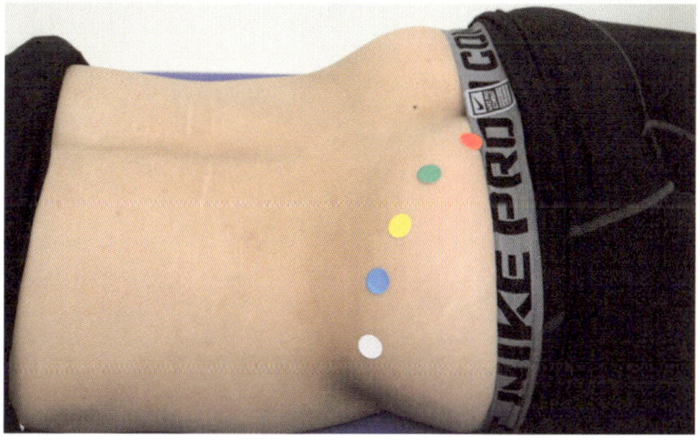

[그림62] 둔근 촉진포인트2

■ 둔근의 경결선

가상의 경결선을 찾아갈 때에는 3번 촉진 포인트에서 대전자로 가는 가상의 선을 그려보고, 그 위에서 경결점들이 나란히 늘어서 선을 만들고 있는지를 찾아본다. 1,2번 촉진포인트에서는 3번 촉진포인트의 가상의 선과 나란히 2~3cm간격을 두고 하방으로 평행이동한 선을 그려보고 탐색한다. 4, 5번 촉진포인트에서는 대전자로 가상의 선을 그어서 3,4,5번 촉진포인트로부터의 가상의 선이 부채꼴 모양으로 늘어선다고 볼 수 있다. 1,2,3번 선은 근육적으로는 대둔근에 해당하며, 4,5번은 중둔근과 소둔근에 해당한다. 그림 65에서 촉진지점과 경결선의 방향을 눈에 익혀두시기 바란다. 둔열(Gluteal cleft) 레벨에서 1번 촉진 지점(붉은 색 동그라미)이 시작한다.

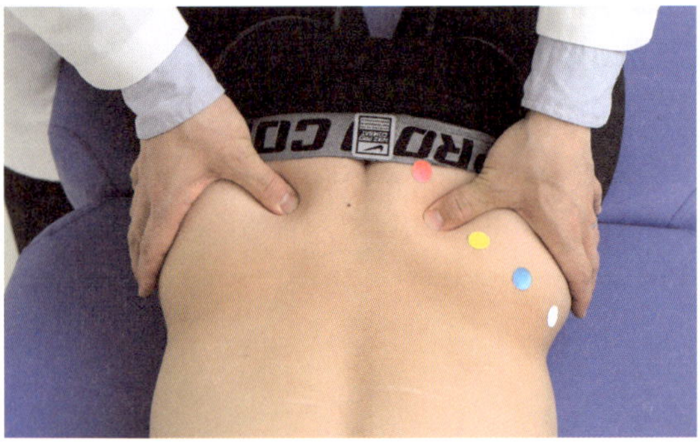

[그림63] 둔근 촉진하기1

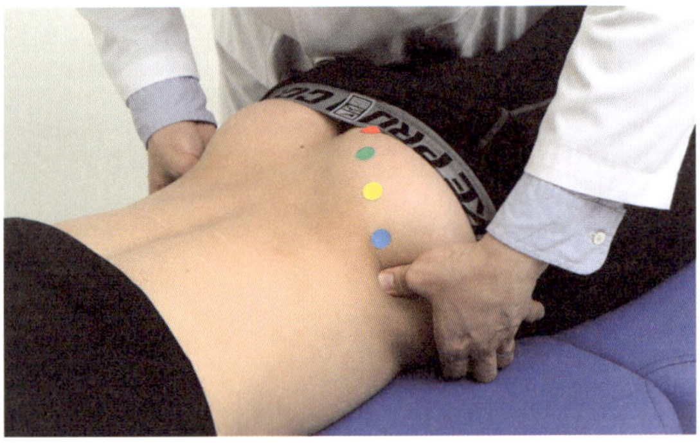

[그림64] 둔근 촉진하기2

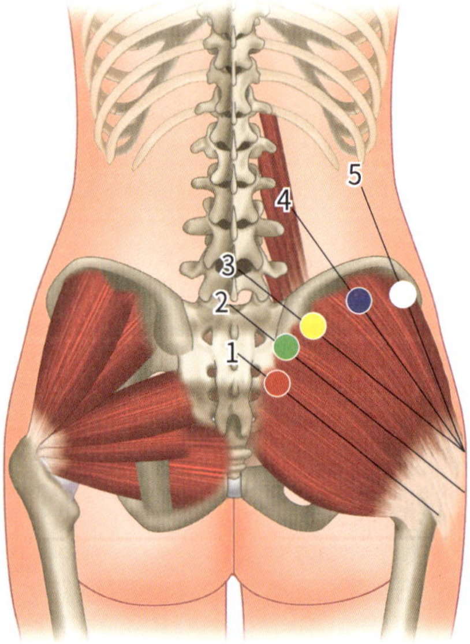

[그림65] 둔근 촉진을 위한 대략적인 지도

■ 검사결과의 빈도 및 연관성

빈도 상 2,3,4번 촉진포인트나, 경결선에서의 압통이 주로 나타나며 1번이나 5번 촉진 포인트의 압통도 보인다. 근육의 방향으로 연관 부위들을 미루어볼 수 있다. 개인차도 있고, 다른 근거들과 종합적인 판단이 필요하기는 하나 대략적으로 1번의 압통, 경결과 연관된 둔근의 근력저하는 천장관절의 문제와 엉치부위의 통증과 관련지을 수 있다. 2~3번은 주로 하부요추와 연관을, 4번은 상부요추와의 연관을 염두에 둔다. 5번에서의 압통과 경결은 흉요추연접부와의 연관성을 고려해 볼 수 있다.

■ 둔근 경결선의 연장선과 요부신전근의 연관 경향

대전자를 중심으로 둔근의 방향을 역으로 추적해 보면 요추부의 어느 방향에서 문제가 있을지 큰 그림에서 예측해 볼 수도 있다. 근막이 진행되는 방향을 고려하면 1번 경결선은 천골의 기저부 쪽으로 가므로 천장관절의 문제가 있는 경우에 많다. 2번이나 3번 경결선은 제 4~5요추로 근섬유와 근막의 방향이 진행되므로 하부요추의 문제와 함께 징후가 나타난다. 4번이나 5번의 경결선은 상부요추와 흉요추연접부를 향해 근섬유와 근막이 뻗어 가므로 해당부위의 문제를 예측하고, 면밀히 살펴볼 수 있다.

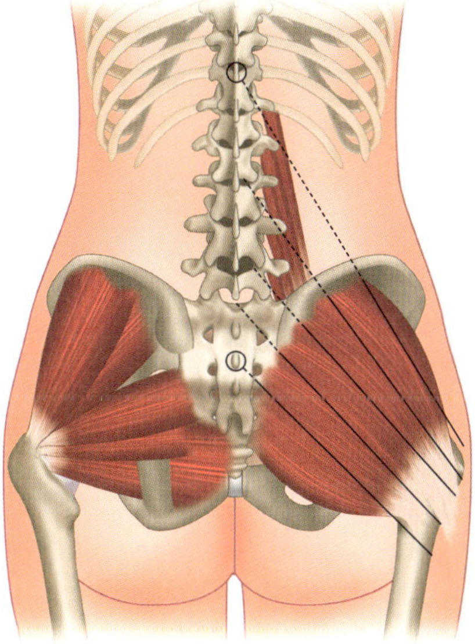

[그림66] 둔근 경결선의 연장선과 요부 신전근의 연관성

Case Report

급성 요통

무거운 것을 든 뒤 허리에 빠근한 느낌이 들었다. 파스를 붙이고 하루 지내보다가 주변에서 침치료를 추천하여 내원하였다. 이학적 검사상 앙와위에서 감각에는 별 변화가 없고, 근력검사에서도 이상이 없다. 좌측 장요근의 단축과 압통을 찾을수 있다. 전체적으로는 하부요추에서 약간의 불안정성이 발견되며, 우측 둔근에서 약간 떨리는 듯한 느낌의 경미한 근력저하를 보인다. 우측의 요방형근 2 번포인트, 우측 둔근 3,4번포인트에서 압통을 찾을 수 있다.

Chart

✓ LBP

o/s 2일전 무거운 것 든 뒤

P/Ex) Lt. Psoas / Rt. QL2, GM 3,4

L4-L5 mild instability, GM weakness (slightly)

Case Report

만성 요통

3년전 디스크로 수술을 받고, 몇 개월에 한 번씩 허리에 통증을 느꼈었다. 좀 많이 쓰고나면 좀 아팠다가, 쉬어주면 좀 나았다 반복하곤 했다. 이학적 검사상 좌측 L4, L5 영역에서 7~8개 정도로 감각저하가 있다. 엄지발가락 당겨보기, 새끼발가락쪽 당겨보기에서도 3초 후 서서히 딸려 내려온다. 무릎 굽혀보기에서는 덜덜 떠는 모습을 관찰할 수 있다. 좌측 장요근에 압통과 경결 및 근력약화도 보인다. 복와위에서 천골부터 눌러가다보니 하부요추에서 헐거운 느낌 및 통증을 보인다. 좌측 둔근 근력은 달달 떨리는 모양이다. 우측 어깨가 휘청거리면서 딸려 올라오는 보상적 반응이 있다. 압통점은 양측 요방형근의 2번 포인트와 좌측 둔근의 2,3,4 경결점과 경결선상에서 나타난다.

Chart

✓ LBP

o/s chronic, mechanical LBP

P/H) 3년 전 디스크 수술

P/Ex)sensony deficit L4. L5. 10:7-8

Lt. Motor weakness(EHL 3sec, Peroneus 3sec, QF 2초후떨림)

Lt. Psoas / Both QL2 Lt. GM 2,3,4

L4-L5 mild instability, Lt. GM weakness

Q & A

요통의 평가에 대한 주요 평가방법이 상당부분 근력의 약화를 체크하는 검사로 이루어져 있는데, 특별한 이유라도 있는 것인지 궁금합니다. 단축이나 이완된 근육의 길이를 평가하는 방법은 활용빈도가 떨어져서 다루지 않으시는 것인지요?

수련의 시절에, 구안와사를 잘보시던 스태프 선생님의 회진에 동참했을 때가 기억납니다. 구안와사라는 것이 대부분 4주정도 시간이 지나면 호전경과를 보이게 될텐데요. 그 선생님께서는 굉장히 세밀하게 매일의 근력 차이를 잡아내셨던 기억이 납니다. 이것 저것 동작들을 시켜보면서요.
요통의 평가방법에서도 마찬가지입니다. 가동범위의 변화나 근육의 길이변화도 물론 경과의 관찰에서 중요하지만, 근력의 변화가 좀 더 세밀한 변화를 보여줄수 있기 때문에 주로 사용합니다. 경험적으로는 근력의 약화가 있는 경우라면 근력의 회복이 한참 이루어진 뒤에야 가동범위의 변화가 눈에 띄는 것 같습니다. 물론 특정 근육의 단축으로 가동범위의 제한이 유발된 경우에는 단축된 근육을 잘 치료해주면 가동범위가 바로 증가되는 경우도 있지만요.

5 구조적 관점에 의한 한의학적 치료

침의 역사

중국에서 2000여년 전부터 시작되었던 고대 침술은 경혈과 경락을 근간으로 하여 치료적 경험을 누적해왔다. 이후 중국의 문명이 유럽에 전해지면서 1683년 Willem ten Rhijne이라는 독일 의사에 의해 침과 관련한 첫 문헌이 등장한다. 이후 20세기에 유럽에서 침술이 널리 사용되기도 하니 서양의 침술은 대략 300여년의 역사를 가지고 있다고 볼 수 있다. 현대적으로는 1970년대 미국 닉슨대통령의 중국 방문 이후로 침에 대한 연구가 급증하기 시작하였으므로 초기적인 개념 이후의 체계적인 연구는 50여년의 경험이 쌓여가고 있다[35].

우리나라의 동의보감에도 침에 관한 언급이 있으나, 질환별로 경혈과 경락에 근거한 내용에 그치고 있다. 1984년 청주시와 청원군에서 한방의료보험 시범사업이 진행되고, 1987년 한방의료보험이 전국에 확대 적용된 뒤로 한의원에서 침을 비롯한 한방보험의료행위의 저변이 확대되기 시작하였다[36]. 제도권 내에서 우리나라에서 침치료의 경험이 체계적으로 쌓이기 시작한 것이 불과 30여년 정도인 것이다. 앞으로 한의계의 노하우들이 집적되고 체계화 되면 더 나은 침치료 매뉴얼들이 제시되고, 임상적 효용이 검증될 것이다.

치료기술별 특성

침은 다면적인 효과를 가지고 있다. 신경내분비적으로 다양한 신경전달물질의 분비를 촉진한다. 조직학적으로는 국소혈류의 증가를 통한 연부조직의 이완 및 허혈상태개선, 손상 조직의 치료적 자극을 통한 회복의 촉진도 있다. 다면적인 효과 중에서 연부조직에 대한 침의 효과를 이미지화 해서 살펴볼 필요가 있다.

35. Jacqueline Filshie, Adrian White and Mike Cummings.Medical Acupuncture. 2nd edition : Elsevier:2016:11-9

36. 2015 건강보험통계연보. 건강보험심사평가원 ,국민건강보험. [cited 2016 NOV 15]. Available from : http://www.nhis.or.kr/menu/boardRetriveMenuSet.xx?menuId=F3321

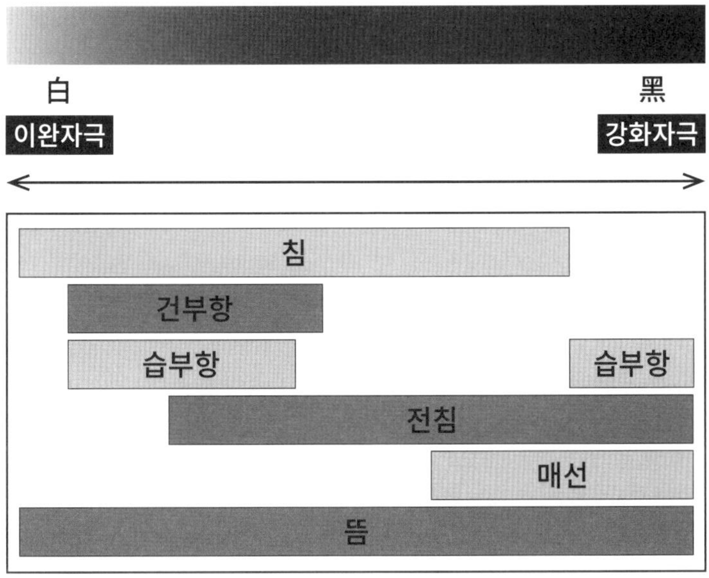

침, 뜸, 건부항, 습부항, 전침, 매선, 봉침 모두 국소적으로 혈류를 늘리고, 해당 부위의 연부조직을 자극함에 있어서는 공통적인 면을 가지고 있다. 침은 이완 방향에 조금 치우치기는 하였으나 치료적 방향에서는 스펙트럼이 넓은 편으로 본다. 건부항은 스펙트럼이 침에 비해 넓지는 않으나 이완하는 방향의 자극으로 보인다. 습부항은 국소혈류 촉진 기전을 통한 이완자극으로 생각된다. 추가적으로 국소허혈 및 구축으로 인해 약화가 있는 경우에 강화를 촉발하는 마중물로도 사용할 수 있다. 그래서 때로는 허혈성변화를 동반한 고질적인 약화에 사용해 볼 수도 있다. 간접구를 통한 뜸은 침이나 부항보다 자극강도가 세지는 않으나, 열자극이라는 면에서 한랭성 통증 및 인대의 약화에는 더 유효할 수 있다고 본다. 이완과 강화자극에 두루 사용될 수 있을 것이다.

전침자극은 주파수에 따라 다를 수 있으나 1~20Hz의 저주파 강자극은 근력운동을 하는 것과 같이 근육을 강화시키는 방향으로 사용한다. 매선치료 역시 피하나 근막층에 수술용 봉합사를 매입하여 근육이나 인대에 지속적인 자극을 주어 근육이나 인대를 강화시키는 방향으로 작용한다. 봉침은 멜리틴이라는 성분에 기반한 진통 소염효과에 국소 혈류를 강하게 유도하는 기능이 있으므로 이완이나 강화라는 방향에서는 어느 곳으로든 작용할 수 있다고 본다.

이러한 방향성은 개인적인 치료적 경험과 선호도가 작용하는 것으로 치료하는 한의사에 따라 개념적용에 있어서 차이가 있을 수 있다. 예를 들어, 저자는 뜸 상처에 대한 우려 때문에 직접구는 사용하지 않지만, 직접구를 사용하여 치료적 효과를 내는 한의사도 많다. 또한 지인 중 한 분은 침이 전적으로 이완하는 방향으로 작용한다는 생각으로 치료하신다. 골반의 전방경사를 완화하고 후방경사를 만들어 주

37. 전국한의과대학 한의학전문대학원 경락경혈학 교재편찬위원회. 대학경락경혈학실습 :대전:도서출판 종려나무.2015:110-5

고 싶을 때에, 골반을 전방으로 잡아당기는 대퇴사두근을 자극하여 이완시키면 상대적으로 골반의 전방경사를 완화할 수 있다고 하루에도 수십명에게 적극적으로 치료를 하시면서 좋은 효과를 보시기도 한다. 치료 기술 별 작용방향은 절대적이거나 정답이 있는 것이 아니므로, 대략적인 기준 정도로 삼으시기 바란다.

참고 봉침요법

봉침은 봉약침요법, 봉독약침의 줄임말이다. 봉침은 살아있는 꿀벌의 독낭에 들어 있는 독을 인위적으로 추출, 정제하여 질병과 유관한 부위의 경혈에 주입함으로써 자침의 효과와 벌의 독이 지니고 있는 생화학적 약리작용을 질병의 치료에 이용하는 신침요법이다[37)]. 즉, 침의 자입에 의한 물리적, 신경학적인 자극에 벌의 독이 지닌 화학적이고 면역학적인 효과를 동시에 볼 수 있는 치료방법이다. 요통에서 주요 적응증은 근육문제를 넘어서서 신경학적인 문제를 가지는 경우로 잡고 있다. 즉, 하지에서의 감각변화나 근력의 저하를 가지고 있는경우, 둔부나 하지로의 방사통을 보이는 경우에 침과 전침에 이어 봉침의 사용을 고려한다. 봉침제제의 선택은 각자의 경험과 취향이 작용하겠지만 개인적으로는 자생원외탕전실의 분리정제봉독인 B4-eBV(New eBV)를 사용하고 있다.
봉침의 성분 및 기전에 관한 세부 내용은 한의약융합연구정보센터 (www.kmcric.com)에서 경희대학교 이재동 교수님의 '봉독의 소염·진통 및 항암 효과 기전'[38)]을 참고하시기 바란다.

더불어, 환자에게 더 적극적으로 치료를 하고 싶을 때, 경근추나를 사용하기도 한다. 주로 사용하는 방법은 근에너지 기법 혹은 등척성 수축후 이완기법으로 불리우는 경근추나 방법이다. 이는 특정 근육을 5초 정도 등척성으로 수축한 뒤에, 15초가량 근육을 최대길이로 스트레칭하는 방법을 수차례 반복하는 방법이다. 단축된 근육을 이완하는 기전으로 볼 수도 있고, 근육내의 혈류가 부족할 때 근육의 수축 이완을 반복하여 근육내 혈류를 개선하는 방법으로 볼 수도 있다.

38. 이재동. 봉독의 소염 진통 및 항암효과 기전. 한의약융합연구정보센터 [cited 2016 OCT 13]. Available from : http://www.kmcric.com/_1v5fj5

인체의 기능을 높여주는 자세적 조언

홍세화는 '생각의 좌표'라는 책[39]에서 인간은 주로 네 가지의 경로를 통해 주체적인 생각을 형성할수 있다고 하였다. 각각의 경로는 1)폭 넓은 독서, 2)열린 자세의 토론, 3)직접 견문, 4)성찰이다. 본인은 책을 사놓는 것은 좋아하지만 읽는 속도가 그리 빠르지 않아 독서량이 많지 않다. 밑줄 그어가며, 정오표를 만들면서 책을 꼼꼼히 읽는다지만 절대적인 독서량은 역시 부족할 따름이다. 열린 자세로 토론해본 적도 많지는 않다. 남은 방법은 직접 견문하거나 끊임없이 성찰해 보는 것인데, 호기심이 충만한 성격인지라 한 가지 운동을 오래 하지는 않았지만 여러 운동을 경험해 보았다. 경험한 바를 바탕으로 이를 내 몸과 환자에게 끊임없이 적용하고, 성찰하면서 내용을 정리해 보았다. 요통환자로서 20여년간의 경험에 여러 가지 운동을 하면서 얻은 경험이 더해졌다. 내 몸에서 떠날 듯 떠날 듯 떠나지 않는 요통이 몸에 대한 성찰을 계속하게 만들기 때문에, 요통과 인체의 구조에 대한 내 나름의 생각이 자리잡게 되었다.

■ 태극권

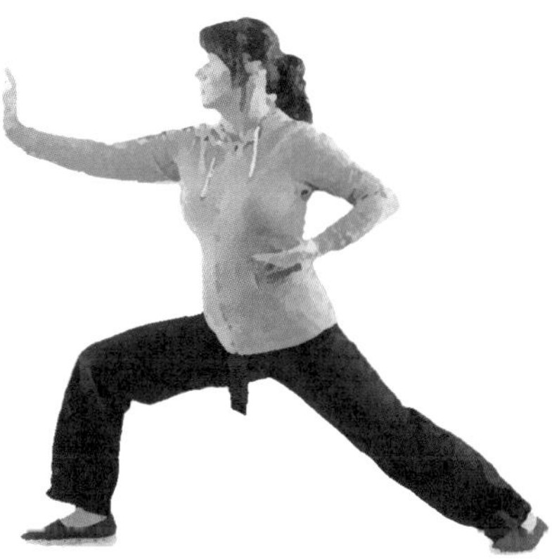

[그림67]

본과 4학년 시절, 오랫동안 태극권을 수련했던 선배에게 동기 3-4명이 함께 태극권을 배울 기회가 있었다. 그 때 선배에게 가장 많이 들었던 말이 "함흉발배"와 "과를 써라"는 말이었다. 팔만 움직이지말고, 팔은 그저 체간의 움직임에 따라오기만 하면 된다는 의미의 조언도 있었다. 과를 쓰라는 말은 고관절을 사용해서 몸의 중심을 이동하라는 말로 해석이 되었는데, 지면에 붙은 하체위에서 골반을 움직이는 것에 집중하라는 조언같았다. 결론적으로는 고관절의 가동성을 충분히 활용해서 무게 중심의 이동 고관절로 수행하라는 것으로 정리할 수 있겠다.

---

39. 홍세화. 생각의좌표: 서울:한겨레출판, 2009:23

■ 발레

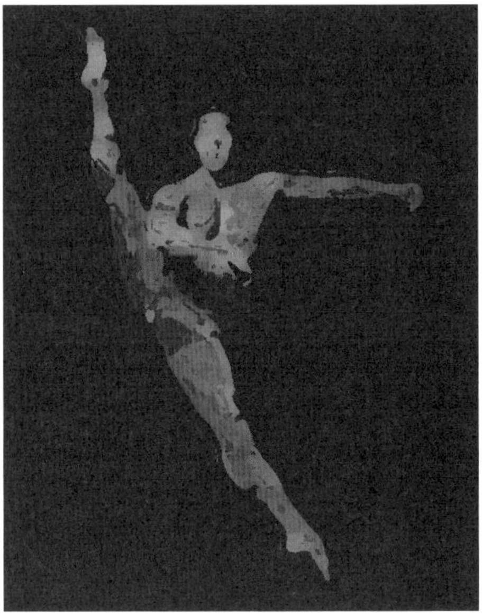

[그림68]

첫째 탄생 후, 운동과는 거리를 두고 지낼 수 밖에 없었다. 아이가 좀 크면서 여유시간이 좀 생기자 아내와 함께 운동할 수 있는 기회가 생겼다. 평소 어깨가 구부정한 아내와, 허리 통증으로 늘 불안한 내가 함께 할 운동을 찾다가 발레를 만나게 되었다. 불과 몇 개월에 불과한 기간이었지만 개인레슨을 받으면서 자세교정을 받은 바로는 “박스가 흔들리지 않게”, “턴아웃, 뽀인” 이라는 조언을 자주 듣게 되었다. 박스란 양쪽 어깨의 꼭지점과 고관절을 연결한 사각형을 말하는데, 사지를 움직이는 동작에도 체간은 충분이 안정화되어 흔들림이 없어야 함을 말한다. 턴아웃(Turn out)은 고관절의 가동범위를 넓혀서 충분히 외회전하라는 것으로, 뽀인(Point)은 발가락의 굴곡근을 최대한 활용하여 발 끝을 오므리는 동작이다. 요약하자면 발레에서는 체간의 흔들림을 줄이고, 고관절은 외회전시켜서 자세를 잡아야 한다. 거기에 단지굴근, 단무지굴근, 무지내전근 등 발의 내재근을 최대한 사용해서 발 모양을 다잡으라는 것이다.

■ 스포츠 클라이밍

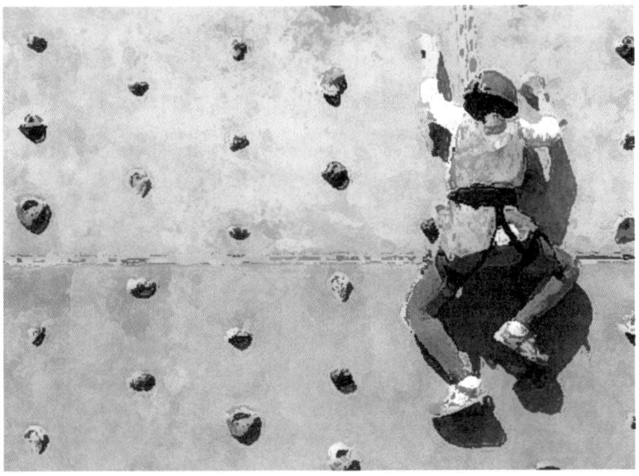

[그림69]

스포츠 클라이밍을 배우면서 받은 몇 가지 조언은 발레와 아주 비슷한 점들이 많았다. 일단 암벽화는 발에 꼭 맞거나 조금 작은 듯 한 느낌이 나도록 신기 때문에 원하든 원치 않든 발이 뽀인 된 상태가 유지된다. 벽에 붙은 손잡이를 홀드라고 하는데, 홀드를 발로 지지할 때 발꿈치가 발끝보다 낮아지면 미끄러지기 때문에 발꿈치를 발끝보다 올려주는 자세가 필요하다. 이때 후경골근을 비롯한 족저굴곡근 및 발의 내재근들이 적극적으로 개입된다. 암벽등반은 사지를 이용해서 중력을 이기고 벽을 올라탄다. 사지에서 체중을 상대적으로 덜 느끼게 하려면 몸의 무게중심이 벽에서 가까워져야 하는데, 그러한 면에서 고관절이 충분한 가동범위를 가지고 외회전되어야 골반을 벽에 붙일 수 있다. 인류가 수렵시대부터 꾸준히 해왔을 암벽등반이라는 운동은 이렇게 체간을 잘 안정화시키고, 고관절을 충분히 외회전시키고, 발의 내재근을 사용했을 때 효율적으로 잘 할 수 있다.

■ 웨이트 트레이닝

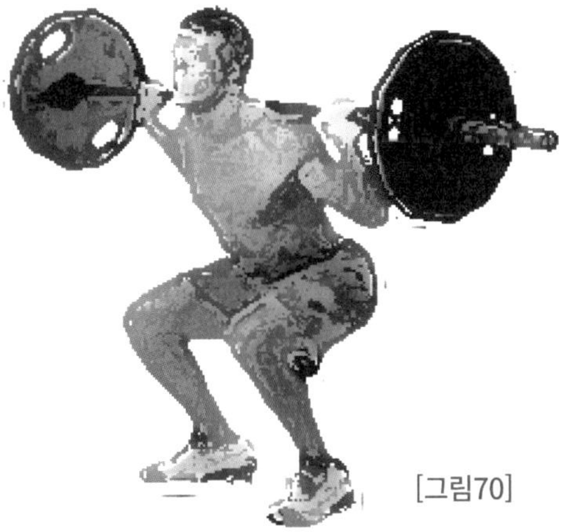

[그림70]

수년간 꾸준히 해 오고 있는 웨이트 트레이닝에서의 경험도 빼놓을 수 없다. 웨이트 트레이닝은 바벨과 덤벨을 가지고 몸의 근육들을 단련시키는 운동이다. 쪼그려앉기(Squat)를 해보면 고관절을 적절히 외회전 시켜준 자세에서만 최대무게를 들 수 있다. 웨이트 트레이닝은 한계중량에 가까운 지점까지 무게를 올리기 때문에, 최대효율에서 조금만 부족해져도 실패지점에 도달하게 된다. 혹시나 발이 나란해 지도록 11자로 선다거나 너무 외회전시켜놓으면 최대의 무게를 들 수 없으니, 고관절이 약간 외회전된 상태에서 최대효율이 난다는 것을 바벨 중량판이 증명해준다.

■ 필라테스

필라테스 동작들도 역시나 복횡근과 횡격막을 사용한 코어의 활성화, 충분한 가동범위를 갖는 고관절의 사용 등에서는 일맥상통하는 면이 있다.

■ 공통분모

경험했던 여러가지 운동에서 인체의 기능을 높여주는 자세적 조언들을 관통하는 공통분모는 코어근육의 훈련, 고관절의 가동범위 확보 및 발의 내재근 활성화로 요약해 볼 수 있다. 코어근육의 훈련을 통해 사지의 움직임에도 체간을 잘 안정화 시킬 수 있어야 한다. 고관절은 충분한 가동범위를 유지하면서 부상없이 효과적으로 큰 힘을 만들어낼 수 있다. 발은 내재근들이 충분히 역할을 하고 있어서 지면에서 강한 접촉을 유지하며, 다양한 움직임을 만들어내는 튼튼한 버팀목이 된다. 이러한 원칙들은 환자를 통증에서 건강으로 이끌어가는데도 여전히 중요하다.

Summary ▶ 인체의 기능을 높이기 위한 조언

- 코어 근육의 훈련
- 고관절 가동범위 확보
- 발의 내재근 활성화

기능저하의 패턴

인체의 기능을 높여주는 패턴이 있다면, 반대로 인체가 기능이 떨어졌을 때 나타나는 패턴도 있다. 좌우로 불균형이 생기는 자세패턴도 있고, 골반이 전방경사 혹은 후방경사되서 오는 패턴도 있다.

■ Janda의 하부교차증후군

대표적으로는 얀다(Janda)의 하부교차증후군(Lower crossed syndrome)을 중심으로 살펴볼 수 있다.

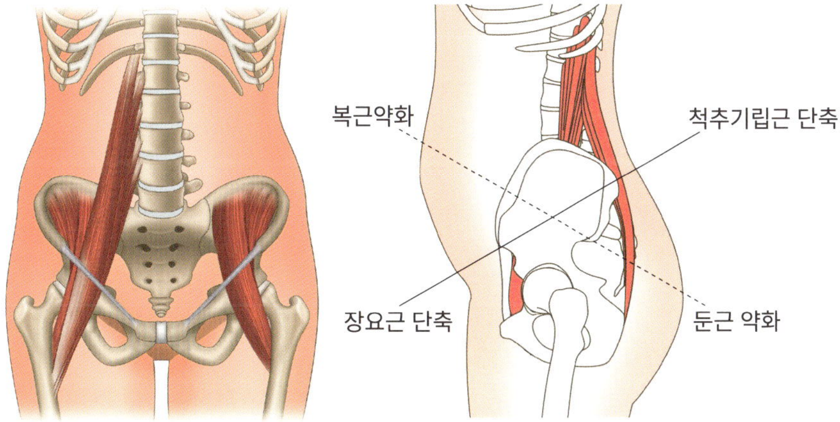

[그림71] **하부교차증후군**

하부교차증후군에서는 X자의 한 축에 있는 기립근과 장요근에는 단축이 오고, 반대 축에 있는 복근과 둔근에 약화가 오면서 골반의 전방경사 및 요추의 과전만을 야기한다고 본다. 결과적으로는 코어근육 전체가 약화되고, 고관절은 편측 혹은 양측으로 내회전 되는 경향이 있으며 골반대의 전방경사, 요추부의 과전만이 야기된다. 치료적으로는 장요근과 기립근은 이완시키고, 복근과 둔근을 강화해 가면서 기능저하의 패턴을 바로잡아 가야한다.

■ Kendall의 자세패턴

켄달(Kendall)은 정상적인 자세정렬을 기준으로하여 비정상적인 자세적 변형을 몇 가지로 분류하고 있다. 정상적인 정렬이란 귓볼 - 상완골두의 중심 - 대퇴골의 대전자 - 무릎 중앙선에서 약간 전방 - 복사뼈 약간 전방이 일직선 상에 있는 자세를 말한다.

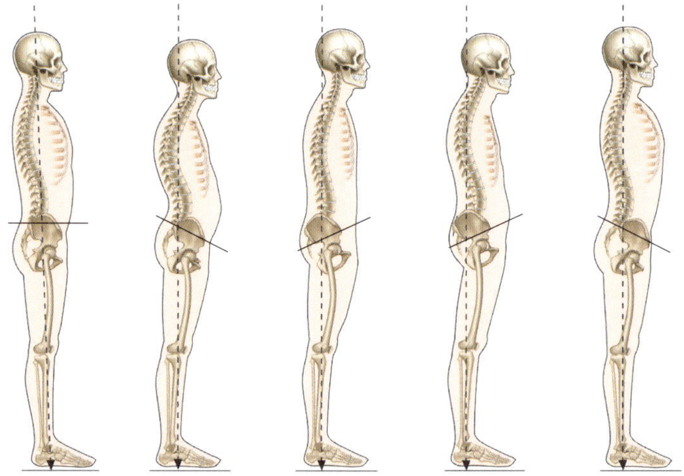

[그림72] Kendall의 자세패턴

이러한 자세에서의 골반 상태를 중립자세라고 하였을 때, 골반이 전방으로 기울어지는 전방경사와 골반이 후방으로 기울어지는 후방경사로 자세적 변형을 크게 나누어 볼 수 있다. 척추후만증-척추전만증 자세, 군대식 자세는 골반의 전방경사를 포함한다. 굽은등 자세, 편평등 자세는 골반의 후방경사를 보인다.

■ 공통분모

골반의 전방경사와 후방경사, 거기에 천장관절에서의 비틀림을 동반한 자세적 변형까지 종합하면, 골반의 변위는 여러가지로 나타날 수 있으나 권위자에 따라 사용하는 용어나 주요 진단, 치료부위에 접근하는 방식이 다르다. 자세 관련한 각가학설을 보면서 그래도 공통적으로 추출해 낼 수 있는 것은 자세의 이상이 코어와 둔근의 약화로 귀결된다는 것이다. 그것을 주식으로 하고 경우에 따라 반찬을 더하면 효율적으로 치료할 수 있다. 반찬의 예로는 둔근에서 특증 부위의 단축, 하지에서 대퇴직근, 대퇴근막장근, 슬괵근, 봉공근의 단축 또는 약화 그로 인한 골반의 전후방경사 및 비틀림, 하지의 길이차이 등이 있을 수 있다. 이렇게 환자에 따라 밥과 반찬을 잘 골라내서 최고의 밥상을 빠른 시간 내에 차려내줄 수 있다.

■ 추가정보

자세에 대한 여러 학자들의 구체적인 내용은 "한의사를 위한 통증치료 매뉴얼 Part 2. 하지, 전신자세교정"에서 최수용 원장님이 요약해 두신 내용[40]을 참고하여 간단히 살펴볼 수 있다.

40. 최수용. 한의사를 위한 통증치료 매뉴얼 Part2. 하지,전신자세교정:서울:신흥메드사이언스.2013:369-97

자세유지근과 속근

표

	자세유지근	속근
유형	느린 연축 - 적근	빠른 연축 - 백근
호흡	유산소성	무산소성
기능	정적 / 유지	동적 / 능동적
기능부전	단축	약화
치료	신장 / 이완	촉진 / 근력강화

여러 연구자들이 특정근육은 스트레스를 받을 때 단축되는 반면, 특정 근육은 약화되는 패턴이 있음을 언급하였다. 이러한 패턴에 따라 근육을 자세유지근 (Postural muscle)과 속근 (Phasic muscle)으로 나눠볼 수 있다[41]. 자세유지근은 느리게 수축하는 근육으로 주로 정적으로 자세를 지지해주는 기능을 가진다. 병변은 주로 근육이 단축되는 방향으로 생기며, 치료적으로는 늘려주고 이완시켜주어야 한다. 이에 반해 속근은 빠르게 수축하는 근육으로 주로 동적으로 활동을 만들어내는 기능을 한다. 병변은 주로 근육이 약화되는 방향으로 생기며, 치료적으로는 근수축을 촉진시키고 강화시켜야 한다. 자세유지근과 속근은 흔히 길항적인 상태로, 단축과 약화는 거의 동시적으로 나타나며 관절에 변형을 일으키거나 기능 약화를 야기한다.

표

주요 자세유지근	구용어	신용어
Sternocleidomastoid	흉쇄유돌근	목빗근
Upper trapezius	상부승모근	위등세모근
Levator scapulae	견갑거근	어깨올림근
Pectoralis major	대흉근	큰가슴근
Deltoid	삼각근	어깨세모근
Latissimus dorsi	광배근	넓은 등근
Erector spinae	척추기립근	척추세움근
Quadratus lumborum	요방형근	허리네모근
Iliopsoas	장요근	엉덩허리근

41. Leon Chaitow. 대한정형도수치료학회 역. 최신근에너지기법 제 3판:서울:군자출판사.2008:53-9

Oblique abdominal m.	복사근	배속빗근
Piriformis	이상근	궁둥구멍근
Adductor longus	장내전근	긴모음근
Adductor magnus	대내전근	큰모음근
Rectus femoris	대퇴직근	넙다리 곧은근
Tensor Fasciae Latae	대퇴근막장근	넙다리근막긴장근
Biceps femoris	대퇴이두근	넙다리 두갈래근
Semitendinosus	반건양근	반힘줄근
Semimembranosus	반막양근	반막근
Gastrocnemius	비복근	장딴지근
Soleus	가자미근	넙치근
Forearm flexors	상완의 굴곡근	아래팔 굽힘근

자세유지근이건 속근이건 간에 침치료는 일반적으로 적용할 수 있다. 침치료는 근육을 이완시키는 방향으로 작용하지만, 약화된 근육에도 사용할 수 있기 때문이다. 전침은 근육을 강화시킬 목적으로 사용하는 경우가 더 많아서 속근에 적용하는 경우가 많다. 이후에 전침으로도 강화가 잘 되지 않는다면 매선을 통해 추가적인 강화를 유도하기도 한다.

근육의 길이와 근력의 상관관계

■ 근육의 길이와 근력의 상관관계

페이지(Page)[42]의 탄력 저항의 원리와 치료적 적용에서는 근육의 길이와 근력의 상관관계를 그래프로 설명하고 있다. 휴지기의 근육길이를 100이라고 가정했을 때, 70에서 110까지의 길이 범위에서는 유효한 수축이 일어난다. 그러나 근육의 길이가 유효범위를 넘어서 늘어나거나 짧아져 있으면 최대의 근력을 발휘하기 어렵다. 따라서 근육의 길이를 정상적인 길이로 유지하는 것이 근력을 유지하는데 중요한 요소이다.

42. Phillip Page, Todd S. Ellenbecker. 탄력 저항의 원리와 치료적 적용:서울:대한미디어.2004:47

근육의 길이와 근력의 상관관계

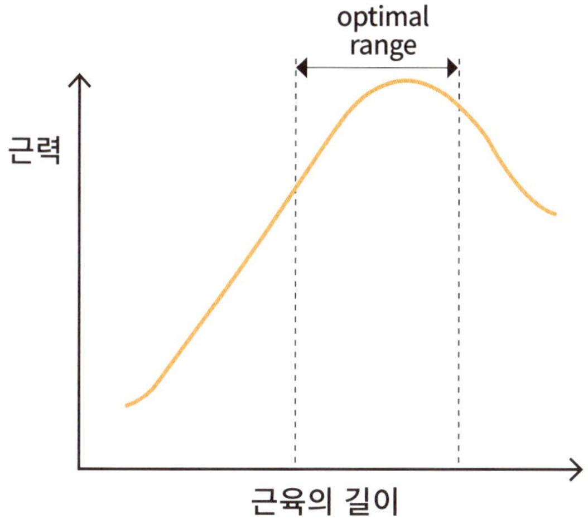

■ 자세와 근육의 길이

단축된 근육은 관절의 가동범위에 제한과 불편감을 유발하는데, 침치료를 통해 적절히 이완시켜 증상을 완화할 수 있다. 이외에 신장되어 약화되는 근육에도 침치료를 적용해 볼 수 있다. 사르만(Sahrmann)[43] 은 자세적으로 특정 근육을 너무 늘려놓는 자세로 오래 지내는 경우에 해당 근육의 길이가 길어진다고 보고하였다. 이를 과신장약화(Over-stretch weakness)라고 하였다. 근육들이 신장된 자세로 장시간이 유지되면 근력이 약화된다는 것이다.

예를 들어, 장기간 침상안정을 하는 환자의 경우에 이불에 의해 발끝과 발등이 눌리면서 족배굴곡근(Dorsiflexion)은 신장되고, 족저굴곡근(Plantar flexion)은 단축이 발생하면서 변형이 이루어진다고 본다. 또 다른 예로, 옆으로 주로 자는 사람에서는 후중둔근(Posterior gluteus medius)이 장기간 신장되어 환자가 서 있을 때 자세성 고관절 내전 및 내회전이나 외관상 다리길이 차이가 발생할 수 있다. 이는 특히 골반이 넓고, 주로 옆으로 자면서 위쪽 다리의 고관절을 굴곡, 내전, 내회전 자세로 잠을 자는 여성에게서 두드러질 것이다.

짧아지거나 늘어진 경우 완전한 근력을 발휘하기 어렵기 때문에 적정한 길이로 근육이 유지 될 수 있도록 치료해야 한다.

43. Shirley A. Sahrmann. 운동손상증후군의 진단과 치료:서울: 정담미디어.2005:40

근육과 관련된 변화와 치료방향의 설정

■ 근육 길이의 조정

넘치는 것은 덜어내고, 부족한 것은 채워서 중용을 찾아가는 것이 건강을 찾아가는 지름길이라면 근육치료에 있어서도 마찬가지다. 근육의 길이가 단축되어 있으면 단축된 근육을 이완하는 자극이 필요할 것이며, 너무 늘어져 있다면 길이를 정상으로 돌아갈 수 있게 만들어주어야 한다.

■ 근력의 강화

근육의 길이가 단축되든 이완되든, 근력은 다소 약해지게 된다. 약해진 근력을 올리기 위해서 근육에 환자가 견딜 수 있는 최대값의 강한 전침 자극을 한다거나 매선자극을 할 수 있다. 게다가 환자가 특정 근육을 강화시킬 수 있는 운동을 한다면 금상첨화일 것이다.

■ 근섬유의 허혈상태

근육 섬유의 허혈성 상태로 근 섬유가 딱딱해지고, 경결점이 생기고, 근막 유착이 생기는 경우에는 자락관법을 통해 강제적으로 순환을 유도할 수 있다.

■ 자극의 종류

특정 근육이 단축, 이완, 약화 또는 허혈성상태의 다양한 상태에 있더라도 침자극은 다양한 매커니즘으로 통증이나 기능저하를 회복하는 데 도움이 될 수 있다. 이완을 주목적으로 할 때는 부항이나 자락관법을 더해본다. 강화자극에 초점을 두어야 할 때는 전침치료나 매선치료로 침치료의 효과를 보충한다.

■ 통증부위와 단축 이완

르윗(Lewit)[44]은 몸의 한쪽 관절이나 근육(군)이 반대측과 불균형 상태에 있을 때, 느슨한 쪽에서 흔히 통증이 발생된다고 하였다. 단축된 쪽에는 이완자극을 주고, 약화가 되어 늘어진 곳에는 강화자극을 동시에 주어 치료적으로 응용한다. 이 때, 통증부위는 주로 더 느슨하고 늘어진쪽에 많다는 점을 염두에 둔다.

원고를 준비하던 2016년에서 몇 년이 흘러가면서 침치료를 바라보는 관점에 몇 가지 변화가 생겼다. 2025년 2판 원고를 준비하는 시점에서 그간 관점이 변해온 것을 뒤돌아 본다.

---

44. Leon Chaitow. 대한정형도수치료학회 역. 최신근에너지기법 제3판:서울:군자출판사.2008:46

2판 쓸 무렵, 생각의 변화

■ 다윗과 골리앗

말콤 글래드웰(Malcolm Gladwell)은 다윗과 골리앗 이라는 책[45]에서 우리가 일반적으로 알고 있는 사실을 다른 관점으로 보는 재미를 일깨운다. 다윗과 골리앗의 이야기는 불가능해 보이는 승리에 대한 비유로 회자되곤 한다. 말콤 글래드웰은 역사적인 사실들을 현대적인 의학지식과 결합하여 이야기를 새롭게 바라볼 수 있는 시각을 가질 수 있도록 안내한다.

원래의 이야기는 간단하다. 키가 2미터가 넘는 거인 골리앗과 일대일 결투를 해야 하는 상황에서 양치기 소년인 다윗이 대결을 자청한다. 널리 알려진 대로 다윗은 양치기의 물맷돌을 정확하게 골리앗의 인당 부분에 맞추었고, 골리앗은 쓰러진다.

하지만, 사실을 자세히 들여다보면 몇 가지 이유로 다윗이 이길 수도 있는 전투였다는 점이 드러난다. 첫째, 고대에는 세 유형의 병사가 있었는데, 말을 탄 기병, 칼과 방패를 든 보병, 사격을 담당하는 궁수 또는 투석병이 있었다. 각 유형은 가위바위보와 같아서 보병은 칼과 갑옷으로 기병과 맞설 수 있었다. 기병은 빠른 말에 타고 있었기 때문에 사격을 피할 수 있었다. 그리고 사격은 보병들에게 치명적이었다. 이러한 역학 관계를 이해하면 물맷돌을 잘 던지는 다윗은 커다란 보병을 이길 수도 있는 것이다. 해볼만한 게임이었던 것이다. 게다가 골리앗이 두꺼운 갑옷(45Kg이 넘었을 것으로 추정됨)으로 무장하고 있었다면, 느리게 움직일 수 밖에 없었을 것이다.

둘째, 골리앗에게도 이상한 점이 있었다. 골리앗은 강하다고 알려졌지만, 방패를 든 시종을 늘 따라다녔다고 기록되어 있다. 현대의료의 관점으로 보면 골리앗의 외양이나 말투로 미루어볼 때 뇌하수체의 악성 종양으로 인한 말단비대증을 추정할 수 있다. 성장호르몬을 과다 생성하여 거구가 된 대신에 말단비대증의 대표증상인 시력 약화를 함께 가졌던 것이다. 그래서 시종이 방패를 들고 안내인 역할을 했었던 것이다. 거구인데다 무거운 갑옷으로 무장하고, 시야까지 흐릿하니 결국 골리앗은 느릿느릿 움직일 수 밖에 없었다. 이처럼 오래부터 내려온 이야기도 새로운 지식을 바탕으로 곱씹어보면 다른 면모를 볼 수 있다.

■ 한국 침치료의 현대사

근육과 침치료에 관해서도 마찬가지다. 한방의료보험이 침을 보장하기 시작한 1980년대 후반부터 침에 대한 경험이 쌓여가기 시작했고, 처음에는 전통적인 방식으로 정경침을 이용해 오다가, 해부학과

45. 말콤 글래드웰. 다윗과 골리앗:김영사:2020

근육에 대한 지식이 늘어가면서 근육학에 기반한 치료가 조금씩 싹트기 시작했다. 김형태원장님, 오승규원장님, 남항우원장님, 최수용원장님, 심우진원장님 등 여러 선각자분들이 한의계를 크게 도약할 수 있게 해주셨다. 그러면서 90년대에는 물리치료사, 정골의사(Doctor of Osteopathy, D.O.), 카이로프랙터, 응용근신경학(Applied Kinesiology) 계열의 책들을 치료에 접목하게 된다. 자세의 문제, 근육의 이완이나 단축, 발통점(Trigger point), 근막(Fascia) 등의 개념들이 한의학의 경락, 경근, 아시혈 개념과 공통분모로 자리잡으면서 침치료의 저변을 넓혀갈 수 있었다. 나 또한 Cyriax 정형의학회, 추나학회, 응용근신경학, 침구학회 등을 통해서 학부 및 수련의 기간동안 비슷한 관점을 학습하게 되었고, 그것이 그대로 숲을 보는 요통치료 초판에 담겨서 근육의 단축, 이완, 약화에 기반하여 치료를 해왔다.

여기에 조직학, 생리학, 유전학, 근골격계초음파 등에 대한 지식이 늘어가면서 근육에 대한 다른 면모를 볼 수 있게 되었다. 예를 들어, 근육 단축은 자세문제와 관련해서 빠질 수 없는 용어이다. 임상적으로도 요통에서 장요근의 단축, 요방형근의 단축 등을 치료에 고려하게 된다. 구글 엔그램 뷰어(Google Ngram viewer)를 통해서 근육 단축(Muscle shortening)의 사용빈도를 살펴보면, 1940년대부터 사용이 되기 시작하여, 1980년대에 폭발적으로 사용이 늘고 최근에는 사용이 줄어들고 있음을 알 수 있다.

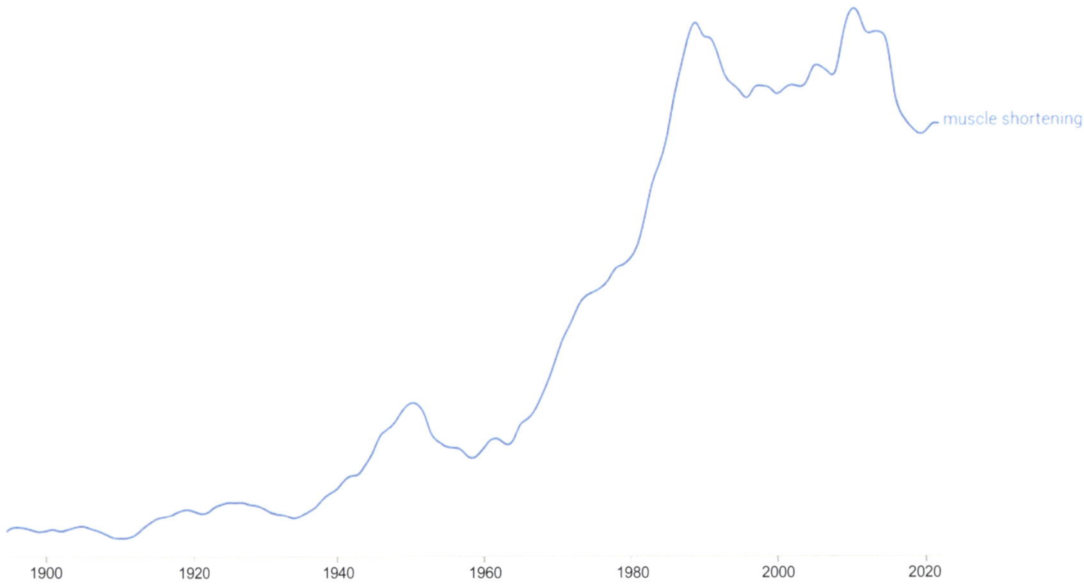

반면, 최근에 더 널리 알려지고 있는 근육위축(Muscle atrophy), 또는 근감소증(Sarcopenia)은 2000년대 후반에 들어서면서 사용빈도가 늘어나고 있다.

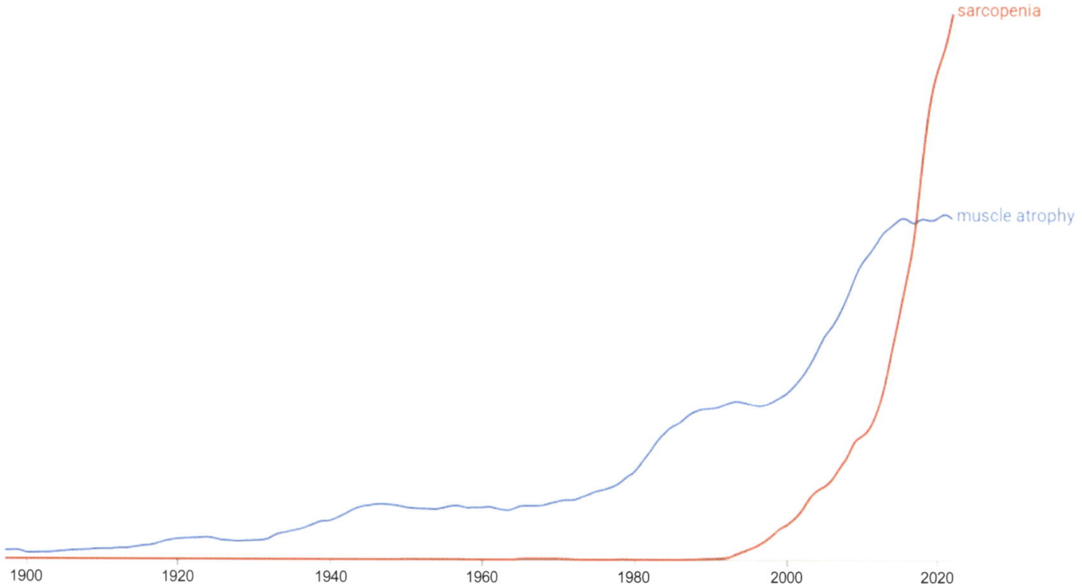

게다가 근육 단축을 평가할 때 주로 사용하는 이학적 검사는 환자마다 유연성이 다르기 때문에 정보를 해석할 때 주의 해야 한다. 예를 들어, 근육유연성을 결정하는 유전자들이 2010년 이후로 밝혀지기 시작하는데, COL5A1, ACTN3, ESR1와 같은 것들이 있다. COL5A1유전자는 연부조직에서 타입V 콜라겐을 바꾸기 때문에 건과 인대의 유연성에 영향을 준다. ACTN3는 근육의 구조와 기능에 영향을 주어 근육 유연성을 결정한다. 마지막으로 ESR1는 에스트로겐 수용체에 영향을 주어 연부조직에서 콜라겐 유연성을 주관한다. 이런 유전자들이 우리에게 알려진 지 20년이 채 되지 않는다는 점을 고려하면, 1990년대에 활동하던 물리치료사들의 책들에 근거한 관점으로는 어떻게 환자를 보았을지 반추해볼 수 있다. 유연한 유전자가 주로 발현되어 가동범위가 넓은 사람에서는 근육 단축을 보지 못했을 것이다. 반면, 유연한 유전자가 발현되지 않은 사람에서는 다수의 근육이 단축되었다고 진단했을 것이다.

■ 초음파 진단

진단용 초음파는 1950년대부터 산부인과 영역에서 사용되기 시작하였다가 70년대에 들어서 연부조직으로 영역을 넓히지만 해상도의 한계를 보였다. 하지만 80년대 이후로 기술이 발달하면서 근골격계질환, 스포츠 의학에 응용되기 시작하고, 90년대 이후로 고해상도 초음파가 가능해지면서 근골격계 임상을 도약시키게 된다. 2000년대 이후로는 해상도가 더 증가하여 건 조직까지 자세히 볼 수 있게 되었고, 시술 보조도구로도 영역을 넓혀서 초음파유도하의 시술을 가능하게 하였다.

초음파를 통해서는 근육을 횡방향, 종방향으로 자세히 관찰하여 근섬유의 배열, 섬유지방성 조직, 혈관분포, 근육이 수축하거나 이완되었을 때의 상태까지 자세히 볼 수 있기 때문에 우리는 사이보그처럼 또 다른 눈을 가지고 근육을 관찰할 수 있는 셈이다.

비양키(Bianchi)와 마르티놀리(Martinoli)는 근골격계 초음파라는 책[46)]에서 초음파를 통해서 근육을 관찰하면 무엇을 볼 수 있는지 다양한 병리상태를 상술하고 있다. 요약하자면 아래 표와 같다.

표

	국문 병리	영문 병리	비고
해부학적 변이	근육 결손, 비정상적인 근육, 부가적인 근육	Muscle agenesis, anomalous, and accessory muscles	대흉근이나 소흉근의 결손, 부가적인 가자미근
	근육신경학적 문제	Neuromuscular disorders	근육내 지방축적, 섬유화, 염증 말초신경병증으로 인한 근육위축
외상성 병변	근건접합부 좌상	Myotendinous strains	근육이 수축하는 동시에 신장될 때 발생
	타박과 열상	Contusion Laceration	국소혈종(Hematoma), 열상
	화골성근염	Myositis ossificans	근육 파열의 합병증으로 낭종, 화골성근염, 석회성근염
염증성 및 허혈성 병변	특발성 염증성 근병변	Idopathic inflammatory myopathies	다발성근염, 피부근염
	괴사성근막염, 농양, 포충증	Pyomyositis, abscess, hydatid disease	근육의 화농성세균감염, 농양, 기생충 감염
	당뇨병성 근육경색	Diabetic muscle infarction	근육내 작은 혈관의 광범위한 혈전으로 인한 경색
종양	혈관종	Hemangioma	주로 허벅지의 큰 근육을 침범
	근내지방종	Deep seated lipoma	근육내에 발생

해부학적으로 특정 근육이 결손되어 있거나 추가적으로 있는 경우는 드물게 나타나지만, 근육내 지방축적, 섬유화, 염증, 위축으로 근육이 기능을 못하는 상태는 매일의 진료에서 아주 흔하게 볼 수 있다. 이런 상황이 90년대 이전의 방식으로는 근육 단축 또는 이완, 약화의 형태로 보이게 될 것이다. 근육이 위축되어 있다면 부피가 줄어들므로 관절을 보호하는 작용을 잘 못하게 되므로 가동범위가 과잉쪽으로 기울게 된다. 이때는 근육이 늘어져 신장된 상태로 보일 것이다. 또한 근육사이에 기름때가 끼고, 뻣뻣해지고, 염증이 생기며, 쪼그라드는 상태에서는 근육의 신장이 적절히 안되므로 단축되어 보인다. 근력을 평가하면 근수축력이 저하되어 있기 때문에 약화된 근육으로 보인다. 급성적인 외상으로

46. S. Bianchi and C. Martinoli. 근골격계초음파:이퍼블릭.2009:45-71

근육에 좌상, 타박, 열상이 있는 경우에는 근연축(Spasm)이 있을 것이므로 근육역시 단축되고 약화된 것으로 오해할 수 있다. 염증성 및 허혈성 병변으로 근육의 염증반응이 있다면 역시 근육이 뻣뻣해 보일 것이므로 과거의 관점으로는 근육 경결로 보였을 것이다. 종양 중에는 지방종이 비교적 임상적 의미가 있을 텐데, 근육 내에 또는 드물게 근육 사이에 지방종이 있다면 역시 근육이 딱딱하고 굳어있다고 보게 될 것이다.

이렇게 초음파로 보이는 다양한 병리들을 과거의 관점으로 보면 근육 단축, 이완, 경결, 그리고 그와 연관된 근력약화로 보게 된다.

■ 근육의 노화

나도, 근육도 늙는다. 노화의 생리와 병리를 공부해서 근육이 어떻게 나이들어가는지 알아가면서, 임상적으로 근육을 판단하는데 도움이 많이 되었다. 30대에 1판을 썼던 나와, 40대에 들어서 2판을 정리하고 있는 내 몸이 어떻게 달라지는지 몸소 느끼는 것도 큰 공부였고, 근육의 자연사에 대한 논문들을 찾아보는 것도 큰 공부였다. 근육의 노화라니 잘 와닿지 않으신다면, 척추의 노화부터 살펴보자.

척추는 어떻게 나이가 들어갈까?

디스크는 종판이 닳아지고 구멍이 뚫리기 시작하며, 수핵에서 불필요한 콜라겐이 증가하거나, 혈관신생이 이루어지고, 침해수용성 신경 연결이 많아진다. 후관절에서는 골극이 생겨서 신경을 누르거나 자극하게 된다. 인대 관점에서는 황색인대가 비후되고, 후종인대는 골화되기도 하는 등으로 불필요하게 공간을 많이 차지하게 되어 신경학적인 이상을 일으킬 수 있다. 척추 주변근육은 위축되며 적절하게 반응하지 못하므로 평형기능이 감소되고 척추를 제대로 지지할 수 없게 된다. 추체도 골극이 형성되거나 골다공증으로 약해져 실패모양으로 주저앉게 된다[47]. 특히 생체역학적으로는 젊을 때의 중년 이후에는 다른 게임을 하게 된다. 젊을 때는 디스크 높이가 충분하여 충격완화를 충분히 해내고 대부분의 부하를 받아주기 때문에 후관절에는 10% 미만의 부하가 실린다. 하지만 중년 이후가 되면서 디스크 높이가 낮아지면, 오래써서 쿠션감이 전혀없는 베개처럼 충격을 흡수하지 못하므로 후관절에 약 40%의 부하가 실려서 노화를 가속화하게 된다[48].

골다공증 역시 소리없이 우리를 구부정하게 만드는데, 뼈가 약해지고 척추의 만곡이 바뀌게 되어 꼬

47. Benoist M. Natural history of the aging spine. Eur Spine J. 2003;12 Suppl 2(Suppl 2):S86-S89. doi:10.1007/s00586-003-0593-0

48. Papadakis M, Sapkas G, Papadopoulos EC, Katonis P. Pathophysiology and biomechanics of the aging spine. Open Orthop J. 2011;5:335-342. doi:10.2174/1874325001105010335

부랑 할머니가 되게 만든다[49].

근육은 어떻게 나이가 들어갈까?

근육은 나이가 들면서 근육의 두께, 근력, 기능 등이 모두 감소한다.

- 근육의 두께와 근력이 감소한다[50].
- 근섬유는 위축된다. 제 2형 섬유(빠른 섬유)의 위축이 두드러진다[51].
- 줄기세포의 기능저하와 재생능력이 저하된다.
- 신경근접합부의 퇴행으로 근육내에 신호전달이 저하된다. 근육수축의 효율이 떨어진다[52].
- 면역학적으로 만성적인 염증상태로 근육이 질적으로 저하된다.
- 근육내 미토콘드리아의 기능이 저하되어 산화스트레스를 견디는 능력이 떨어진다[53].
- 운동으로 인한 산도증가를 조절하거나, 회복하는 능력이 줄어들어 근지구력, 회복력이 저하된다[54].
- 근육 주변 지방세포의 재배치가 일어나 범퍼로 작용 해줄 수 있는 근육과 근막사이의 지방은 줄어들고, 근육의 유연성과 근력에 악영향을 주는 근육내의 지방이 늘어난다. 그로인해 근육은 뻣뻣해지고, 유산소능력은 떨어지며, 손상에 취약해진다[55].
- 근육내 섬유화는 골격근 내에 콜라겐을 위주로 한 세포외기질(ECM)이 증가하는 것으로 근감소증과 긴밀히 연관되어 있다[56].

49. Bono CM, Einhorn TA. Overview of osteoporosis: pathophysiology and determinants of bone strength. Eur Spine J. 2003;12 Suppl 2(Suppl 2):S90-S96. doi:10.1007/s00586-003-0603-2

50. Volpi E, Nazemi R, Fujita S. Muscle tissue changes with aging. Curr Opin Clin Nutr Metab Care. 2004;7(4):405-410. doi:10.1097/01.mco.0000134362.76653.b2

51. Kedlian VR, Wang Y, Liu T, et al. Human skeletal muscle aging atlas. Nat Aging. 2024;4(5):727-744. doi:10.1038/s43587-024-00613-3

52. Gustafsson T, Ulfhake B. Sarcopenia: What Is the Origin of This Aging-Induced Disorder?. Front Genet. 2021;12:688526. Published 2021 Jul 2. doi:10.3389/fgene.2021.688526

53. Gomes MJ, Martinez PF, Pagan LU, et al. Skeletal muscle aging: influence of oxidative stress and physical exercise. Oncotarget. 2017;8(12):20428-20440. doi:10.18632/oncotarget.14670

54. Siparsky PN, Kirkendall DT, Garrett WE Jr. Muscle changes in aging: understanding sarcopenia. Sports Health. 2014;6(1):36-40. doi:10.1177/1941738113502296

55. Henin G, Loumaye A, Leclercq IA, Lanthier N. Myosteatosis: Diagnosis, pathophysiology and consequences in metabolic dysfunction-associated steatotic liver disease. JHEP Rep. 2023;6(2):100963. Published 2023 Nov 14. doi:10.1016/j.jhepr.2023.100963

56. Lenchik L, Mazzoli V, Cawthon PM, Hepple RT, Boutin RD. Muscle Steatosis and Fibrosis in Older Adults, From the AJR Special Series on Imaging of Fibrosis. AJR Am J Roentgenol. 2024;222(5):e2329742. doi:10.2214/AJR.23.29742

여러가지를 논문들을 파고드느라 복잡해졌지만, 결론을 몇가지 핵심어로 정리하자면, 위축, 섬유화, 지방축적에 밑줄을 칠 수 있다.

과거의 관점으로 다시 근육의 자연사를 보자면, 근육의 단축으로 표현되는 유연성 저하는 섬유화 또는 지방축적과 긴밀하게 연결되어 있다. 한편, 근력저하는 근육 위축의 결과일 수 있다.

한국 침치료의 근현대사, 초음파진단, 근육의 노화에 대해서 알게된 사실들을 기반으로 과거의 관점으로 근육 단축에 해당하는 상황을 요약해본다.

표

급성	연축 Spasm	디스크의 돌출이나 섬유륜의 미세균열, 후관절의 부종, 천장인대의 염좌 등에 의해 보호적으로 근육이 연축하는 경우
	좌상 Strain	근육이 수축하는 동시에 원심성으로 신장되는 상황에서 급성적으로 근섬유에 미세 손상이 온 경우
만성	섬유화 Fibrosis	근섬유들이 콜라겐을 포함한 섬유조직과 세포외 기질로 대체되어 뻣뻣해짐.
	지방축적 Fatty infiltration	근섬유내 지방이 많아지면서 근육의 유연성이 떨어지고 근력도 떨어짐

또한 근력저하를 가져올 수 있는 상황들도 요약하였다.

표

급성	연축 Spasm	근육의 연축으로 대뇌운동피질에서 하행성 신호가 작동하지 않음
	좌상 Strain	근육섬유 수축이 통증을 유발할 수 있으므로 근력을 발휘할 수 없음(Muscle guarding)
만성	위축 Atrophy	근섬유의 크기와 수가 감소하여 수축력을 발휘할 수 없음
	섬유화 Fibrosis	근섬유내 섬유조직과 세포외 기질로 대체되어 근육의 수축력이 발현되기 어려움
	지방축적 Fatty infiltration	근섬유내 지방이 많아지면서 근육의 유연성이 떨어지고 근력도 떨어짐
	탈신경 Denervation	근신경접합부(Neuromuscular junction)의 퇴행으로 운동신호의 전달이 제대로 이루어지지 않음

척추연구에 평생을 바친 니콜라이 복듁(Nikolai Bogduk)의 책[57]에서는 기술의 발전과 증거의 관계에 대한 대략적인 그래프를 볼 수 있다.

57. Nikolai Bogduk. Clinical and Radiological Anatomy of the Lumbar Spine. 6th Edi:Elsevier.2023;199

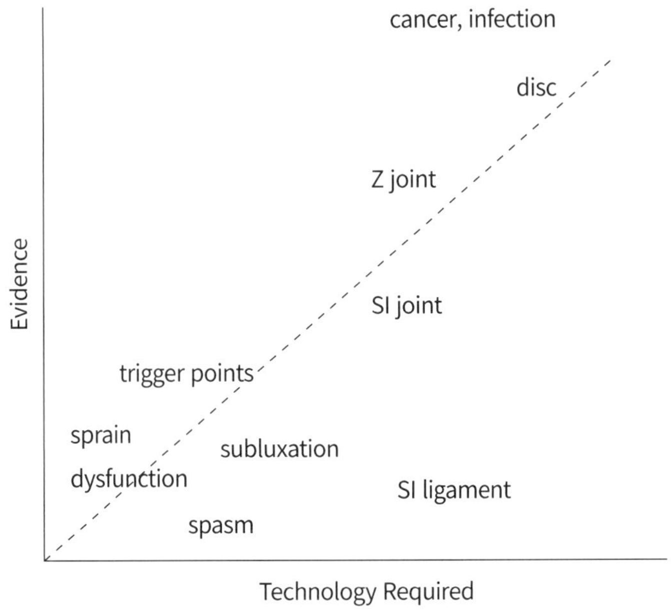

진단에 사용되는 기술 수준이 낮을 때는 염좌, 기능저하, 근육연축, 아탈구, 발통점 등의 용어를 주로 사용하게 되지만, 기술이 발달함에 따라서 천장관절, 후관절, 디스크, 암, 감염 등의 상태를 진단할 수 있게 된다.

1990년대와 2000년대의 한의학이 주로 낮은 기술수준과 그에 상응하는 용어까지 우리를 데려왔다면, 2025년을 사는 우리는 고배율현미경으로 세포레벨까지, 초음파를 통해 근섬유나 건조직까지, MRI를 통해서 디스크까지, fMRI를 통해서 우리의 뇌까지를 살펴볼 수 있게 되었다. 그에 발맞추어 우리의 사고 체계를 최신화할 필요가 있다.

■ 초판 저술 이후 바뀐 점

1. 요방형근을 포함한 단축된 근육에도 침, 자침을 함께 사용한다.

기존의 근육 길이에 관한 관점대로라면 요방형근은 주로 단축되므로 침을 통해 이완하거나, 허혈성 변화가 있는 경우에는 자락관법을 사용한다. 하지만 근육의 자연사라는 렌즈를 끼고 바라보면 요방형근이나 둔근에서 근육의 노화로 인해서 근육 섬유의 위축, 근막 및 연부조직의 섬유화, 지방침착 등이 일어날 수 있다. 이것이 뻣뻣한 근육, 근육의 압통으로 나타난다면 혈류개선을 위해 침과 전침을 사용하지 않을 이유가 없다. 최근에는 둔근, 요방형근, 후관절 주변의 다열근 등에 전침을 더 적극적으로 사용하고 있다.

2. 건, 인대 주변에 침을 여러개 놓는 산자법을 사용한다.

한국에서 진료할 때는 필요한 경우 약침, 매선 등을 사용하여 자극의 종류를 바꾸거나 강도를 높일 수 있었으나, 현재 진료중인 미국 버지니아 주에서는 허용되지 않는다. 단지 침과 부항으로 승부를 보아야 하는 상황인 것이므로, 공중보건의 선생님들의 진료환경과 크게 다르지 않을 것으로 생각한다. 자극량을 키우고 싶어도 침 밖에 없기 때문에 침의 개수를 늘리거나 제삽, 염전 등의 수기자극을 추가하고 있다. 대표적인 예로, 극상근 건 주변에 침을 6-10개까지 놓는다거나, 후관절 주변에 침을 2-4개 정도, 천장관절에 침을 6-10개 정도 놓고 전침을 추가하고 있다. 이렇게 침의 개수를 늘리면 국소적으로 치료자극의 양을 늘릴 수 있으므로 약침이나 매선과 유사한 효과를 노려볼 수 있다. 동시에 국소자극이 늘어난다는 것은 단기간 동안 국소부종이나 뻐근한 느낌을 더 일으킬 수도 있다. 따라서, 침 개수를 늘리기 전에는 환자에게 치료 후 뻐근함을 느낄 수 있으니 괜찮은지 동의를 구하고 진행한다.

3. 연령과 신체 상태를 고려해서 예후를 조금 더 여유있게 잡기 시작한다.

노화는 우리 몸에 다양한 변화를 가져온다. 근육에서는 근육세포의 수와 크기가 줄이드는 대신에 길기고 섬유화된 조직으로 대체되거나 지방침윤이 일어나게 된다[58]. 게다가 신경의 근육발화효율이 저하되고, 운동신경의 수가 감소하며, 신경의 재생능력이 떨어져 신경과 근육의 상호작용도 저하된다. 그 결과 근육이 적절한 강도로, 적절한 시점에 발화하거나, 지구력있게 수축하지 못하게 된다.

그러므로 예후를 잡을 때 근육의 위축이 심하거나, 근섬유의 조직이 섬유화된 경우에는 예후를 3배 이상으로 길게 잡기도 한다. 때로는 목표를 치료보다는 유지관리로 잡는 것이 더 현실적일 때도 있다.

58. Elena Volpi, Reza Nazemi, and Satoshi Fujita.Muscle tissue changes with aging.Curr Opin Clin Nutr Metab Care. 2004 Jul; 7(4): 405–410. doi: 10.1097/01.mco.0000134362.76653.b2

6 앙와위에서의 치료

앙와위에서의 침치료

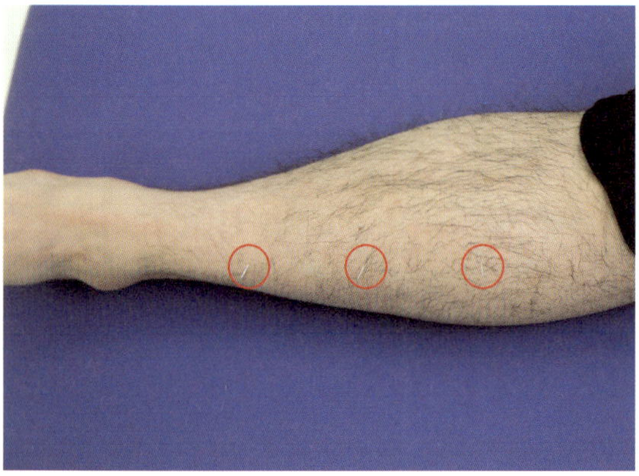

[그림73] 앙와위에서 좌측 정강이의 치료점

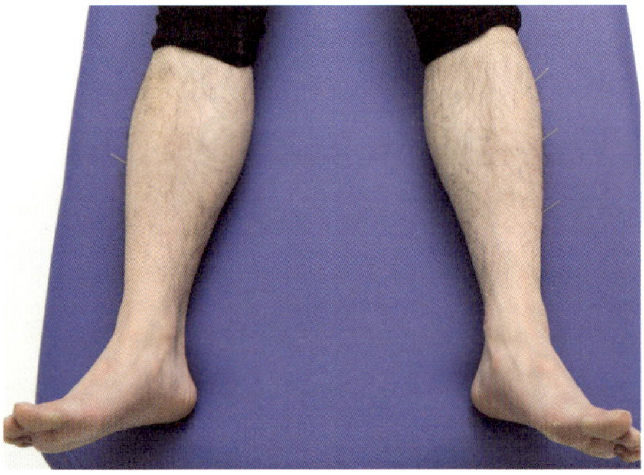

[그림74] 앙와위에서 좌측 장요근 기능저하의 침치료

■ 침치료

문진과 이학적 검사를 통해 예후를 설명하고, 치료방향을 잡았다. 장요근의 단축이나 심한 압통, 근력약화의 징후로 장요근의 기능을 살펴 본 뒤에, 장요근의 문제가 확인되는 경우 앙와위에서 하지부에 침치료를 통해 장요근을 먼저 바로잡는다. 장요근의 단축, 경결, 압통이 있는 쪽의 하지에서 족양명위경상의 압통점을 탐지하여 0.20mm x 30mm 침을 약 1cm 깊이로 3개 자입하고, 반대측에는 가장 심한 압통점에 1~2개 자입한다.

■ 양측 자극

장시간의 좌식생활이나 운전을 하는 직업군에서 양측성의 장요근 압통 및 경결이 나타나는 경우에는 양측에 3개씩 자입할 수도 있다. 초진에서 양측 장요근에 모두 문제가 있는 것으로 보이더라도, 며칠 간의 치료가 진행되면 편측의 문제가 더 드러나는 경우가 많다.

■ 바로 눕기 불편한 경우

요통이 심한 경우나 요추부의 과전만 및 골반대의 전방경사가 심한 경우에는 앙와위에서 다리를 뻗고 눕는 것도 통증을 유발하므로, 무릎을 세워올려야 겨우 바로 누울 수 있다. 이 때에는 SOT블록을 대전자 선 아래에 적용하여 골반의 전방경사를 교정해주어서 앙와위로 바로 누울 수 있도록 도와줄 수 있다.

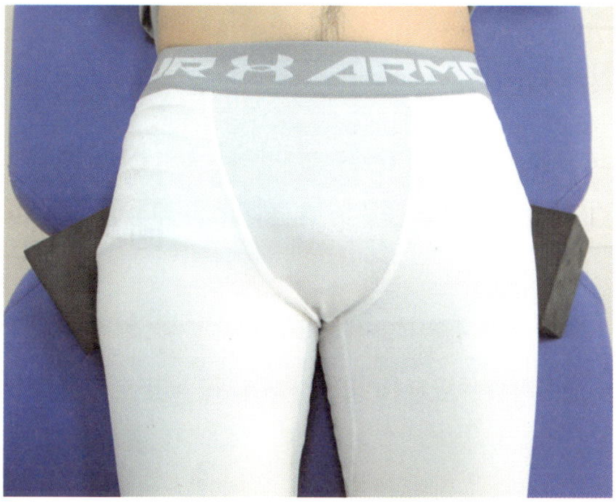

[그림75] SOT 블록 앙와위

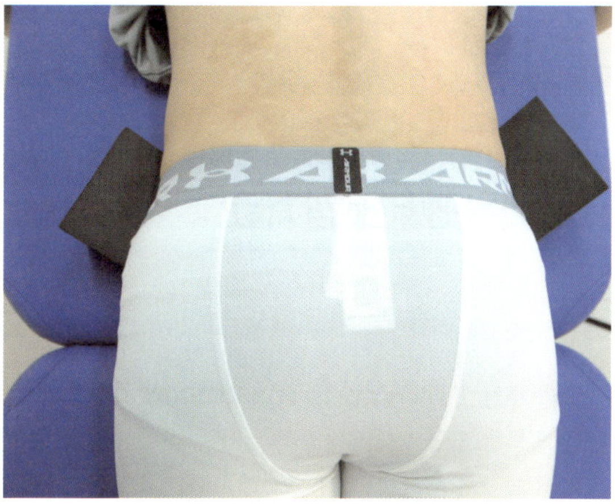

[그림76] SOT 블록 복와위

참고 SOT블록의 이용

SOT블록이란

SOT블록은 가로 20cm, 세로 10cm, 높이 10cm의 블록을 대각선방향으로 잘라 만든 삼각기둥 한 쌍이다. 재질은 목재로 틀을 짜서 충격완화를 위해 스펀지를 덧대어 인조가죽으로 감싼 고급형과, EVA스펀지를 규격에 맞게 잘라 놓은 일반형이 있다. 기능에는 차이가 없으니 취향에 맞는 제품을 이용하면 된다. 간혹 진료 여건상 블록이 없는 경우라면 수건 2장을 각각 둥글게 말아 사용할 수도 있다.

복와위에서 사용

천추에서 요추까지 압박해보는 검사에서 천골기저부, 하부요추에서 심한 불안정성이 확인된다. 압박 시 환자는 시큰한 느낌이나, 두드려 볼 때 울리는 통증을 호소한다. 둔근 근력검사에서 발목을 들어올려 검사자세를 취하기만 해도 통증이 유발된다. 위에서 나열한 경우에서는 엎드려 침을 맞고 난 뒤에, 통증이 악화될 우려가 있으므로 SOT블록으로 예방적 조치를 할 필요가 있다.

대표적인 예로 척추분리증, 척추전방전위증에서는 요추부의 안정성이 저하되어 있어서 등받이가 없는 의자에 오래 앉지 못하는 등의 증상이 있다. 이러한 환자는 복와위 침치료에서 SOT블록의 도움을 받을 수 있다.

복와위에서 침치료 및 물리치료를 시행하면, 약 30분을 엎드려 있게 된다. 이때 골반의 전방경사 및 불안정성이 심해져 통증을 유발 할 수 있으므로 침치료 자세를 측와위로 잡는 것도 좋다. 그래도 복와위에서의 침치료가 필요한 경우에는 SOT 블록을 전상장골극 아래에 사용하여 골반의 전방경사 및 불안정성을 보완해 줄 수 있다.

블록 넣는 방법

복와위에서 환자가 힘을 빼고 엎드려 있게 한 뒤, 한의사가 환자의 전상장골극을 감싸쥐고 올려서 아래에 블록을 넣어 골반대를 고정한다. 환자가 블록의 높이가 너무 낮아서 반응을 못 느끼면 높이가 높아지도록 조금 더 깊이 넣어 고정한다. 환자가 너무 높아서 불편해 한다면 조금 더 빼줘서 높이를 낮춰주는 방향으로 조절한다. 블록을 넣어준 뒤에는 환자에게 "그냥 엎드리고 있을 때보다 더 편하신지요"라고 물어 환자의 반응을 확인한다.

앙와위에서의 사용

앙와위에서도 SOT블록이 유용할 수 있는데, 골반의 전방경사가 심한 경우에는 앙와위에서 다리를 뻗고 눕는 것 자체가 불편하고, 심하면 통증을 유발하기도 한다. 무릎을 세우고 있는 자세를 취하게 되는데, 이 자세에서는 정강이 부위에 침을 놓기가 불안하다. SOT블록을 대전자 선에 놓아주면, 무릎을 쭉 펴도 골반에서의 불편감과 통증이 줄어들게 되므로 앙와위에서의 침치료를 무리없이 진행할 수 있다.

Q & A 침을 앞, 뒤로 모두 놓아야 하나요?

숲을 보는 요통치료에서는 골반대와 요추를 지지하는 큰 틀을 잡기위해서 먼저 앙와위에서 4~5개의 침을 정강이 부위의 족양명위경과 연장선상에 놓고 나서 5분 가량 운동을 시킨다. 이후 엎드린 자세에서 등, 허리, 하지에 대한 침치료를 이어서 시행한다. 치료지침 대로라면 환자 1명당 침을 2번씩 놓게 된다. 하지만 침치료에 시간적 여유가 없거나, 인체 전면부에서 골반대와 요추부를 지지하는 장요근에 단축, 긴장, 압통 등의 문제가 눈에 띄지 않는다면 복와위에서의 침치료만으로 치료해도 좋다. 실제로는 복와위의 치료만 진행하는 경우가 절반을 넘는다.

복와위에서의 침치료에 반응이 있다가도 어느 시점에서는 치료효과의 체감한계가 오기도 한다. 4~5회의 침치료를 진행했는데, 통증이 어느 선에서 더이상 좋아지지 않거나, 초반 통증에 비해 20~30% 정도가 남아서 치료의 추가적인 진전이 없는 때가 오는 것이다. 그 때는 장요근을 포함하여 앙와위에서의 진단과 치료를 고려해야 할 필요가 있다.

앙와위에서 장요근에 대한 침치료를 진행하는 경우라면 5~6회의 침치료로 장요근의 단축, 경결, 압통 및 좌우비대칭이 해결되어 유지된다. 물론, 환자가 적극적으로 배꼽엘리베이터 운동에 잘 협조하면 반응이 더 좋다.

배꼽 엘리베이터 운동

■ 척추중립자세에서 호흡하기운동

엘리 허먼(Ellie Herman)[59]은 필라테스 매트운동에서 첫 운동으로 필라테스식 흉식호흡을 익히고, 심부복근 및 골반저근육의 인지를 향상시키기 위한 운동을 제시하고 있다.

척추중립 자세에서 호흡하기(Breathing with neutral spine)라는 운동으로 누워서 무릎을 구부리고, 발을 양쪽 좌골 너비로 벌려 바닥에 평평하게 붙인다. 팔을 옆으로 내려둔다. 숨을 들이쉴 때, 등상부쪽으로 숨을 깊게 들이쉬며 흉곽을 아코디언처럼 옆으로 편다. 숨을 내쉴 때는 골반 하부를 배꼽쪽으로 들어올리며 배꼽을 등쪽으로 당긴다. 이때, 움직임을 인지하기 쉽도록 가상의 이미지를 떠올려 보도록 하고 있다.

59. Ellie Herman. 엘리허먼의 필라테스 매트 운동:서울:대한미디어,2008:41.

배꼽에 하나, 배꼽 바로 아래쪽의 척추에 하나, 생식기와 항문 사이의 회음부에 하나, 이렇게 세 개의 자석이 있다. 숨을 내쉴 때는 이들 3개의 자석이 서로 끌어당긴다고 상상한다. 위의 운동을 제대로 수행한다면 횡격막을 포함한 호흡근육을 활성화할 수 있다. 게다가 복부의 가장 심층에 있는 복횡근과 골반저근육을 함께 가동화시켜 코어 전체를 되살릴 수 있는 좋은 운동이다. 생체역학에 따르면 코어의 활성이 부족할 수록 장요근이나 요방형근의 부하가 늘면서 보상적으로 과하게 수축한다. 배꼽 엘리베이터 운동을 통해 코어근육을 다시 활성화하면서 장요근 및 요방형근의 과긴장이 줄어가는 것을 볼 수 있는 것이다.

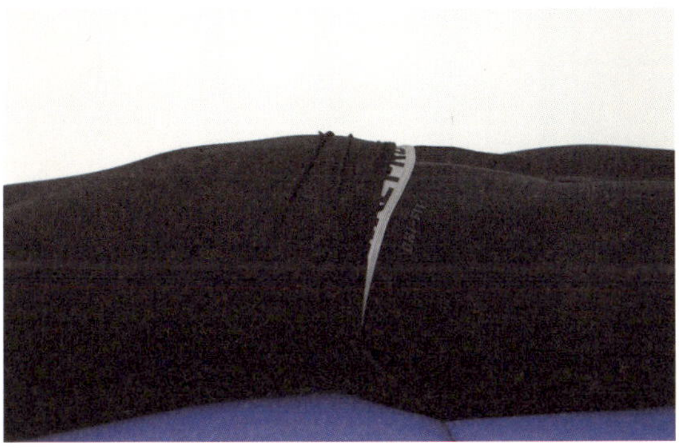

[그림77] 배꼽 엘리베이터 운동1(배꼽 내밀기)

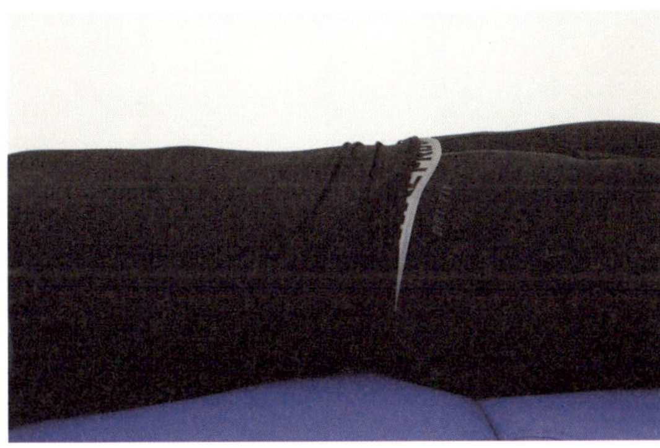

[그림78] 배꼽 엘리베이터 운동2(배꼽 내려붙이기)

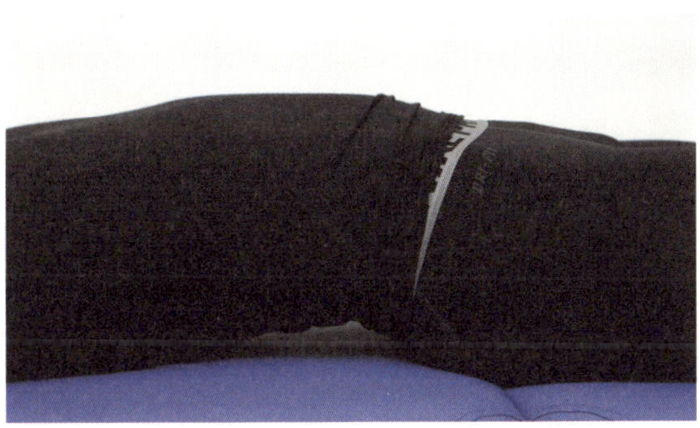

[그림79] 배꼽 엘리베이터 운동에서 요추의 과전만을 유도하는 오류

■ 배꼽 엘리베이터 운동

현실에서는 어떨까? 환자에게 위의 운동을 그대로 설명하고 적용하는 것은 쉽지 않은 일이다. 골반저 근육까지 이미지화 하도록 하면 좋겠지만, 요통을 치료하는 입장에서는 호흡으로 횡격막을 가동화하고, 복횡근의 인지와 운동만 더해져도 좋은 효과가 있을 것으로 보았다. 운동을 설명하는 이미지에서 골반에 있는 자석 하나만 슬쩍 빼보았다. 배꼽에 자석하나, 배꼽 바로 아래 척추에 하나가 남는다. 배꼽과 등에 자석으로 설명을 하니, 환자들이 자꾸 요추 전만을 과장하면서 허리를 들어올리는 때가 있었다(그림77). 등은 바닥에 붙여 놓도록 하고, 배꼽에 이미지를 집중하도록 상하운동을 반복하는 엘

리베이터의 이미지를 적용해 보았다. 약간 응용하여 5초 정도 근육의 이완 및 수축지점에서 멈추어서 저항을 더해 보았다. 그런 과정을 거쳐 간략한 이미지를 만들어 "배꼽 엘리베이터"라는 운동으로 이름을 붙여 진료에 응용하고 있다.

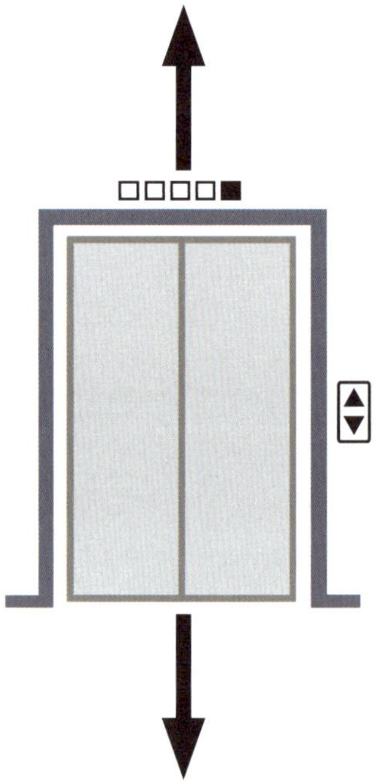

■ 환자에게 설명하기

"이쪽에 침을 놓으면 골반을 앞에서 잡아주는 근육의 균형을 잡아줄 수가 있어요. 거기에 운동까지 해주면 가속도가 붙겠지요. 배꼽을 엘리베이터라고 상상하고 풍선 부풀리듯 올려서 꼭대기 층까지 올려서 5초간 버티시고, 반대로 등에 짝 붙여서 지하까지 들어간다고 상상해보세요. 아래에서 5초간 다시 버티세요. 호흡은 배꼽 움직임에 상관없이 가슴으로 하셔야 해요."라고 초진환자에게 운동을 설명해 가면서 곁에서 운동의 수행을 도와준다. 수차례 반복하면서 도와준 뒤, 근복부나 서혜부에서 다시 장요근을 촉진해 보면 변화를 관찰해 볼 수 있다.

실전멘트

"이쪽에 침을 놓으면 골반을 앞에서 잡아주는 근육의 균형을 잡아줄 수가 있어요. 거기에 운동까지 해주면 가속도가 붙겠지요. 배꼽을 엘리베이터라고 상상하고 풍선 부풀리듯 올려서 꼭대기 층까지 올려서 5초간 버티시고, 반대로 등에 짝 붙여서 지하까지 들어간다고 상상해보세요. 아래에서 5초간 다시 버티세요. 호흡은 배꼽 움직임에 상관없이 가슴으로 하셔야 해요."

운동에 대한 환자의 반응

■ 배구공처럼 솟아오르는 경우

배꼽을 밀어올릴 때, 배가 전체적으로 올라오는 것이 아니라 배구공처럼 배꼽 주변만 봉긋하게 솟아오르는 경우가 있다. 이러한 경우는 코어 근육이 많이 약해지고 복벽이 느슨해진 것으로 추측할 수 있다. 복부의 코어근육은 심층부터 복횡근의 가로방향섬유, 복사근의 사선방향섬유, 복직근의 수직방향섬유가 겹겹이 배를 감싸고 있다. 전체적으로 복횡근, 복사근, 복직근의 섬유가 심하게 약화되어 늘어져 있다면, 배를 밀어올렸을 때 압력이 골반과 흉곽으로 전해지기 전에 배꼽 주변을 밀어내기 때문이다.

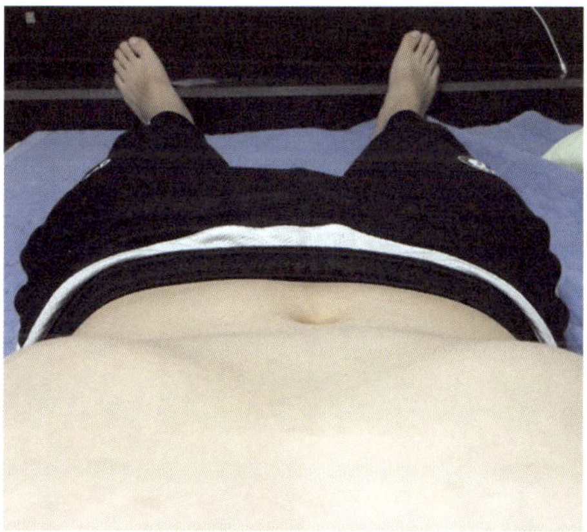

[그림80] **배구공처럼 솟아오르는 경우1**

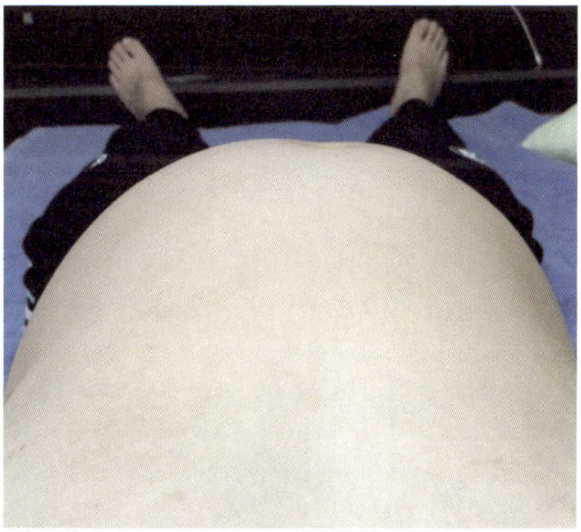

[그림81] **배구공처럼 솟아오르는 경우2**

■ 충분히 끌어당기지 못하는 경우

배꼽을 등쪽으로 충분히 끌어당기지 못한다면(즉, 배꼽엘리베이터가 지하 층으로 충분히 내려가지 못한다면) 복횡근의 기능이 심하게 제한된 것이다. 정상적으로 복횡근이 수축한다면 배꼽을 끌어당겼을 때, 늑골하연보다 아래로 내려갈 수 있어야 한다. 환자는 배꼽에 힘을 주어 아래로 당겼다고 하는데도, 배꼽이 늑골하연보다 아래로 내려가지 못한다면 복횡근의 기능을 더 주의깊게 살펴보면서 강화시켜야 한다.

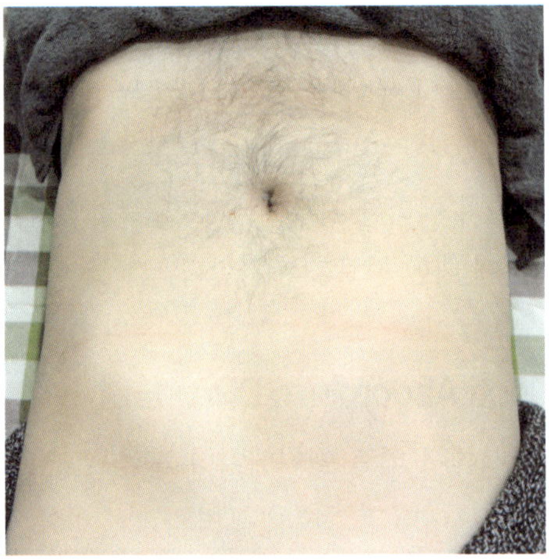

[그림82] 충분히 끌어당기지 못하는 경우

■ 좌우 비대칭인 경우

배꼽엘리베이터 운동을 시행하면서, 배를 내밀어서 엘리베이터가 최상층으로 올라왔을 때 좌우의 비대칭이 나타나는 경우에는 편측의 외복사근, 내복사근의 약화를 고려한다. 이는 자세적인 회전변형, 좌우의 근력차이로 인해 편측의 코어근육군이 느슨해지는 것으로, 복사근의 약화가 있는 쪽의 늑골하연이 더 돌출되어 있는 때가 많다. 치료적으로는 편측 흉근의 단축이나, 장요근, 둔근, 기립근의 대칭을 잘 살펴서 좌우의 대칭을 교정하는 방향으로 계획한다.

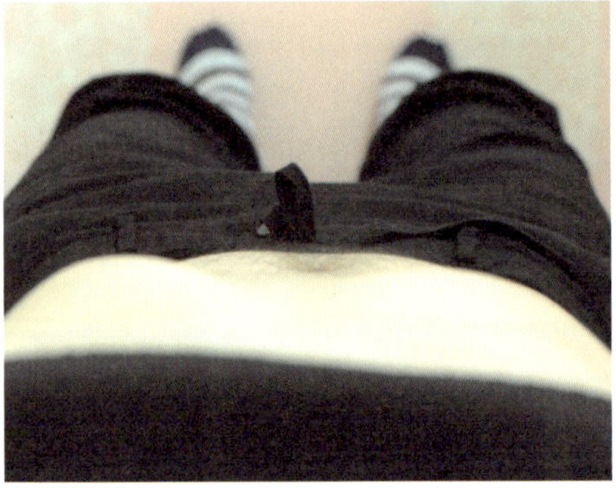

[그림83] 좌우 비대칭인 경우1

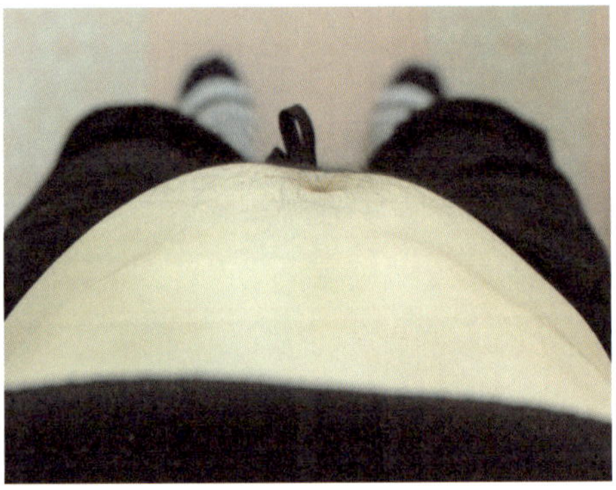

[그림84] 좌우 비대칭인 경우2

■ 호흡과 간섭되는 경우

배꼽을 밀어올리거나 등쪽으로 끌어당긴 뒤에 5초 정도를 유지하면서 흉식 호흡을 잘 하고 있는지를 관찰한다. 호흡할 때마다 배꼽이 따라올라온다면, 호흡기능 부전이 있는 것이다. 횡격막의 기능저하나 구부정한 어깨로 인해 저하된 흉곽의 움직임이 복횡근의 독립적인 운동에 방해가 되는 것이다.

■ 등이 결리는 경우

간혹 배꼽 엘리베이터운동을 시켰더니 등이 결린다고 말하는 환자들이 있다. 이는 복횡근을 비롯한 코어의 인지와 수축이 자연스럽지 않아서 횡격막과 호흡보조근을 과도하게 사용하면서 흉요추연접부와 하부흉추에 자극이 가는 경우이며 이러한 경우에는 호흡을 가볍게 자주하도록해서 운동의 난이도를 낮추거나 흉추와 흉요추연접부에 대한 치료를 추가한다.

■ 복직근이개(Diastasis Recti Abdominis, DRA) 증례

급성 요통으로 내원한 68세 남성에서 배꼽 엘리베이터 훈련을 시키다가 눈에 띄는 복부모양을 관찰하게 되어 공유하고자 한다. 복직근이개로 인해서 복벽의 정중선이 약해져 중앙부가 볼록하게 튀어나오는 형태를 보인다. 복직근 이개는 주로 출산 경험이 많은 여성에서 많이 발생한다고 하지만 복벽이 느슨해지는 다양한 경우에 나타날 수 있으며 연구에 따라서는 요통, 골반기능 저하, 배변문제 등과 연관이 있다고 보는 경우도 있다. 복벽이 느슨해져서 복압을 올리는 데 문제가 있을 수 있지만 복근을 차근차근 강화시키는 방법이 가장 현실적이다.

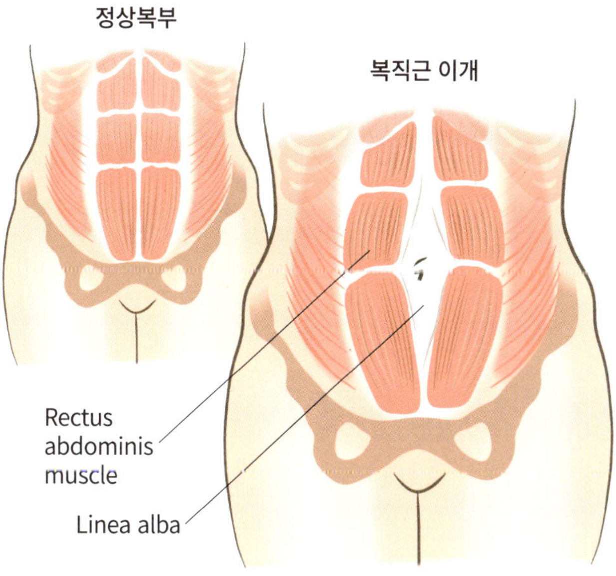

[그림85]

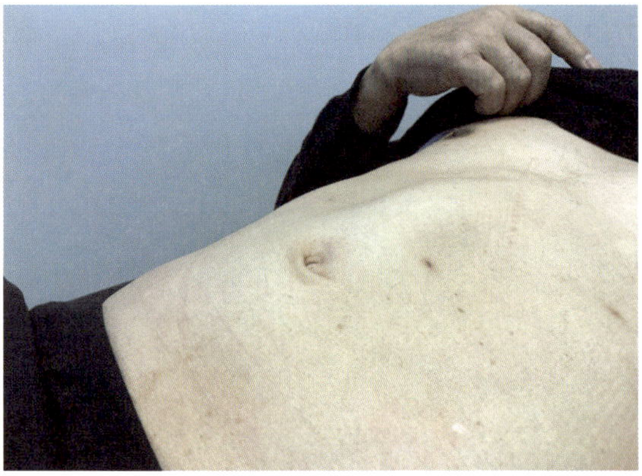

[그림86]

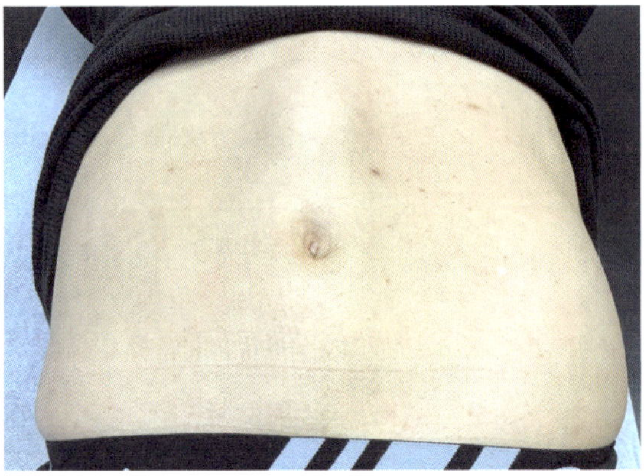

[그림87]

배꼽 엘리베이터 운동에서 난이도 늘려가기

배꼽 엘리베이터 운동의 목적은 복횡근을 중심으로 한 코어근육을 인지하고, 이를 훈련하는 것이다. 배꼽을 밀어올려 복횡근의 섬유를 늘림으로서 근육 인지를 촉발하고, 배꼽을 등에 당겨 붙여 시간을 늘려가면서 저항을 올려 훈련을 시키는 것이다. 초기에 배꼽을 밀어올려서 5초, 당겨붙여서 5초의 리듬으로 운동을 시작해서 환자가 익숙해지면 배꼽을 당겨붙이는 시간을 10초, 15초, 20초, 30초, 1분까지 늘려가면서 훈련의 강도를 높인다.

■ 숙제 내주기

다음 치료 때까지 환자에게 숙제로 배꼽 붙이는 시간을 목표로 설정해 주고 연습해오도록 한다. 누워서, 서서, 앉아서 등등 어느 자세에서나 할 수 있는 운동이니 택시기사도, 학생도, 주부도 할 수 있는 운동이다. 택시기사라면 신호대기 할 때마다 빨간 불이 켜있는 동안은 배꼽을 등에 붙이도록 한다거나, 학생이라면 책장을 넘길 때마다 배꼽을 등에 붙인 상태를 짧게 짧게라도 유지할 수 있게 지시할 수 있다. 하지만 택시기사와 학생들이 한의사의 지시에 무관심 하더라도 실망할 필요는 없다. 환자는 환자다.

■ 배꼽 엘리베이터에서 배꼽 등에 붙이기로 진행

30초 이상 배꼽을 등에 붙여서 유지할 수 있다면, 복횡근의 인지는 어느 정도 이루어지고 있다고 볼 수 있으므로 배꼽을 밀어올리는 동작은 건너뛰어도 무방하다. 30초 이상이 된다면 일상생활 중에 생각이 날 때마다 몸을 바로 세우고 배꼽을 등에 붙이는 동작을 자주 수행하도록 한다.

배꼽 엘리베이터운동이 잘 안될 때 필살기

■ 필살기가 필요할 때

배꼽 엘리베이터 운동을 알려주고 환자가 실제로 어떻게 수행하는지 옆에서 지켜보면, 머리로는 이해했으나 몸으로 이를 전혀 수행해 내지 못하는 경우들이 있다. 배꼽을 상하로 움직이는 폭이 현저하게 좁아서 늑골하연 이하로 배꼽이 내려가지 못하는 경우에는 한의사의 손으로 움직임의 인지와 수행을 도와줄 수 있다.

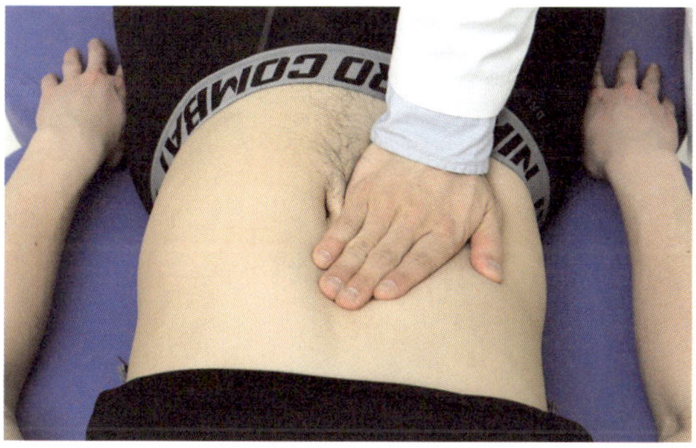

[그림88] **장요근 이완의 필살기**

■ 방법

장요근 기능이 저하된 쪽의 천추혈 부위에 한의사의 손바닥을 대고, 배꼽을 위로 밀어올릴 때, 손바닥 전체로 밀어서 저항을 준다. 즉, 저항을 이겨내고 배를 밀어올리도록 하는 것이다. 배꼽을 등에 붙일 때는 한의사의 손으로 따라 밀고 들어가면서 도와준다. 배꼽을 밀어올릴 때는 가볍게 저항을 주고, 등으로 붙일 때는 따라 들어가서 움직임의 폭을 만들어주는 동작을 3~5회 반복하면서 도와준다. 완벽하지는 않더라도, 이전보다는 배꼽을 움직이는 범위가 늘어나 있을 것이다.

촉진을 통한 치료경과 관찰

■ 중간점검하기

편측의 근복부나 서혜부에 압통점이 심했던 환자라면 양와위 침치료를 하고, 배꼽엘리베이터 운동 수차례 반복한 뒤에 중간점검을 통해 압통점의 변화를 확인할 수 있다. 압통점은 편측의 압통점이 줄어들면서, 대측의 압통은 오히려 치료전에 비해 심해지는 경과를 보인다. 이후 5분 정도 더 반복하면 양측의 압통점이 둘 다 부드러워진다.

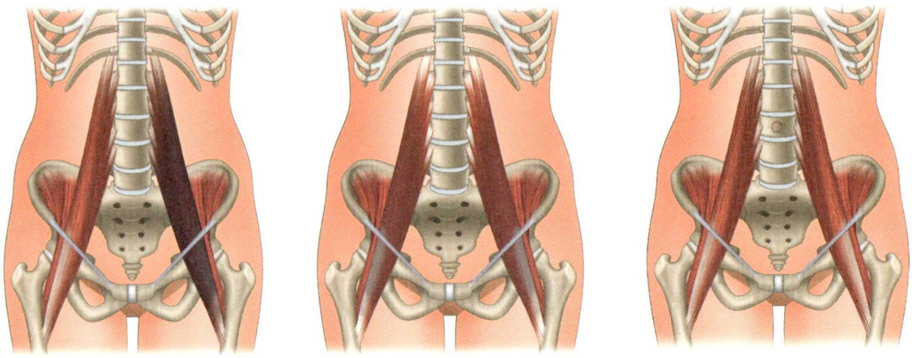

[그림89] 촉진을 통한 경과 관찰

그림에서는 장요근의 긴장도를 색채의 명암으로 표현해보았다. 좌측 그림에서는 좌측 장요근이 어두운 빨간 색으로 표현되었다. 이는 좌측 장요근의 경결이 심하다는 것을 나타낸다. 중간의 그림은 좌우의 장요근이 모두 약간 어두운 빨간색이므로 좌우에 중등도의 경결이 있다는 것을 표현하고 있다. 우측의 그림은 양측 장요근 모두 밝은 빨간 색이므로 경결이 해소되었음을 나타낸다.

■ 중간 점검 이후

환자와 배꼽 엘리베이터 운동의 중간점검 결과를 공유한 뒤에는 환자 스스로 5분 정도 배꼽 엘리베이터 운동을 반복하도록 한다. 환자에게 운동을 지시하고, 다른 환자를 보러가면 대부분의 환자가 스마트폰을 꺼내들더라도 실망할 필요는 없다. 환자는 환자다.

Case Report

좌측 장요근의 근복부와 서혜부에 심한 경결과 압통을 보이는 환자가 있다. 좌측 족삼리, 조구, 하거허에서 압통점을 발견하여 3개의 침을 놓았고, 우측 조구에도 압통점에 1개의 침을 놓았다. 환자에게 배꼽엘리베이터 운동을 알려주고, 옆에서 움직이는 모습을 관찰하며 2~3회 정도 운동을 시행했다.

환자에게는 "중간점검 한번 해볼께요"라고 안내하고, 좌측의 압통점을 우측과 비교하면서 확인해본다. 보통의 경우 좌측의 압통점이 하나씩 풀려가면서 우측에는 해당부위의 압통이 치료전보다 더 느껴진다. 좌측으로 기울어졌던 힘의 편차가 줄어들고, 좌우 불균형이 해소되는 것으로 볼 수 있다.

5분 지나 발침 후에 좌우의 압통점들을 다시 확인해본다. 양측에서 나타났던 압통점들이 모두 이완되어 양측이 모두 적절히 이완된 상태가 된다. 서혜부에서 튕겨지는 장요근 건부위의 두께감이 얇아지고, 팽팽하게 당겨지는 느낌이 줄어든다면 이완이 되어가는 것으로 본다.

■ 예외적 반응들

위에서 설명한 예는 아주 일반적이고 경과가 좋은 경우이고, 예외적인 경우도 많다. 먼저 필살기를 써야 할 정도로 전혀 반응이 없는 경우가 있다. 전혀 반응이 없다면 필살기를 써서 천천히 움직임을 도와주면서 치료기간을 길게 잡아가면 될 것이다. 양측에서 모두 심한 압통점이 있었던 경우에는 편측에서만 압통과 경결이 사라질 수도 있다. 좌측의 장요근 근복부와 서혜부에서 모두 압통점이 있었던 경우에 근복부의 압통점은 우측으로 분배가 되면서 사라져가는데, 서혜부의 압통과 경결은 그대로 남기도 한다.

■ 환자에게 설명하기

"오늘 침치료하면 이렇게 좌우균형이 맞지만, 일상생활하고 내일오시면 다시 한쪽으로 기울어지게 되는 경우가 많아요. 평상시에도 수시로 배꼽 엘리베이터 운동 하시고, 침치료 5-6회 반복 하시면 좌우 균형잡힌 상태로 유지될꺼에요." 라고 환자에게 향후 치료계획 및 예후를 설명할 수 있다.

실전멘트

"오늘 침치료하면 이렇게 좌우균형이 맞지만, 일상생활하고 내일오시면 다시 한쪽으로 기울어지게 되는 경우가 많아요. 평상시에도 수시로 배꼽 엘리베이터 운동 하시고, 침치료 5-6회 반복 하시면 좌우 균형잡힌 상태로 유지될꺼에요."

근력검사를 통한 치료경과 관찰

촉진은 하지에 유침한 상태에서도, 발침한 상태에서도 경과를 관찰할 수 있어서 좋은 방법이다. 하지만, 복부에 지방이 너무 많은 경우, 촉진에서 별다른 변화를 못느끼는 경우에는 근력검사를 통해 치료경과를 관찰 할 수 있다. 장요근의 근력검사를 치료 전후로 시행해서 경과를 관찰한다. 약화가 있던 쪽의 힘이 늘어나면서 대측의 힘은 오히려 약간 줄어드는 방식으로 양측의 균형이 맞춰진다. 혹은 약화가 있던 쪽의 힘이 반대측과 비슷한 수준으로 강해지기도 한다.

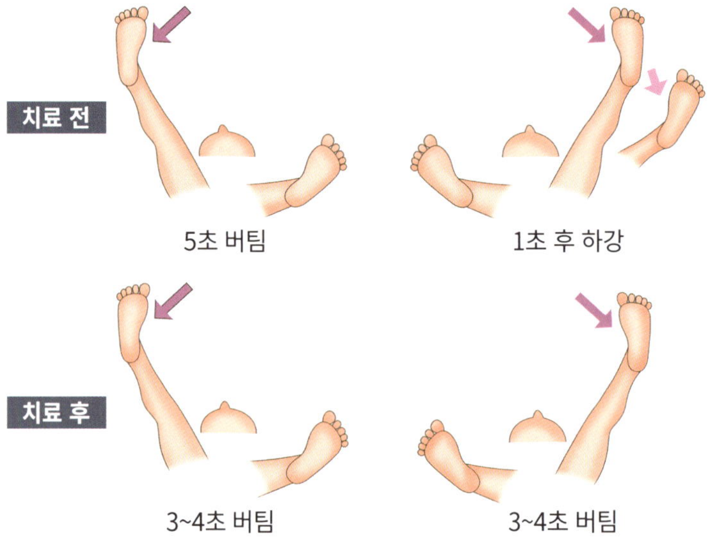

[그림90] 장요근 근력 검사 전후 비교

Case Report

우측 장요근은 5초 저항에 무리없이 버텨내지만, 좌측 장요근은 1초 버틴 뒤 아래로 서서히 내려가는 정도로 근력차이가 심한 경우가 있다. 5분간 유침하고 배꼽 엘리베이터를 시행한 후에 발침하고 다시 근력평가를 해본다. 우측의 장요근은 이전보다 힘이 줄어서 3~4초 정도 버티고는 아래로 서서히 내려온다. 좌측의 장요근도 역시 3~4초 버텨내는 정도로 변화가 생긴다. 이는 앙와위에서 침치료와 배꼽 엘리베이터 운동에 의해서 장요근의 좌우 편차가 감소되어가는 증거가 된다.

7 복와위에서의 치료

복와위에서의 치료 포인트

복와위에서 주로 사용하는 치료포인트는 크게 4군데로 요약해 볼 수 있다.

■ 요부신전근

요부신전근부위(Quadratus Lumborum을 포함하므로 약어로 QL로 기록)는 기립근 외측의 경계선에서 제 12 늑골에서 장골능까지 압통점을 파악하여 자락관법으로 근육의 이완을 유도하거나 요추 횡돌기를 향하여 횡자하기도 한다.

■ 후관절

후관절은 요추의 극돌기에서 외측 1~2cm 근방에서 압통점을 찾아, 봉침을 시술하거나 자침한다. 차트에는 해당측의 레벨을 기록하여 우측 제4요추하의 후관절은 "Rt. L4"와 같이 기록한다.

■ 둔근

둔근은 대둔근에서 중둔근 및 소둔근까지 압통점을 잡아서 0.25 x 60mm 침으로 3개 정도 경결선을 따라 나란히 자침한다. 자침 후 전침을 걸어 통증완화 및 근력의 강화를 도모하기도 한다. 추가적으로 매선을 경결선 방향대로 피하에 시술하여 근력강화에 도움을 줄 수도 있다. 차트에는 해당 부위를 "Rt. GM2,4"와 같이 기록한다.

■ 비복근과 가자미근 부위

마지막으로 하퇴부의 비복근과 가자미근 촉진을 통해 후관절 및 둔근 부위의 치료경과를 판단할 수도 있다. 필요한 경우 이 부위에 직접 투자법 등의 침치료를 추가할 수 있다. 비복근(Gastrocnemius)을 포함하므로 약어로 GA로 기록한다.

※ 근육 약어는 공인된 것이 없으므로 원내 상황에 따라 상이할 수 있다.

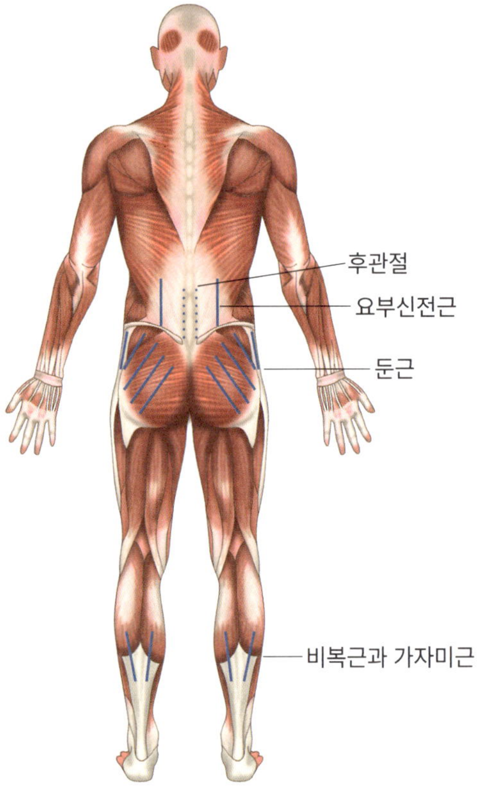

[그림91] 복와위에서의 치료포인트

요부 신전근의 치료

■ 치료부위

요부신전근의 1~5번 치료포인트를 한의사의 손 끝으로 깊이있게 눌렀을 때, 봉우리처럼 솟은 느낌이 오는 곳을 잡는다.

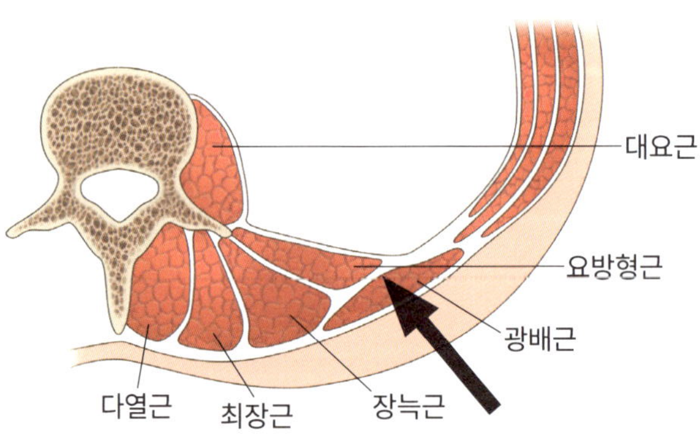

[그림92] 요부신전근의 단면도

같은 지점에서 환자는 심한 압통을 느끼거나, 움찔하는 반응을 보이게 된다.

■ 측와위로 치료부위 잡기

복부의 지방이 너무 두꺼운 환자를 진찰하거나 체구가 작은 한의사가 거구의 환자를 진찰 할 때에는 촉진이 어려우므로 측와위에서 압통점을 탐지해 보는 것도 좋다. 측와위에서라면 양쪽으로 번갈아 눌러봐야 하는 번거로움은 있지만 연부조직이 이완되기 때문에 요부 신전근상의 경결점을 좀 더 수월하게 만져볼 수 있다.

■ 치료

치료는 주로 자락관법을 사용하는데, 경우에 따라서는 건부항이나 자침을 할 수도 있다. 자침은 촉진지점에서 40~60mm의 깊이로 요추 횡돌기 방향으로 횡자한다. 전방으로 자입하면 신장의 실질을 찌를 수 있으므로 주의한다.

■ 자락관법 치료경과 관찰

치료 후 재진에서 경과를 관찰 해 볼 수 있는데, 전일 자락관법을 시행한 부위에 남은 자국이 기준이 될 수 있다. 재진에서도 역시 좌우 비교하면서 압통점을 찾는다. 가장 심한 압통점이 상하방향으로 1cm내외로 소폭 이동했다면 근육이 이완되는 징후로 본다. 치료가 3~5회 이상 진행되면 더 이상 경결점이 이동하지 않는데, 주변을 자세히 탐색해보면 내측이나 외측으로 1cm이내로 소폭 이동하는 것을 관찰할 수 있다. 이 또한 근육이 이완되어가는 징후로 판단한다.

■ 변화가 없는 경우

수차례 치료 후에도 가장 심한 압통점의 위치에 변화가 없다면 요부신전근의 과부하를 유발하는 추가적인 요소가 잠재해 있는 것으로 본다. 환자는 증상의 호전을 보이지 않는 경우도 있고, 아주 느리게 통증의 경감을 보이는 수도 있다. 이 때에는 후관절부위, 흉요추연접부 등 다른 치료부위를 살펴보거나 추간판의 병변, 척추관 협착증, 척추전방전위증 등의 구조적 문제도 고려하는 것이 좋다. 운동역학적으로는 코어근육이 충분히 활성화되지 않을 때 요방형근과 장요근이 보상적으로 과도하게 활성화되므로 과부하 상태에 빠지게 된다. 배꼽 엘리베이터 운동을 시작으로 코어를 강화해줘야 한다. 그 외에 수면장애가 심하다거나, 갱년기증후군을 보이거나, 부종이 심하다거나, 만성적인 소화불량과 사지냉승을 가지고 있는 경우에서처럼 전신적인 문제가 먼저 교정이 되어야 하는 경우도 있으니 종합적인 진찰이 필요하다.

■ 환자에게 설명하기

가장 심한 압통점이 조금씩 상하방향이나 내외측으로 이동하면서 나타나는 치료 경과를 환자와 공유할 수 있다. "산에 여러 봉우리가 있을 때, 가장 높은 봉우리가 깎이고 나면, 그 다음 봉우리가 제일 높게 느껴지는 것처럼 근육이 풀려가고 있는 겁니다", "금, 은, 동메달이 있다가 금메달이 빠지고 나면 은

메달이 눈에 들어오는 것처럼, 근육에 변화가 생겨갑니다. 남는 부분들 치료하면서 경과 지켜보시죠"라고 환자의 눈높이에서 자세한 설명을 덧붙일 수 있다.

실전멘트

"산에 여러 봉우리가 있을 때, 가장 높은 봉우리가 깎이고 나면, 그 다음 봉우리가 제일 높게 느껴지는 것처럼 근육이 풀려가고 있는 겁니다"

"금, 은, 동메달이 있다가 금메달이 빠지고 나면 은메달이 눈에 들어오는 것처럼, 근육에 변화가 생겨갑니다. 남는 부분들 치료하면서 경과 지켜보시죠"

둔근의 치료

■ 요방형근과 중둔근의 발화 패턴

요방형근의 경결점이 반복적으로 관찰되며 10회 이상의 치료에도 경결점이 지속적으로 발견되는 경우가 있다. 이러한 경우에 살펴보아야 할 사항이 한 가지 더 있다. 바로 요방형근과 중둔근의 발화 순서를 살피는 것이다. 슬관절이나 발목관절의 문제 때문에 기능적으로 좌우로 흔들리는 보행을 하는 경우에 요방형근과 중둔근의 관계를 세심하게 살펴야 한다.

요통과 중둔근의 관계에 대한 연구[60] 에서 24편의 연구를 전체적으로 종합해보면 요통환자의 중둔근이 비요통환자에 비해 근력이 떨어지고 발통점이 더 자주나타나는 것으로 나타났다. 단, 중둔근의 활성도, 피로도, 근육발화시점, 최대근력, 단면적, 근육 두께 등에서는 일관된 결과가 나타나지는 않았다.

60. Sean Sadler, Samuel Cassidy, Benjamin Peterson, Martin Spink, and Vivienne Chuter. Gluteus medius muscle function in people with and without low back pain: a systematic review. BMC Musculoskelet Disord. 2019; 20: 463. doi: 10.1186/s12891-019-2833-4.

환자를 측와위로 눕힌 상태로 한의사의 한 손은 중둔근에, 다른 손은 요방형근에 가볍게 올려 놓는다. 환자에게 다리를 옆으로 들어올리도록 하면, 일반적으로는 중둔근이 먼저 수축을 해서 골반에 대해서 대퇴골을 10도 가량 외전시킨다. 이후에 각도가 증가함에 따라 상체쪽으로 골반을 위로 끌어당기는 요방형근이 수축하는 패턴이 관찰된다. 즉, 중둔근 먼저, 요방형근은 나중에 치고 들어오는 것이 바른 순서이다. 하지만 요통환자에서는 대퇴를 들어올리는 초기 시점부터 요방형근이 과활성화되어 중둔근의 수축과 동시에 느껴지거나, 요방형근의 수축이 중둔근 보다 먼저 관찰되는 경우가 있다. 이러한 경우에는 둔근을 더욱 적극적으로 치료할 필요가 있다.

■ 치료부위

1~5번에서 느껴지는 가장 심한 압통점과 경결선을 중심으로 치료지점을 선정한다. 한의사의 손에서는 거문고 줄과 같은 팽팽한 긴장감이 느껴지는 경결선이 촉지되며, 동시에 환자는 심한 압통이나 움찔하는 반응을 보인다.

■ 치료

근육의 강화 및 통증의 완화를 위해 0.25 x 60mm 규격의 침을 해당 경결점부터 경결선을 따라 2~3cm 간격으로 3개 나란히 자침한다. 근육의 강화가 추가적으로 필요한 경우에는 전침을 추가하여 저빈도(1~20Hz) 강자극(환자가 견딜 수 있는 최대의 세기)의 전류를 흘려보내기도 한다. 경우에 따라서는 매선을 통해서 근육의 경결선 상에 추가적인 자극을 주기도 한다.

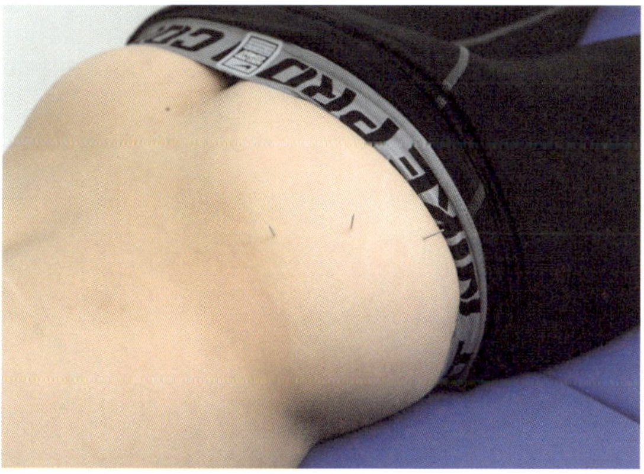

[그림93] 둔근경결선의 자침

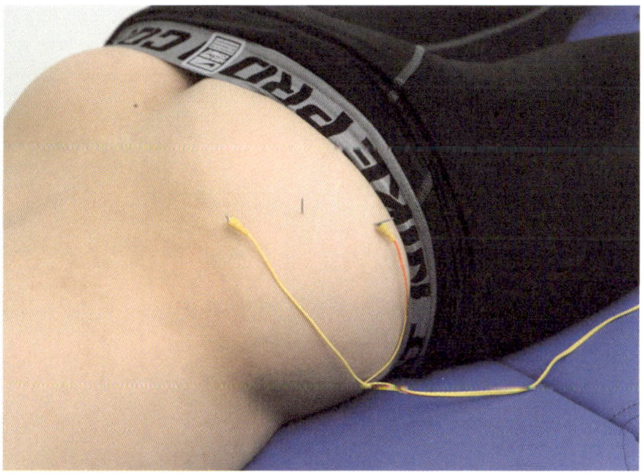

[그림94] 둔근경결선의 전침

비복근과 가자미근을 통한 치료경과의 관찰

둔근에 대한 침치료 전후로 비복근과 가자미근을 촉진하면 치료경과를 관찰해 볼 수 있다. 둔근의 근력저하 및 경결선이 만져지는 쪽의 비복근과 가자미근을 좌우에서 움켜쥐듯 촉진해보면 건측에 비해 압통이 심하고, 두껍고 딱딱한 질감을 보인다. 환자에게는 "허리 문제가 이곳에 까지 영향을 주고 있어서 이렇게 딱딱해져 있는데요, 침치료 하고나서 다시 확인해 드릴테니, 지금 느낌을 잘 기억해 두세요."라고 하여 치료 전 하퇴근육(비복근과 가자미근)의 상태(뭉치거나 딱딱한)를 공유한다.

실전멘트

"허리 문제가 이곳에 까지 영향을 주고 있어서 이렇게 딱딱해져 있는데요, 침치료 하고나서 다시 확인해 드릴테니, 지금 느낌을 잘 기억해두세요."

■ 예외적인 압통

하루내내 서서 일하는 사람이나, 몸의 유연성이 심하게 저하된 환자에서는 양측의 가자미근에서 심한 압통점이 나타난다. 간혹, 베드민턴이나 테니스와 관련해서 비복근 근파열을 가지고 있는 환자들이 있다. 그 환자들은 파열된 근육의 흔적으로 아마 비복근 내측두 근처에서 강한 경결점을 가지고 있을 것이다. 이러한 환자에서는 비복근의 경결점에서 치료 전후의 변화를 관찰하기 어려울 것이다.

■ 후관절과의 관련성

간혹 둔근에 침치료 이후에도 가자미근의 압통점에 변화가 없거나, 가자미근의 근위부에서는 이완이 되나, 원위부에서 경결이 지속되는 경우가 있다. 추가적으로 제 4-5요추간의 후관절이나, 제 5요추 - 제 1 천추간의 후관절을 탐지하여 경결점이 확인되는 후관절을 치료한 후에야 이완반응을 관찰할 수 있다. 해당 후관절 부근의 경결점이 있는 곳에 0.25x60mm 침을 2개 정도 심자한 후 가자미근과 아킬레스 건을 촉진해보면 이완되는 것을 볼 수 있다. 이는 근육학적인 사용패턴의 왜곡 이외에도, 신경근의 자극이 하퇴근육의 과긴장도에 영향을 주고 있음을 의미한다.

Case Report

우측 둔근의 2,4번 경결점과 경결선이 느껴지면서 우측 가자미근 압통이 좌측 가자미근에 비해 심한 환자가 있다. 차트에는 Rt. GM 2,4라고 기록하는 경우인데, 둔근의 2번 및 4번 경결선에 2~3cm간격으로 0.25 x 60mm 침을 경결선마다 3개씩 자침하여 총 6개를 놓는다. 자침 후에 좌우 가자미근의 압통을 재확인해보면 우측 가자미근의 압통점이 풀리면서 부드러워 지는 것을 관찰할 수 있다.

■ 보행역학을 통한 가설

둔근과 가자미근의 연결성은 보행의 역학으로 설명해 볼 수 있다. 보행역학적으로는 입각기 마지막에서 발가락을 뗄 때, 고관절 신전근, 슬관절 신전근 및 족저굴곡근이 결합하여 추진력을 만들어 낸다. 이 때 고관절을 신전시키는 둔근에 약화가 있다면, 슬관절의 신전근과 족저굴곡근에 추가적인 부하가 걸릴 것이다. 즉, 근육 발화 패턴상 둔근 - 슬관절 신전근 - 족저굴곡근이 기능적으로 아주 밀접하기 때문에 진단이나 치료에서도 이들 근육 패턴을 함께 이용하는 것이다. 둔근의 근력을 강화시키는 자극이 이루어지면 족저굴곡근에 걸려있던 과부하가 풀리게 된다.

참고 천자와 심자

침치료의 깊이에 대해서는 연구가 많지 않지만, 요통치료에 있어서는 근육층까지 심자하는 것이 천자에 비해서 효과적인 것으로 보고되고 있다. Itoh[61]는 2004년에 노령층의 만성요통에 대해 침치료의 깊이를 달리하여 맹검무작위대조연구를 진행하였다. 3군으로 천자, 얕은 근육자극, 깊은 근육자극을 나누어 주고 비교한 결과에서 깊은 근육자극을 받은 군이 통증의 경감과 기능의 향상을 보였다.

Itoh[62]는 2011년의 연구에서 건강한 피험자 22명에게 근육통을 유발하기 위해, 가운데 손가락에 무게를 달아서 버티는 것을 지칠 때까지 반복하여 지신근에 반복적인 원심성 수축을 유도하였다. 지신근에 3mm의 천자를 한 군, 지신근에 10mm의 심자를 한 군, 그리고 분절이 다른 전경골근에 10mm 심자를 한 군 그리고 처치를 하지 않은 대조군을 설정하였다. 압통역치와 전기적통증 역치는 10mm 깊이로 근육층까지 심자한 군에서 증가하여 통증의 완화를 가져왔다. 즉, 근육의 피로로 인한 경우에는 근육층까지 심자하는 경우에 통증의 완화에 더 효과적임을 밝힌 것이다.

Medical Acupuncture[63]에서는 자침 깊이를 분절 자극의 관점에서 바라보고 있다. Dermatome(피부분절), myotome(근육분절), sclerotome(골분절)에 기반하여 특정 경혈을 통해 어떤 분절까지 영향을 줄 지를 결정할 수 있다. 한 경혈의 심부에 있는 myotome과 sclerotome이 다를 수 있기 때문에 한 지점을 깊이 찌르면 동시에 여러 분절에 영향을 줄 수 있다. 그러므로 침의 깊이가 자극되는 분절을 결정한다. 심자는 myotome과 sclerotome까지 자극하는 반면 천자는 단지 dermatome만을 자극할 뿐이다.

일반적인 경우에는 둔근의 압통 및 경결선에 60mm 깊이로 자침하여 심자하지만, 체구가 극도로 크거나 비만한 경우에는 120mm의 장침을 사용하여 90mm이상 자입하는 경우도 있다. 체구가 극히 작거나 지방이 거의 없는 환자에서는 30mm나 40mm 규격의 침을 사용하기도 한다. 환자의 체격과 근육 및 지방의 두께에 따라서 심자하되, 피부분절, 근육분절을 충분히 자극하고, 필요하면 골막까지 자입하여 여러 분절에 자극을 준다.

---

61. Itoh K, Katsumi Y, Kitakoji H. Trigger point acupuncture treatment of chronic low back pain in elderly patients--a blinded RCT. Acupunct Med. 2004;22(4):170-7. doi: 10.1136/aim.22.4.170.

62. Itoh K, Minakawa Y, Kitakoji H. Effect of acupuncture depth on muscle pain.Chin Med. 2011 Jun 22;6(1):24. doi: 10.1186/1749-8546-6-24.

63. Jacqueline Filshie and Adrian White. 침의 과학적 접근과 임상(Medical Acupuncture). 서울:대한추나학회출판사, 2001:131-4, 162-8

근력평가 결과를 환자와 공유하기

감각의 변화는 치료 전후에 즉시 관찰할 수 있어서 한의사나 환자 모두 치료 효과를 즉시 판별할 수 있다. 그러나 근력의 호전은 단 한번의 치료로 달성되지 않는다. 둔근의 근력저하가 있는 경우라면 재진 치료시마다 근력평가를 실시하여 경과관찰의 도구로 삼는다.

표

학년	근력상태	검사상 징후
성인	정상	저항에 5초정도 떨림없이 잘 버틴다.
고3	↕	3~4초 정도 잘 버티다가 서서히 떨림
고2		2~3초 정도 버티다가 떨림
고1		1초 겨우 버티다가 떨림
중3		저항을 주자마다 떨기 시작해서 천천히 아래로 내려감
중2	심한 약화	저항에 전혀 버티지 못하고, 저항을 주자마자 아래로 처짐

■ 학년에 비유

학년에 비유 근력검사를 실시하여 결과를 학년에 비교하면, 환자와 결과를 쉽게 공유할 수 있다. 저항에 5초 정도 잘 버티는 상태는 성인이라고 본다. 저항에 어느 정도 버티다가 5초 이전에 상하로 떨리는 정도의 힘이라면 고등학생에 해당한다. 저항에 버티지 못하고 아래로 처지는 경우라면 중학생에 비유해 볼 수 있다. 성인(정상 근력) - 고등학생(상하로 떨리는 단계) - 중학생(하방으로 내려가는 단계)로 큰 구분을 하고, 각 단계를 3단계 정도로 세분화 하면 환자의 상태를 세밀하게 진단할 수 있다. 치료의 경과를 세세하게 관찰하여 치료의 방향이나 강도를 설정하는데 도움을 줄 수 있다.

■ 환자에게 설명하기

환자에게 "오른쪽은 성인다리로, 왼쪽은 중3정도의 근력으로 살고 계시니 골반이나 허리에 계속해서 잘못된 힘이 가겠지요. 두 달간 중3 다리를 성인으로 만드는 치료 꾸준히 해 보시죠"라고 치료 계획을 설명하고, 치료의 동기를 부여할 수 있다.

■ 근력 회복 속도

환자들의 치료경험과 차트를 관찰해 보면 전침을 통해서 근력이 돌아오는 속도는 대략 1주~2주에 한 학년의 등급정도이다. 그러므로 우측 근력은 성인에 해당하나, 좌측 둔근에서 중3정도의 근력을 가지고 있다면 성인 근력에 가까워 질 때까지 3개 학년 정도가 필요하므로 3주~6주 정도 치료기간을 잡는다.

■ 예후 관련인자

환자의 연령이 젊거나, 근육량이 평균 이상이거나, 적극적으로 치료에 임하는 경우라면 치료기간이 단축 될 수 있다. 환자가 노령층이거나, 근육량이 부족하거나, 치료에 소극적으로 임하거나, 요통 이외에 퇴행성 관절염, 대사성 질환 등의 기저질환을 가지는 경우, 요추부에서 수술적 처지의 과거력을 가지는 경우에서는 치료 기간을 길게 잡아야 한다.

■ 치료적 한계와 증상의 호전

전침을 통해 둔근의 강화치료를 진행하더라도 중2의 근력등급이 성인 등급에까지 올라올 수 있을까? 경험적으로 볼 때, 정상측과 완전히 같아지기는 어렵다. 그러나 중2의 근력등급이 고2에서 고3수준 정도로만 향상되어도 환자는 통증의 경감을 경험할 수 있으며, 기능적 향상을 관찰할 수 있다.

■ 근력을 강화시켜 재발방지

환자의 병위와 치료의 방향을 차트에 기록하다 보면 재미있는 결과를 볼 수 있다. 그 중의 하나가 수개월에 한 번씩 반복적인 요통을 호소하며 한의원을 찾는 환자에서 병변 부위가 수개월이 지나고 난 뒤에도 늘 동일하다는 점이다. 재발 방지를 위해서는 근력강화가 필수적임을 몸소 보여주는 환자들이 있다.

Case Report

차트에 우측의 요방형근에 자락관법, 둔근 강화하면서 가자미근까지 자침한 경우라면 Rt. QL, GM, GA 라고 간단히 기록해 놓았을 것이다. 수개월이 지난 뒤 환자가 급성요통을 주소로 다시 내원하였는데, 이학적 검사를 해보고 촉진을 해보니 다시 차트에 Rt. QL, GM, GA라고 적게 되는 것이다.

약화가 한번 생기는 쪽은 시간이 지나 체력이 떨어지거나 피로해졌을 때, 먼저 문제가 생기는 때가 많다. 만성적이고 반복적인 요통을 가지는 경우라면 약화된 근력을 세밀하게 평가하여 강화시킴으로써 재발의 빈도를 낮출 수 있다.

둔근의 촉진을 통한 치료경과의 관찰

■ 촉진상의 변화

근력검사로 둔근의 치료경과를 확인하는 방법 이외에도, 촉진을 통해 변화를 추적해갈 수 있다. 대개 둔근의 경결선이 뚜렷하게 느껴지는 상태에서 치료를 시작했을 때, 주3회로 2~3주간 치료가 진행되면 경결선이 비교적 낮아지면서 동아줄을 튕기는 듯 했던 느낌이 덜해지고, 주변부와의 경계가 불명확해진다. 추가적으로 2~3주 정도 치료가 진행되면 둔근 전체가 두툼하고 균질한 상태로 되면서 증상이 호전되는 것을 관찰할 수 있다. 같은 시점에서의 근력검사도 정상에 가까워진다.

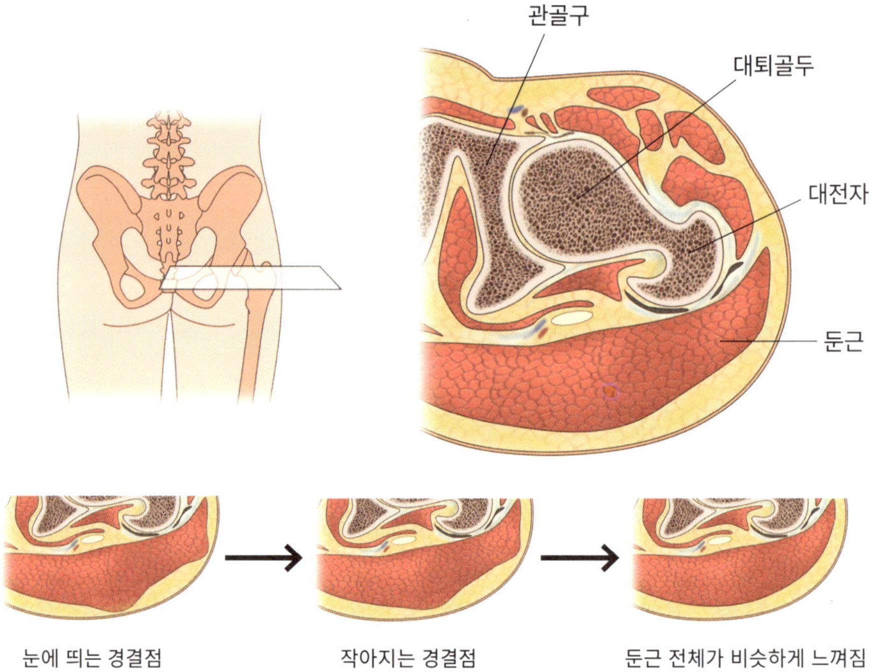

[그림95] 둔근의 단면도

■ 추가적인 반응

재진 이후에서 촉진을 할 때는 반드시 좌우의 경결점을 동시에 확인해야 한다. 동시에 확인해서 근력저하가 있던 쪽의 경결점이 좋아지면, 오히려 반대측의 둔근에서 경결점이 두드러지기도 하기 때문이다. 물론 치료가 더 진행되면 좌우 둔근 모두 두툼하고 균질한 상태로 변화하지만, 편측의 약화가 심한 경우에는 호전경과를 보이면서 반대측으로 경결점들이 이동하는 경우도 있다.

전침으로 둔근을 강화하기

둔근의 경결선에 나란히 자입된 3개의 침 중, 가운데를 제외한 위와 아래의 침에 전침선을 연결한다. 저빈도(1~20Hz)의 주파수를 근육에 통전하여 환자가 견딜만한 최대의 강도를 설정하여, 저빈도강자극을 한다. 저자는 스트라텍사의 저주파자극기 STN-111을 사용하고 있는데, Program된 주파수 조합 중 P1은 1~16Hz주파수가 mix된 것으로 근력강화와 진통을 목적으로 주로 하였다. 참고로, 2판을 저술하고 있는 현재는 미국의 워싱턴DC인근에서 진료하고 있는데, 미국에서는 일본 ITO사의 ES-160, ES-130의 전침기를 사용하고 있다. 통전수준은 level 0에서 10까지 조절할 수 있는데, 대부분은 4정도에서 근육이 조금씩 수축하면서 톡톡 튀는 느낌을 받는다. 환자에 따라서는 7~8까지 올리는 경우도 있으며, 통전수준의 결정은 환자가 견딜 수 있는 최대값으로 한다.

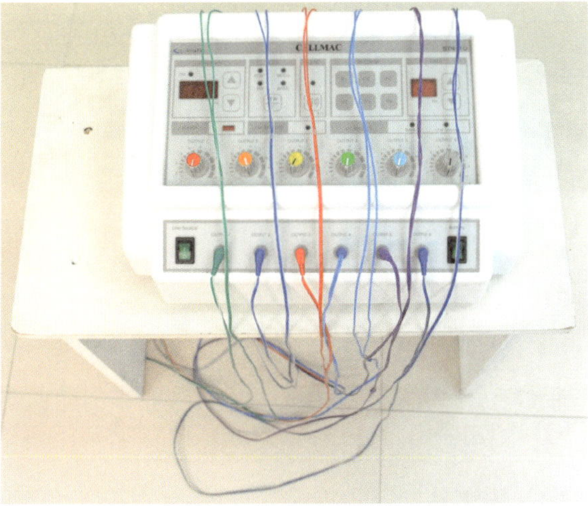

[그림96] **전침기**

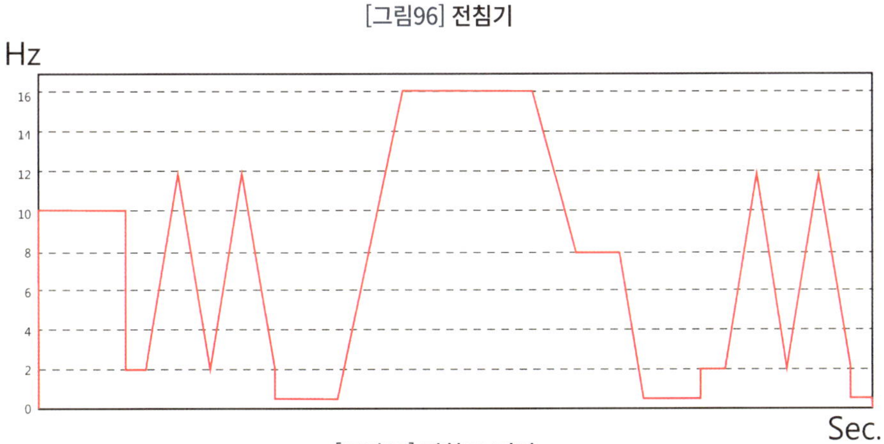

[그림97] **전침P1 파장**

■ 전침자극의 대상구조

침을 근육까지 충분히 자입하여 전류를 흐르게 하면 자극이 피부보다는 근육에 집중된다. 일반적으로 전류는 전기저항이 낮은 쪽으로 흐르는 성질이 있는데, 생체에서 피부의 전기저항은 50000Ω정도이며 체내의 조직은 저항이 매우 낮아서 500Ω이다. 따라서 피부로 어느 정도의 전류가 흐르기는 하지만 대부분의 전류는 저항이 낮은 근육 쪽으로 흐르게 되어, 전침자극은 근육에 직접적으로 전기를 유도하는 역할을 하게 되는 것이다[64].

■ 통전수준

통전수준은 크게 3단계로 나누어 볼 수 있다. 제조회사에 따라서 전류(12mA) 또는 전압(9V)으로 표현하거나, 0~10까지의 숫자로 표현하는데 전류를 기준으로 분류한다[65]. 환자의 개인차에 따라 감도에 차이가 존재하지만, 대부분의 환자는 6mA이상이면 자극이 세다고 느낀다.

표

강도	통전전류(mA)	환자의 반응
Sensory	0.3~1.0	통전을 느낄 수 있음
Motor	0.5~0.8(운동신경근처) 1.0~1.5(근육내의 다른 곳)	근육이 튀는 느낌을 받을 수 있음 (muscle twitching)
Noxious	10~	통증을 느낌

■ 기존문헌연구

Medical Acupuncture 제 1판[66]에서는 전침에 대한 다양한 문헌들을 소개하고 있다. Mao는 1980년의 연구에서 교차시험을 통해 환자의 만성통증을 경감시키는데 고강도 전침의 효과가 저강도 전침보다 더 우수함을 임상적으로 밝혔다. Thomas와 Lundeberg는 1994년에 만성 요통환자에서 전침이 지속적인 진통효과를 유발함에 있어서 저빈도 자극이 염전, 제삽 등의 수기침자극(manual acupuncture)이나 고빈도 자극보다 더욱 우수한 효과가 있음을 밝혔다. 이전에도 Lundeberg 등(1998)이 177명의 만성 통증환자를 고찰함으로써 저빈도 전침자극의 우수성을 입증한 바 있다. 2017년의 Yu[67]의 동물실험에서는 전침치료가 근육위축에 효과가 있음을 보고하고 있다. 연구팀은 생쥐를 4가지 군으로 나

64. 전국한의과대학 한의학전문대학원 경락경혈학 교재편찬위원회. 대학경락경혈학실습 :대전:도서출판 종려나무.2015:117-21

65. Jacqueline Filshie, Adrian White and Mike Cummings.Medical Acupuncture. 2nd edition : Elsevier:2016:172

66. Jacqueline Filshie and Adrian White. 침의 과학적 접근과 임상(Medical Acupuncture). 서울:대한추나학회출판사, 2001:131-4, 162-8

67. Yu J, Wang M, Liu J, Zhang X, Yang S. Effect of electroacupuncture on the expression of agrin and acetylcholine receptor subtypes in rats with tibialis anterior muscular atrophy induced by sciatic nerve injection injury. Acupunct Med. 2017 Jan 9. pii: acupmed-2015-011005. doi: 10.1136/acupmed-2015-011005. [Epub ahead of print]

누어 결과를 관찰했다. 1.건강한 대조군, 2.좌골신경손상군, 3.대조군에 전침을 한 군, 4.좌골신경 손상 후 전침을 한 군으로 나누었다. 대조군 또는 좌골신경 손상군에 비해, 좌골신경 손상 후 전침을 한 군에서 쥐의 보행패턴, 하지근육의 양 및 밀도가 향상되었다.

전침치료는 예상되는 근육의 위축을 방지하고 회복을 돕는 효과를 보이고 있다. 특히, 해당 연구는 유전자 레벨과 단백 합성에 대한 기전을 보고 하여, 근육위축의 전침치료에 대한 임상적, 생리학적인 아이디어를 제공하고 있다.

■ 자극 종류에 다른 효과

고빈도(50~200Hz)와 저강도에서의 자극은 강한 분절 진통효과를 나타내지만, 몇 분 안에 일어나고 자극을 받는 동안만 지속된다. 반면, 저빈도(2~4Hz)와 고강도에서의 자극에서는 좀더 일반적인 진통 효과가 20~30분 후 일어나지만 자극 후에도 지속된다. 2016년에 발간된 Medical Acupuncture 제 2판[68]에서는 전침자극을 저빈도강자극(Low frequency and high intensity)과 고빈도약자극(High frequency and low intensity)로 크게 나누고 있다. 저빈도강자극은 수기침계열의 자극으로 보고, 고빈도약자극은 TENS 계열의 자극으로 간주한다. 저빈도자극은 고빈도자극에 비해 아편양진통물질(Opiods)의 분비를 지속적으로 늘린다.

■ 전침과 강한운동의 유사성

앤더슨(Anderson)은 1995년의 연구[69]에서 전침과 강한 운동사이에 있는 흥미로운 유사점을 지적하고 있다. 둘 다 중추신경계 내의 베타엔돌핀(Beta-endorphin)의 수준을 증가시키며, 진통 효과와 감정의 개선을 일으킨다. 또한 둘 모두 충분히 자주 반복되면 누적효과를 가진다. 따라서 전침의 적용을 시작하면 월, 수, 금으로 주 3회 치료일정을 잡고 2주 정도 지속해 본다.

■ 전침선의 종류

전침선은 집게형과 자석형이 있다. 자석형은 침체에는 붙지 않으나, 침병에 붙는 자석으로 전침을 연결할때나 발침할 때 편리하다. 하지만 시간이 지나면서 자력이 약해지는 단점이 있다. 침을 천자한 경우라면 침병에 붙은 전침선의 무게가 더해져서 침이 눕거나 빠질 수 있다. 통전되어 침이 흔들리게 되면 통증을 유발하거나, 침이 빠지는 수도 있으므로, 천자한 경우에는 집게형을 사용하여 피부에서 가까운 침체에 집게를 연결하면 침이 눕거나 빠지는 것을 방지할 수 있다. 한의원에서는 5대의 전침기를 사용하고 있는데, 6채널 중 4~5채널에는 자석형을 연결하고, 1~2 채널에는 집게형을 연결하여 상황에 대응하여 사용할 수 있도록 하고 있다.

---

68. Jacqueline Filshie, Adrian White and Mike Cummings.Medical Acupuncture. 2nd edition : Elsevier:2016:172-5

69. Andersson and Lundeberg. Acupuncture - from Empiricism to Science: Functional Background to Acupuncture Effects in Pain and Disease. Medical Hypothesis. 1995:45:271-81

요통에서 전침 사용 패턴

요통에 관련해서 전침을 사용하는 경우에는 주로 사용하는 패턴이 있다. 주로 병변과 연관성이 있는 후관절상의 압통점이나, 둔근에서의 경결점을 잡아서 3~5채널의 전침선을 연결한다.

■ 양측성 약화가 있는 경우

양측성 둔근의 약화가 있는 경우에는 양측에 경결이 심한 곳(예, 양측 GM3 의 경결선)을 잡아 3개씩 자침하고, 문제가 있는 후관절(예, 양측 L5 후관절)에 압통점을 잡아서 2개를 자침한다. 후관절의 압통점에 1채널씩, 둔근의 경결점에 1채널씩 연결하여 총 4채널의 전침을 통전시키고, 이를 Lumbar set으로 지정하여 사용하고 있다. 차트에는 EA(L-set)으로 기록하여, 이후 치료에서 전침의 치료반응을 관찰할 수 있도록 하고 있다.

■ 편측성 약화가 있는 경우

편측으로 둔근 약화가 있는 경우에는 편측 둔근의 경결선 2곳을 찾아서 자침하고, 해당 측의 후관절에서 압통점을 탐지하여 경결이 있는 후관절 2곳을 찾아서 자침한다. 예를 들어, 좌측 둔근의 경결선 2곳(GM 2,4)과 좌측 L4, L5의 후관절에 자침을 하였다면 왼쪽으로 4채널이 연결되도록 지시하고, 차트에는 EA(Lt. L4, L5, GM 2,4)과 같이 기록한다.

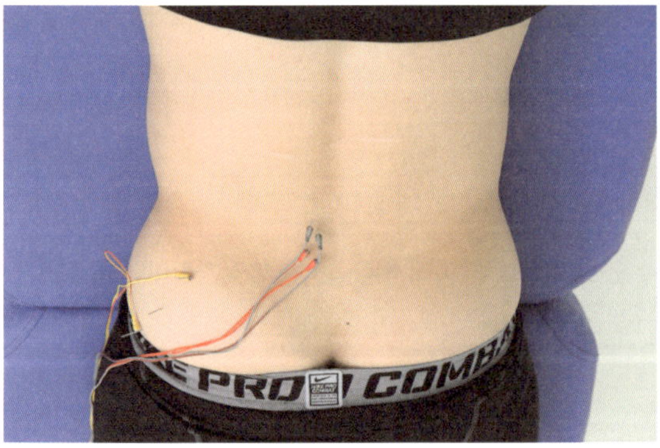

[그림98] 좌측 후관절과 둔근의 자침과 전침1

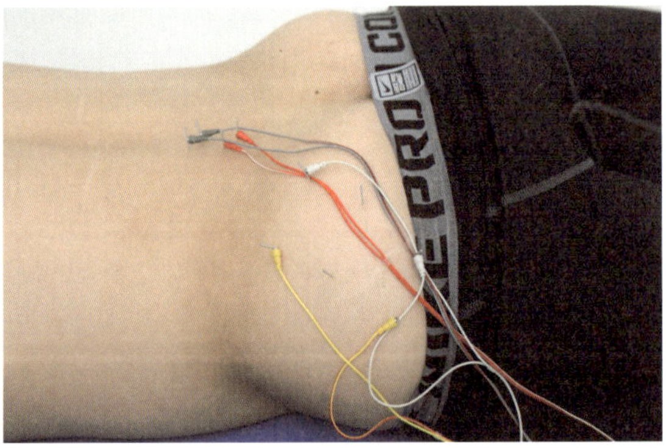

[그림99] 좌측 후관절과 둔근의 자침과 전침2

■ 양측에 각각의 약화가 있는 경우

양측성으로 둔근 약화가 있지만, 한쪽으로 더 심한 약화가 있는 경우라면, 둔근약화가 심한 쪽에서 경결선 2곳, 비교적 덜한 곳에서 경결선 1곳을 찾아서 3채널을 연결하기도 하며 차트에는 EA(GM 2:1)로 기록한다.

참고 매선치료

매선요법은 수술용 폴리다이옥사논 봉합사를 피하지방층이나 근막층에 자입 후 매립하여 근력이나 인대의 강화를 도모하는 치료방법이다.

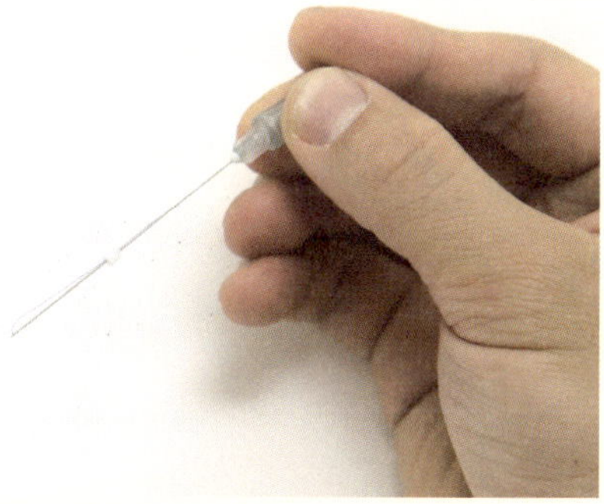

[그림100] **매선사의 구조**

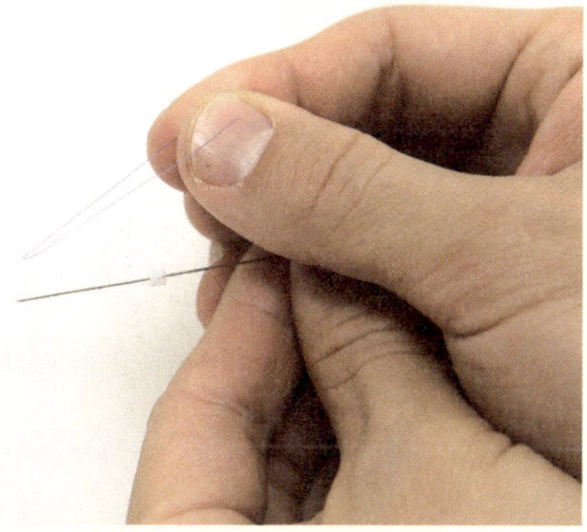

[그림101] **주사바늘에서 꺼낸 매선사**

장점

자침 및 전침에 반응이 없는 고질적인 근력약화에 사용해 볼 수 있다. 폴리다이옥사논 실은 장력을 50%정도 잃는 데 걸리는 시간이 28-42일, 흡수되어 녹는데 걸리는 시간이 180-210일로 알려져 있다. 영구적인 흔적을 남기지 않으므로 안전한 치료방법이며, 비교적 비용이 저렴한 장점이 있다.

단점

단점으로는 시술시에 주사바늘 두께가 침에 비해 두껍기 때문에 다소 통증이 있으며, 피하출혈을 유발하기도 한다.
최소침습적인 침시술에 비해 상대적으로 더 침습적이다.
자입부위와 깊이에 따라 시술 후 따끔거림이나 통증을 느낄 수 있으며, 환자에 따라서는 극심한 따끔거림이나 통증을 느끼기도 한다. 특히 피하지방층이 얇은 깡마른 환자에 있어서는 주의를 요한다.

주요적용부위

주요 적응 부위는 인대의 약화나 근육의 약화로 통증과 연관성을 갖는 부위들이다. 예를 들어 요통에 있어서는 천장인대, 둔근, 협척혈 등에 주로 사용한다. 어깨에서 회전근개의 부분파열, 발목의 인대 손상, 무릎에서 대퇴사두근의 강화를 목적으로 사용하기도 한다.

둔근 강화를 위한 매선치료

둔근의 경결점, 경결선 상에 시술하며 1회당 매선 5사 내외를 시술한다. 둔근에 사용하는 매선사의 규격은 두께 5-0, 길이 60mm의 매선사가 주사바늘 두께 27G, 주사바늘길이 90mm 규격에 들어있는 제품(27Gx60mm 5-0, 90mm)이다. 시술시의 통증을 더 줄여주고 싶다면 29Gx60mm 6-0를 사용할 수 있다. 다만 29G를 사용하면 시술시 바늘이 휘므로 좀 더 주의를 요한다.

▶ 시술방법

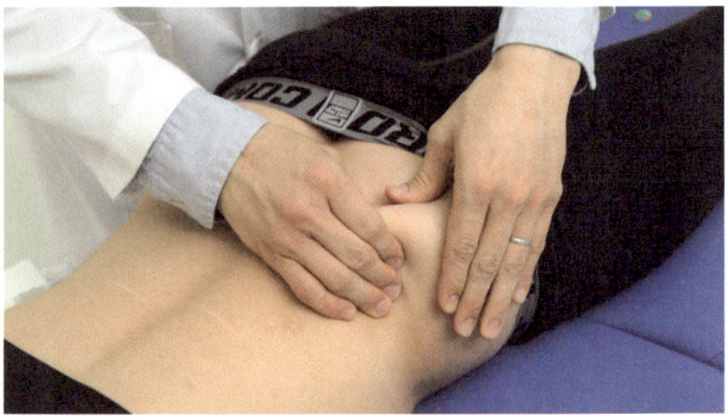

[그림102] 둔근 꼬집어 올리기(Pinch roll1)

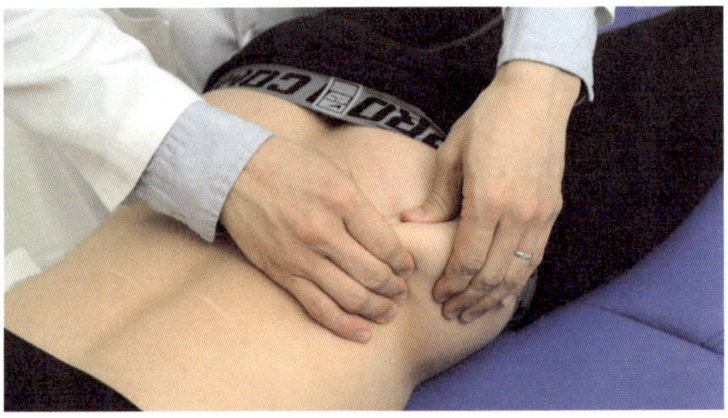

[그림103] 둔근 꼬집어 올리기(Pinch roll2)

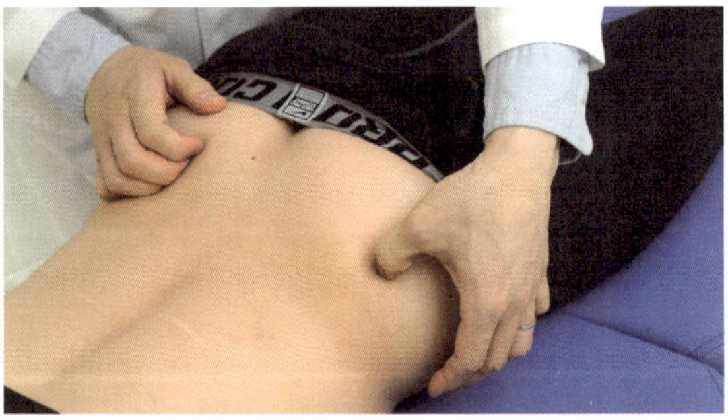

[그림104] 매선자입할 곳에 손톱자국 내기

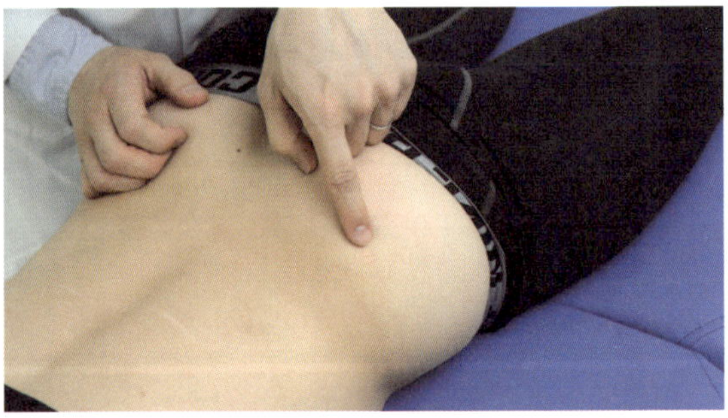

[그림105] 매선 들어갈 곳에 난 자국

표

순서	시술방법
1	시술할 부위에 피부와 근막을 꼬집어 올려(pinch-roll) 수차례 상하로 문질러 이완시킨다. (그림102, 103)
2	주사바늘이 자입될 자리는 손톱으로 꾹 눌러서 통각에 둔감해지도록 한다. (그림104, 105)
3	환자가 두려움이 심하거나 통각에 과민한 경우에는 얼음팩으로 20~30초 가량 냉각해 주는 것도 좋다.
4	알콜솜으로 자입부위를 소독하고, 준비된 규격의 주사바늘을 직자로 5mm가량 자입하여 피부를 뚫는다. (그림106)
5	왼손으로는 피부를 움켜쥐어서 피부와 피하지방이 들어올려지도록 자입깊이를 조절하고, 오른손으로는 피부를 뚫은 주사바늘을 수평으로 눕혀 목표로 하는 근섬유의 방향대로 횡자로 자입한다. (그림107)
6	끝까지 자입한 뒤에는 매선사가 주사바늘에 함께 끌려나오는 것을 막기 위해 한 바퀴 정도 옆으로 돌려 서서히 바늘을 뺀다. 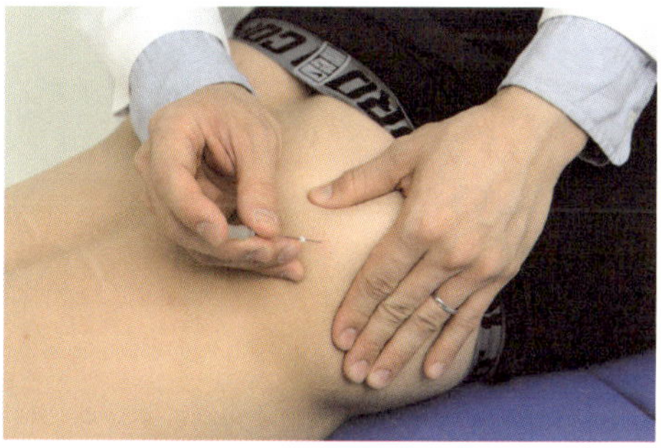 [그림106] 둔근 매선 피부 뚫기 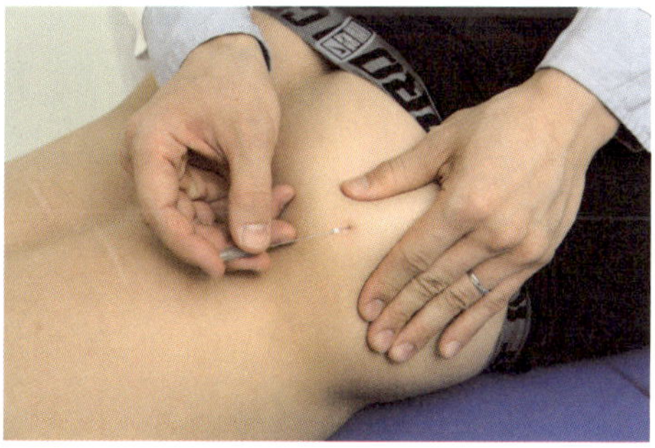 [그림107] 둔근 매선 횡으로 자입하기

Case Report

우측의 둔근의 2번 및 3번 경결선에 압통이 심한 경우에 우측 2번 경결선에 2사, 3번 경결선에 2사를 시술한다. 4사를 시술 후 1번이나 4번 경결선 또는 2번과 3번 사이의 공간을 자세히 촉진하여, 상대적으로 경결점이 느껴지는 곳에 1사 정도 자입하여 보충한다. 경결선에 매선시술 후에는 해당 경결선이 자입 전에 비해 부드러워지는 느낌을 받을 수 있다.

천장관절의 매선치료

요통과 관련을 가지는 요추부와 골반대의 다양한 구조 중 인대에 문제가 있다면, 단연 천장인대를 주의깊게 살펴보아야 한다. 천장인대는 천골과 장골사이의 천장관절을 지지하고 있는 여러겹의 인대로 요추와 골반대의 움직임 및 안정성에 중요한 역할을 한다.

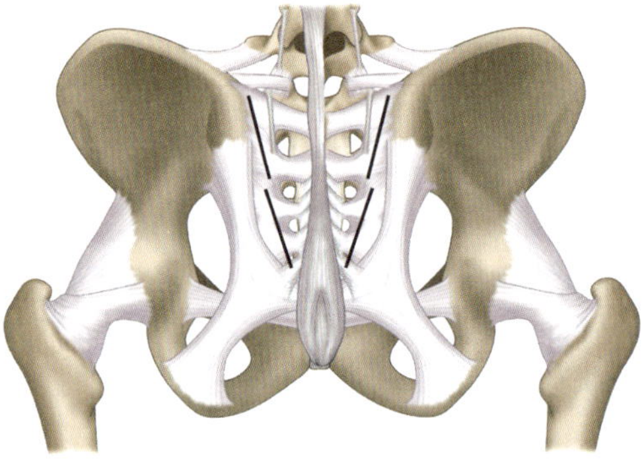

[그림108] **천장관절의 매선 자입 위치**

■ 천장인대 병변의 증상

천장인대의 문제는 환자의 호소 상 엉치부위의 시큰시큰한 통증, 체위변화시에 깜짝 놀랄만한 통증, 불안정한 느낌, 보폭을 크게 걷거나, 계단을 걸을 때의 통증 등으로 의심해 볼 수 있다.

■ 천장인대 병변의 징후

이학적으로는 천추에서 요추까지 번호를 매기면서 압박해가는 검사에서 1번이나 2번 압박시에 한의사의 손에 헐거움이 느껴지거나, 환자가 시큰함이나 날카로운 통증을 호소하는 경우로 본다. 엎드린 자세에서 다리를 뒤로 들어올리는 둔근근력검사자세에서 이미 통증을 느낀다면, 천장인대문제를 생각해 볼 수 있다.

■ 천장관절의 작은 손상을 검사하기

미세한 손상의 경우에는 후상장골극 부위에 한의사의 왼손을 대고, 오른 주먹으로 진동을 주듯 가볍게 두들겨 보아서 환자에게 통증이나 시큰한 느낌을 확인하여 진단하기도 한다.

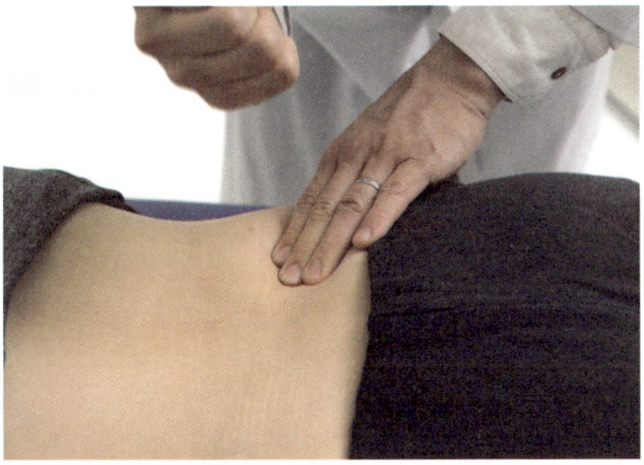

[그림109] 우측 후상장골극의 타진

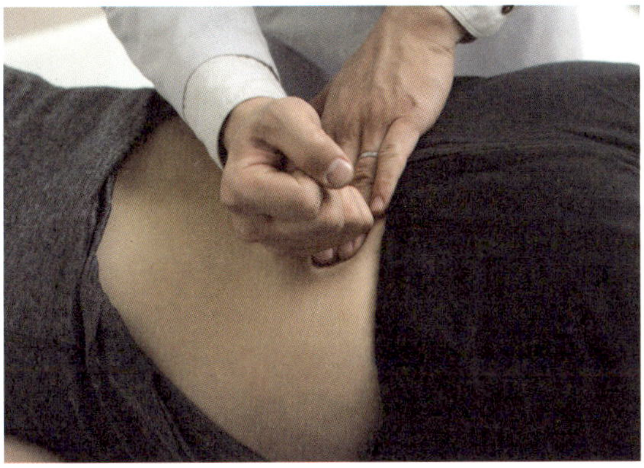

[그림110] 좌측 후상장골극의 타진

■ 천장관절의 매선시술 부위

매선사는 천장관절의 관절면 방향으로 후상장골극의 내측에서 V자 모양이 되도록 27Gx60mm 5-0, 90mm 매선사를 2사 혹은 4사 시술한다. 시술 후에 천추에서 요추까지 압박해보는 검사로 재확인하면 시큰한 느낌이 감소하는 것을 관찰해 볼 수 있다.

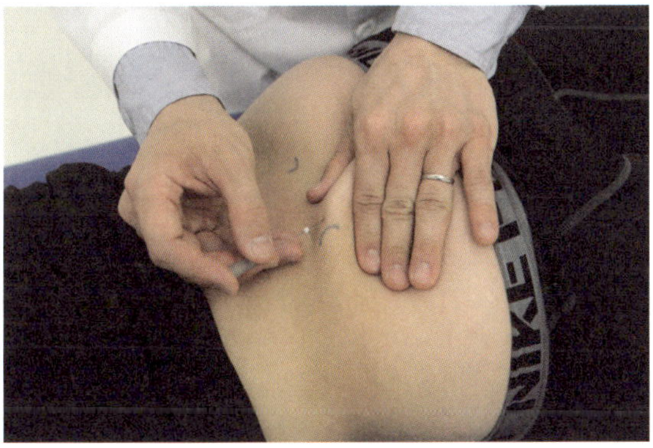

[그림111] 천장관절의 매선치료

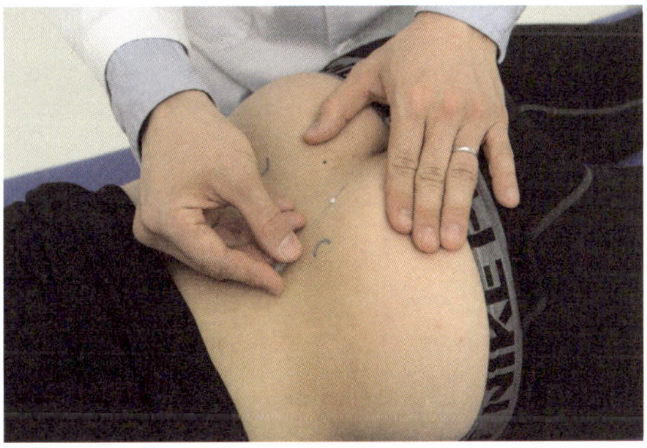

[그림112] 천장관절의 매선치료 자입방향

환자에게 가는 매선 안내문자

한의원 환자용으로 휴대전화번호를 따로 개통하여, 환자분들께 치료에 관한 사항을 안내해드리고 있다. 주로 초진치료 이후, 한약상담 후, 봉침, 약침 및 매선 시술 후, 족부보조기 처방 후에 주의사항을 안내한다. 특히, 봉침, 약침 및 매선은 시술 후에 통증이 가중된다거나 묵직한 느낌이 든다거나 할 수 있으므로 상세한 안내가 반드시 필요하다. 예상 경과 및 주의사항을 접수실에서 수납시에 한번 더 안내하고, 추가적으로 문자를 발송한다. 매선 안내문자는 아래와 같다.

실전멘트

"OOO님, 오늘 받으신 매선요법은 수술용 녹는 실을 근육에 자입하여 근력을 높이고, 통증을 완화하는 효과를 보입니다. 실이 근육내에서 녹아가면서 묵직하거나, 통증이 심해질 수 있으나 24시간 이내에 가라앉은 후 통증이 완화되는 과정을 겪습니다. 시술 당일 사우나, 과격한 신체활동은 피해주세요. 혹시 불편한 점 있으시면 카톡, 문자, 전화 등으로 연락주세요^^
감사합니다. 푸른산한의원 원장 정다운 드림.

매선치료의 경과 관찰

매선치료 전후의 근력테스트에서 근력의 향상을 느낄 수 있는 경우도 있고, 그렇지 않은 경우도 있다. 천장관절에 대한 매선시술은 근력검사 외에 천추에서 요추까지 압박해보는 검사 또는 후상장골극 부위를 두드려보는 검사로 사전사후 비교도 가능하다.

■ 치료경과

둔근에 매선을 시술하는 경우 1회 시술에서 둔근의 2, 4번 경결선에 시술을 하였다면, 추후 치료에서 2, 4번 경결선은 부드러워지면서 압통이 감소하고, 주변의 3번이나 1번의 경결선에서 압통점이 나타나기도 한다. 압통을 추적해 가면서 압통이 나타나는 곳에 추가적으로 시술할 수 있다.

■ 매선 주의사항

매선치료를 매일 연속해서 시술하는 경우에는 따끔따끔한 증상, 당기는 느낌 등이 극심하게 느껴지는 수도 있다. 일반적으로는 주 3회 미만으로 하루 이상의 간격을 두어 매선사가 피하지방층에서 자리잡고, 적응하는 기간을 주는 것이 좋다.

참고 **천장관절 벨트**

천장관절의 불안정성, 염증, 관절염 등으로 인해서 통증을 유발하는 경우에는 천장인대를 강화시키는 방향으로 치료를 하는 것이 좋다. 침, 전침, 매선 등이 도움이 될 수 있지만, 출산 전후에 수면부족, 신체적인 활동 증가로 빠른 효과를 보기 어려운 경우에는 천장관절 벨트가 도움이 될 수 있다. 일반적인 허리 보호대는 장골능부터 하부 늑골까지의 허리를 보호해주고 복압을 높여서 안정성을 더하는 것이 목표이지만, 천장관절 벨트는 장골능과 대전자 사이에 위치하여 천장관절을 직접 잡아주는 효과가 있다. 천장관절 벨트를 검색하면 폭이 5-10cm 가량 되는 벨트를 볼 수 있는데, 바로 그 제품이다.

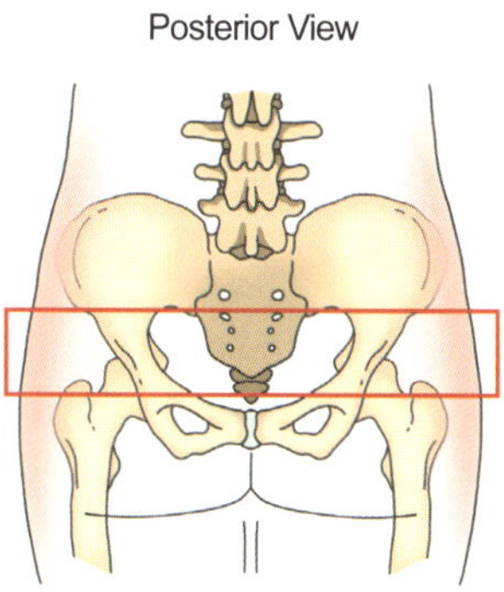

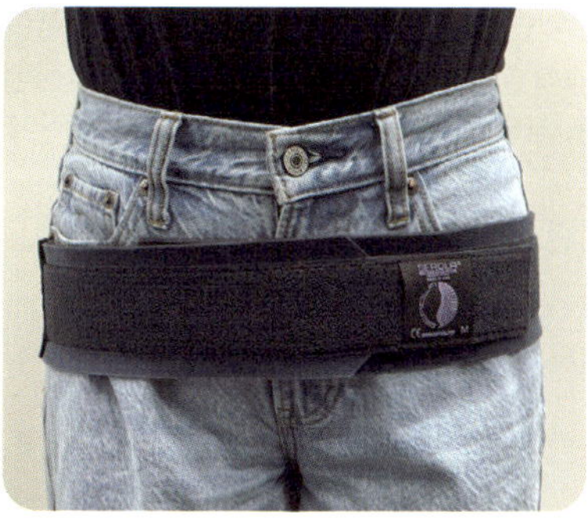

[그림113]

발목인대 염좌 이후에 불안정성이 심하면, 발목 보호대를 단기간 착용하는 것이 도움이 되듯, 천장인대의 불안정성으로 통증이 심하다면 천장관절 벨트를 단기간 착용할 수 있다. 다만 장기간 의존하는 것은 좋지 않으므로, 통증 관리를 위해 일시적으로 하루에 4-5시간 이내로 착용하는 것을 권한다.

천장관절 벨트에 관해서는 몇몇 연구가 있다.

1. 요통환자군과 대조군에 대해서 평형기능을 조사한 연구에서 천장관절 벨트를 사용한 군이 더 나은 평형기능을 보인다[70].
2. 임신과 관련된 골반통을 대상으로 한 연구에서 능동적으로 다리를 올리도록 했을 때 나타나는 골반통을 관찰하였다. 4주간 천장관절 벨트를 사용한 뒤에 능동적으로 다리를 올리는 검사에서 통증이 감소하였다[71].
3. 허리 보호대와 천장인대 벨트를 2주간 착용하며 비교한 무작위임상연구에서 한 그룹은 허리보호대를 1주차에 천장인대 벨트를 2주차에 착용하였다. 다른 그룹은 천장인대 벨트를 1주차에 허리보호대를 2주차에 착용하였다. 환자의 만족도나 기능, 통증의 빈도 및 강도에서 천장인대 벨트 군이 더 나은 결과를 보여주었다[72].
4. 정형외과 의사가 출판한 천장관절 통증의 관리에 관한 연구에서도 초기 치료로 적절한 신체활동, 천장관절 벨트, 진통소염제, 물리치료 등을 언급하고 있다[73].
5. 초음파 도플러 이미지를 통해서 천장인대에 진동으로 자극을 준 다음 천장관절을 관찰한 연구도 있다. 건강한 10명의 대상자에게 진동을 가하면서 초음파 도플러를 통해 천장관절을 관찰한 결과 벨트를 치골결합 근처가 아닌 전상장골극 주변을 감싸도록 착용 했을 때 관절의 느슨함을 줄여주는 효과가 있었다. 벨트의 압력이 강한지 보다는, 벨트의 위치에 영향을 더 많이 받았다[74].

70. Daniels AH, Park AM, Lee DJ, Daher M, Diebo BG, Carayannopoulos A. Impact of Sacroiliac Belt Utilization on Balance in Patients with Low Back Pain. Orthop Rev (Pavia). 2024;16:116960. Published 2024 Apr 30. doi:10.52965/001c.116960

71. Fitzgerald CM, Bennis S, Marcotte ML, Shannon MB, Iqbal S, Adams WH. The impact of a sacroiliac joint belt on function and pain using the active straight leg raise in pregnancy-related pelvic girdle pain. PM R. 2022;14(1):19-29. doi:10.1002/pmrj.12591

72. Lee DJ, Ahmed SA, Tang OY, et al. Comparative Effectiveness of Sacroiliac Belt versus Lumbar Orthosis Utilization on Nonspecific Low Back Pain: a Crossover Randomized Clinical Trial. Orthop Rev (Pavia). 2022;14(3):37471. Published 2022 Aug 25. doi:10.52965/001c.37471

73. Schmidt GL, Bhandutia AK, Altman DT. Management of Sacroiliac Joint Pain. J Am Acad Orthop Surg. 2018;26(17):610-616. doi:10.5435/JAAOS-D-15-00063

74. Damen L, Spoor CW, Snijders CJ, Stam HJ. Does a pelvic belt influence sacroiliac joint laxity?. Clin Biomech (Bristol).

위의 연구들에 기반하여 천장관절 벨트를 전상장골극 주변 높이에 단기간 착용해 볼 것을 권장해보는 것도 환자의 통증과 삶의 질에 도움이 될 수 있다.

2002;17(7):495-498. doi:10.1016/s0268-0033(02)00045-1

8 신경근의 병변에 대한 치료

신경근의 병변이 있는 경우 후관절의 촉진

재활의학과 의사인 메인(Maigne)은 "척추 통증의 진단과 치료"에서 PMID(Painful minor intervertebral disc) 개념을 소개하고 있다[75]. PMID는 통증성 미세 척추사이 기능장애를 말하는데, 기계적 또는 반사적으로 발생하는 가역적, 양성, 통증성, 분절성 척추기능장애이다. 추간판 질환까지는 아니지만, 척추에서 신경을 자극하여 여러가지 증상와 징후를 나타날 수 있는 상태를 말한다. 후관절 부위를 자세히 관찰하거나 극돌기 주변을 상세히 촉진하여 PMID의 상태를 판별한다. Maigne의 책에서 후관절을 촉진하는 방법은 요추부의 극돌기 사이에서 측방으로 1cm지점을 상하로 문질러서 찾는다. 그리고 이 부위의 압통점은 영상검사에서 확인되는 척추레벨의 문제와 상관관계가 있다고 보고하고 있다.

■ 후관절

촉진에서 후관절이라고 부르는 구조물은, 실제로는 다열근 상의 경결점에 해당할 것이다. 연부조직의 두께상 요추부에서 후관절을 직접 촉진하려면 4~5cm이상을 들어가야 하는데, 실제로 촉진만으로 그만한 깊이를 탐색하는 것은 쉽지 않을 것이다. 다만 치료적으로 해당 경결점을 잡아서 60mm의 침으로 자입하면 접근이 가능하므로 의미상 후관절로 부른다. 일반적인 환자의 체형에서는 50mm정도 자입하면 추체 후면의 골막에 닿도록 자침할 수 있다.

■ 후관절의 촉진방법

메인(Maigne)은 후관절의 압통을 진단하는 방법을 상술하고 있다. 중지를 정중선에서 1cm 떨어진 곳에 대고, 극돌기가 이루는 선과 평행으로 천천히 밀어간다. 매 1cm마다 멈춰서 수직으로 앞뒤로 깊게 문질러 본다. 검지를 가운데 손가락 위에 얹어 누르는 힘을 보강할 수 있다고 하였다.

그 방법대로 후관절 부위를 잡아서 10군데를 하나씩 눌러보는 것도 좋지만, 하루에도 여러 환자의 허리를 계속 눌러야 하므로 한의사의 손가락 관절에 무리가 온다. 어느새 방아쇠 수지의 증상들을 몸소 경험하고 있을 지도 모른다. 손에 오는 무리를 줄이고, 빠른 탐색을 하기 위해 엄지손가락을 제외한 나머지 손가락을 나란히 접촉하여 탐색하는 방법을 사용할 수 있다.

75. Robert Maigne and Walter L. Nieves. 최훈 역. 척추통증의 진단과 치료 2판:서울. 군자출판사:2008:97, 162.

■ 후관절 촉진을 위한 빠른 방법

검지손가락 이하를 나란히 맞대어 요추의 극돌기에서 측방 1cm 부위에 접촉한다. 피아노 건반 치듯 손가락의 원위지절간관절을 굴곡하여 손 끝에서 경결점을 탐지한다. 손끝의 방향은 추체방향이나 극돌기의 뿌리를 향하도록 45도 아래 방향으로 향하게 한다. 이렇게 하면 한 손가락으로 촉진하는 것에 비하여, 빠르게 넓은 부위를 탐색하여 후관절의 압통점을 찾을 수 있다. 하부요추, 중부요추, 상부요추를 중심으로 위치를 이동하면서 촉진하면, 문제가 있는 후관절을 탐색할 수 있다.

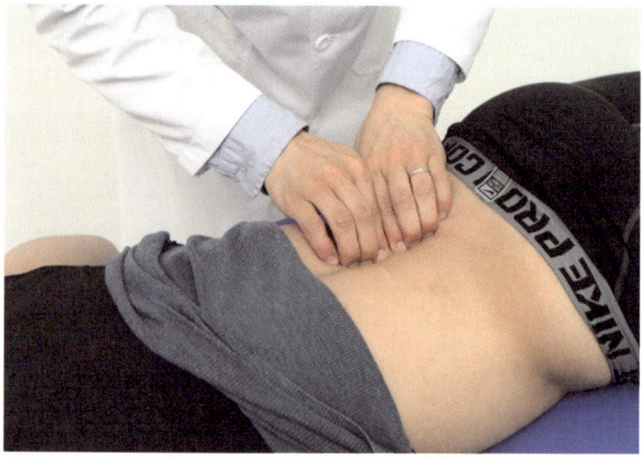

[그림114] 우측 후관절의 촉진

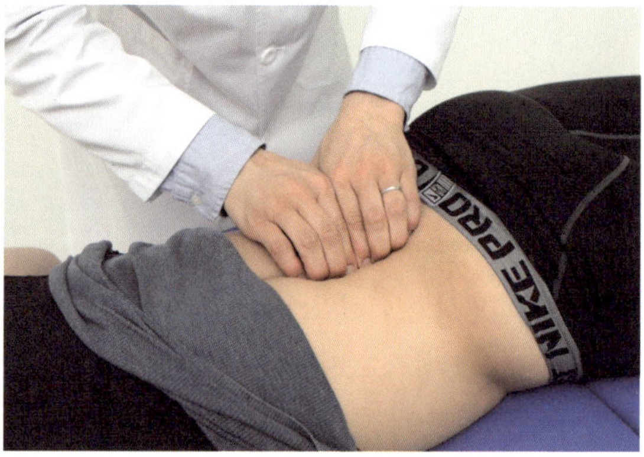

[그림115] 좌측 후관절의 촉진

[그림116] 후관절 촉진 후 손톱자국

후관절의 치료포인트 설정

■ 신경근의 전침치료 연구

일본 메이지 대학 통합의학센터 의사인 모토히로 이노우에(Motohiro Inoue)는 기존 치료에 반응이 없는 척추관협착증에 대한 전침치료의 증례연구[76)]를 진행하였다. 요추의 신경근에 신경차단술을 할 때와 마찬가지로 환자를 엎드린 자세로 하고 요추의 극돌기 옆의 신경근 자극점을 X-ray투시영상 하에서 찾았다. 90mm의 침을 신경근의 위와 아래에 자입하고 10Hz의 전기자극을 10분간 통전하였다. 17례에서 보행거리의 증가와 통증의 감소를 보고하였다.

■ 자침 부위

투시영상을 보면서 자침 포인트를 잡을 수 있다면, 위의 연구를 그대로 재현할 수 있을지도 모른다. 그러나 투시영상 없이 정확한 추체의 레벨을 잡고, 횡돌기의 레벨을 찾아서 횡돌기 사이의 신경근을 사이에 두고 침을 상하로 자입하기는 어렵다. 그래서 현실적인 대안으로 요추의 협척혈에서 다열근 사이에 경결점을 잡아서 경결점 위주로 상하에 침을 놓고 전침자극을 해봤더니, 감각도 돌아오고, 하지통도 줄어드는 반응을 관찰할 수 있었다.

■ 자침

요추 극돌기하에서 1cm 부근 후관절의 압통점 상에 60mm 길이의 침을 직자하여 골막에 닿는 느낌이 올 때까지 심자한다. 환자는 이때 묵직하거나 시큰한 느낌을 느낄 수 있다. 처음 자입한 침에서 상방으로 0.5cm, 외측으로 1cm부위에서 두 침의 침첨이 서로 만나도록 가상의 선을 따라 극돌기의 뿌리를 향해 골막까지 자입한다.

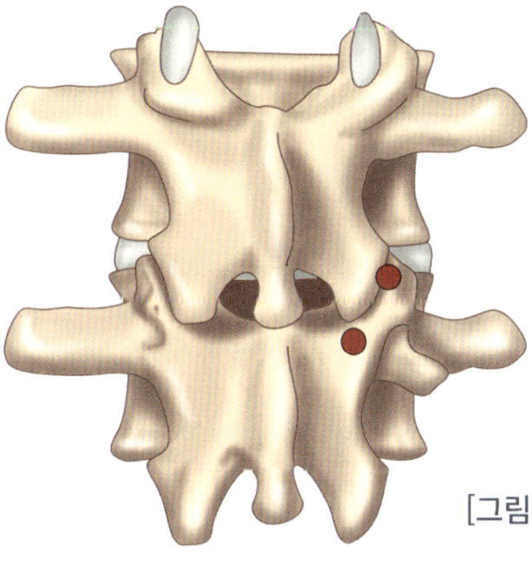

[그림117] 후관절의 치료부위

76. Motohiro Inoue, Miwa Nakajima, Tatsuya Hojo, Hiroshi Kitakoji, Megumi Itoi. Spinal nerve root electroacupuncture for symptomatic treatment of lumbar spinal canal stenosis unresponsive to standard acupuncture: a prospective case series. Acupunct Med 2012;30:103-8 doi:10.1136/acupmed-2011-010122

■ 봉침자극

봉침으로 자극할 때는 20만:1로 희석한 봉침액 0.4cc를 극돌기하에서 1cm 부근 후관절의 압통점 상에 0.2cc씩 나누어 피하로 주입한다. 이후 차차 농도를 높여가거나, 자생원외탕전실의 분리정제봉독 0.4cc를 사용한다.

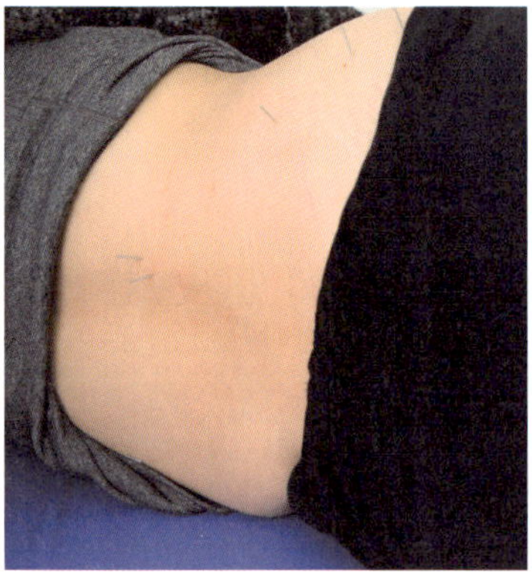

[그림118] 후관절 자침

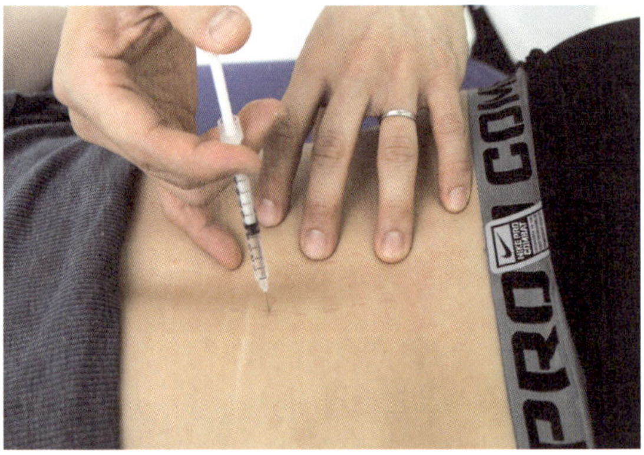

[그림119] 후관절의 봉침 자입(제3요추)

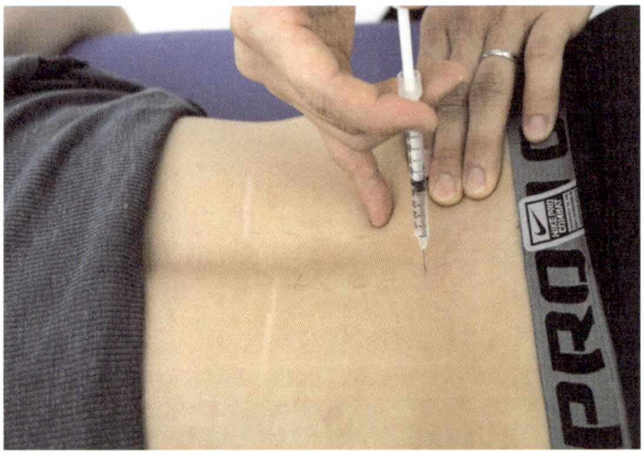

[그림120] 후관절의 봉침자입(제5요추)

신경근 병변이 있는 경우 예후 관찰

■ 후관절 레벨을 추가자침

감각저하가 있는 경우에는 침치료 전후에 감각의 호전을 즉시 경험할 수 있는 경우가 많다. 침치료 후에 감각저하된 영역에 전혀 변화가 없다면, 한의사가 잡은 후관절 부근 압통점의 위치가 정확하지 못했거나, 이환기간이 길었다거나, 신경근의 압박이 심한 경우이다. 먼저 한의사가 예상한 높이의 요추부 후관절 상의 문제가 아니었다면, 침치료 직후에도 감각에 변화가 없다. 그렇다면 침을 그대로 둔 채로,

상부나 하부에서 후관절의 압통점을 더 찾아서 해당 레벨을 찾아낼 수도 있다. 이는 장골능의 상연을 연결한 가상의 선(야코비선, Jacoby's line)의 중점이 제4요추와 제5요추의 극돌기에 걸린다는 일반적인 촉진원칙에서 벗어난 경우이다. 개인에 따라 장골능의 높이가 다를 수도 있고, 요추가 4개 또는 6개일 수도 있기 때문이다.

■ 변화가 더딘 경우

정확한 레벨을 찾지 못한 시술자 쪽의 문제가 아닌 환자 쪽의 문제라면 추가적으로 상하의 후관절을 더 찾아서 자침하더라도 변화를 만들어내기 어렵다. 신경근 병변이 심한 경우이거나, 이환기간이 긴 경우 혹은 수술의 과거력이 있는 경우일 수 있다. 침치료 전후에 감각변화가 없다면, 감각변화가 즉시 생기는 경우에 비해 예후를 길게 잡는 것이 일반적이다.

참고 후관절에 생길 수 있는 병리

척추의 기능적 움직임 단위는 인접한 두개의 척추체, 1개의 추간판, 2개의 후관절을 포함하며, 이를 운동 분절(Motion segment)이라 한다. 후관절은 그 중에서 움직임과 관련된 가장 중요한 역할을 하는데, 후관절의 방향에 따라서 척추가 움직이는 방향이 결정되기 때문이다.
후관절은 윤활관절의 하나이다. 다시 말하자면, 후관절은 연골로 쌓인 2개의 뼈가 만나서 관절을 이루고, 관절은 윤활액을 분비하는 섬유성관절낭으로 쌓여있다. 따라서 후관절에는 윤활관절에서 생기는 다양한 병리가 생길 수 있다[77].

첫째, 관절액 삼출이 아주 흔하다. 즉, 관절이 붓는 것이다. 관절낭 안에 관절액의 양이 증가하면서 관절이 불안정 하게 되므로 척추의 불안정성이나 퇴행성 전방전위증과 관련이 깊다.

둘째, 관절염이 생길 수 있다. 무릎, 손가락 등 퇴행성으로 나타날 수 있는 관절염이 후관절에도 나타날 수 있다. 특히, 중년 이상의 연령을 자주 만나게 되는 한의원에서는 더욱 흔한 병리일 것이다. 구조적으로 관절연골이 닳고, 심하면 뼈가 닳거나 골극이 생기기도 한다. 삼출액이 증가하며, 주변 인대가 느슨해지거나, 관절낭도 영향을 받게되며 결국에는 관절 전체에 영향을 받게된다. 사체해부를 통한 연구에 따르면 60대에는 일반적으로 나타나는 현상이며 연령에 따라 증가하는 것으로 알려져 있다. 가장 흔하게 나타나는 레벨은 제4요추와 제 5요추 사이, 제 5요추와 천추 사이의 관절이다.
환자가 영상검사를 가지고 왔을 때, 가장 흔하게 볼 수 있는 소견이지만 후관절이 닳았다고 해서 반드시 통증의 직접적인 원인이 되지는 않는다. 모든 디스크 퇴행이 통증을 만들어내지는 않는 것과 같다. 임상적으로 환자의 징후과 증상을 잘 살펴서 판단해야 한다.

셋째, 관절 주변에 윤활액을 포함한 낭종이 생길 수 있다. 마치 무릎 관절낭이 느슨해지면서 베이커낭종(Baker's cyst)이 생기는 병리와 같다. 특히 제 4요추와 제 5요추 부근에서 가장 흔하게 나타나며, 경추와 흉추에서는 드물다.

이외에도 간혹 통풍, 골연골종, 혈관종 등이 생길 수 있다.

---

77. G Almeer, C. Azzopardi, J. Kho, H. Gupta, S.L. James, and R. Botchua.Anatomy and pathology of facet joint. J Orthop. 2020 Nov-Dec; 22: 109–117. doi: 10.1016/j.jor.2020.03.058.

요약하자면, 후관절은 주로 붓거나, 관절염이 생기거나, 낭종이 생기는 등의 변화가 생길 수 있다. 그 중에서 붓는 것은 가역적인 변화이므로 상대적으로 예후가 양호하며 후관절 주변의 침치료에 반응이 좋을 것으로 생각할 수 있다.

참고 한 개의 척추 신경은 두 개 이상의 후관절과 연관을 갖는다.

한 개의 척추신경은 두 개 이상의 후관절을 지배한다. 다른 말로 하면, 한 개의 후관절은 2개 이상의 신경에 의해 지배를 받는다. 최근 연구[78]에 의하면 후관절에는 여러가지 해부학적인 변이가 있기는 하지만, 일반적으로 2-3개의 척추신경에 의해 지배된다.
예를 들어, L4 아래로 나오는 척수 신경의 후지(Dorsal ramus)에서 내측지(Medial branch)가 L4-L5 후관절로 진행하는 것이 주요 경로이다. 거기에 한 레벨 아래인 L5-S1 후관절로 진행하는 분지가 있다. 그리고 일부는 위로 향하여 L3-L4후관절로 향한다. 즉, 한개의 척추신경이 삼지창이나 포크처럼 갈라져서 인접한 3개의 후관절을 지배한다.

한 개의 후관절이 동일 레벨 및 위아래를 포함한 3개의 척추신경의 지배를 받는다는 사실은 임상적으로 의미가 있다. 왜냐하면, 표면해부학을 통해서 요추 레벨을 탐지하고 들어갈 때에, 목표로 삼는 특정 레벨 뿐 아니라 위 아래로 한 레벨까지를 넓게 살펴서 압통여부, 근육의 위축여부 등을 자세히 살펴서 종합적으로 판단해야 하기 때문이다.

즉, 후관절을 살필 때는 내가 생각하는 요추 레벨에서 한레벨 위아래까지 넓게 살펴보면서 주변 근육의 질감을 살펴보는 것이 좋다.

78. S. Kapetanakis and N. Gkantsinikoudis. Anatomy of lumbar facet joint:a comprehensive review.Folia Morphol. 80(4):799–805 DOI: 10.5603/FM.a2020.0122.

감각의 변화를 통한 치료경과 확인

■ 감각변화의 정도

건측의 10에 비해 5 미만으로 감각이 저하된 경우에는 침치료 전후에 감각의 변화가 잘 나타나지 않는다. 반면 5~6, 6~7 또는 7~8개 정도로 감각이 저하되어 있다면 치료적 자극을 하나씩 늘려가면서 감각이 조금씩 호전됨을 관찰할 수 있다. 대개 1회 치료에서 감각이 2~3정도 늘어가는데, 치료적 반응이 좋다면 5에서 건측과 감각이 같아지는 9~10까지 올라오기도 한다. 개인적인 경험으로는 5 정도가 성공적인 치료율을 결정하는 분수령인 듯하다.

■ 감각이 과민한 경우

드물지만 환측의 감각이 더 과민한 경우도 있다. 보통 건측 10정도의 감각에 비해 환측이 12~13개 정도로 더 따갑다고 표현되는데, 약침 - 자침 - 전침 이후에 감각의 따가움이 덜해지게 된다. 레벨에 따라서 나타나는 빈도도 차이가 있어서 상위요추 L1, L2, L3 피부분절에서는 과민하거나 따가운 경우가 많지만, L4, L5, S1 피부분절에서는 감각이 저하되는 경우가 더 많으며 과민한 경우는 더 드문 편이다.

Case Report

우측의 감각은 정상이고, 좌측의 제 4요추 피부분절의 감각이 5정도로 저하된 예를 살펴본다. 후관절부위를 촉진하여 좌측 L3 혹은 L4부근의 압통과 경결을 확인한다. 20만 : 1농도의 봉침 0.4cc를 경결점 부위에 2부위에 나누어 피하에 주입하거나 근육 내 주사한다. 다시 감각을 체크하면 6개 정도로 향상된다. 해당 부위의 후관절에 60mm 2개 침을 직자 및 사자로 심자한다. 침치료 후 다시 감각을 체크하면 7~8개 정도로 감각이 더 올라온다. 침에 전침선을 연결한 뒤 통전하고 다시 감각을 체크하면 9~10개 정도로 "거의 같아졌는데요"라는 환자의 대답을 기대해 볼 수 있다. 물론 재진시에는 다시 5~6 정도로 감각이 저하되지만 주3회로 2~4주 정도 치료 후에는 양측의 감각이 거의 동일하게 유지된다. 감각이 돌아오면서 통증은 함께 감소해가는 경우가 많다.

봉침, 자침, 전침의 순서대로 진행해 본 위의 예는 아주 반응이 좋은 경우라서 모든 환자에서 같은 결과를 기대하기는 어렵다. 많은 경우에 침치료 전후로 2~3레벨정도 감각의 호전을 확인 할 수 있다. 하지의 피부분절을 따라 감각이 저하된 요통은 환자도 한의사 모두 치료경과를 세세히 살펴볼 수 있어서 상호간의 신뢰를 구축해 가기에 좋다.

근력의 변화를 통한 치료경과 확인

복와위에서 침을 맞는 경우가 많으므로 둔근의 근력검사 위주로 근력의 향상을 관찰한다. 근력의 향상은 단시간에 이루어지지 않는다. 급성요부염좌의 경우에는 매일의 근력검사에서 힘이 좋아지는 것을 관찰할 수 있는 때도 있다. 하지만 만성적인 경우에는 매일 관찰해본다고 해도 변화의 폭이 작으므로 차이를 감별해내기 어렵다. 합리적으로는 1주일 단위로 관찰하면 저항에 버티는 힘이 조금씩 강해짐을 관찰할 수 있다. 환자의 기본 근력, 이환기간, 병변의 중등도에 따라 다르지만 저항검사에서 1초를 더 버티는데 약 일주일이 소요된다. 앞에서 성인-고등학생-중학생으로 근력상태에 대한 비유를 했었는데, 기억이 안나신다면 책장을 다시 넘겨 제 7장의 근력평가 결과를 환자와 공유하기 부분을(144쪽) 참고하시기 바란다.

Clinical Tips

근력의 변화는 1주일 단위로 관찰한다.
저항검사에 버티는 시간이 주당 1초 정도 늘어가는 속도로 근력이 향상된다.

Case Report

좌측 요통과 하지의 방사통을 보이는 환자가 있다. 우측 둔근의 근력은 5초 정도 무리없이 저항에 버티는 반면, 좌측 둔근 근력은 1초 후에 덜덜 떨리는 정도의 근력을 보였다. 1주일 치료 후에는 2초 정도 버티다가 떨리고, 2주 경과후에는 3~4초 정도는 버텨내다가 덜덜 떨린다. 치료 3~4주 정도 경과하면 3~4초 정도 저항에 잘 버텨내고, 덜덜 떨리는 증상도 없다. 좌측의 요통과 방사통은 대개 1주차에 약간의 변화를 보이며, 2주차를 지나면서 일상생활도 편해지고, 증상의 50% 정도가 경감된다.

후관절의 촉진을 통한 치료경과 확인

■ 후관절 경결점의 크기 관찰

후관절 부위를 촉진해서 찾은 경결점의 크기를 관찰하여 치료경과를 추적해 볼 수 있다. 초진시 직경 1cm 남짓의 완두콩만한 경결전이 있었다면, 주 3회로 1~2주 정도 봉침, 자침, 전침으로 치료하면 녹두크기 정도로 경결점이 감소한다.

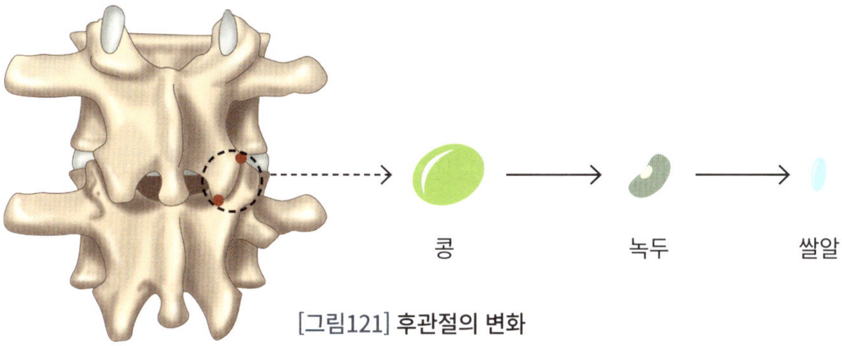

[그림121] 후관절의 변화

이후 1주 정도 추가적인 치료에 쌀알만한 크기로 감소되며 환자가 느끼는 압통도 감소한다. 1주일 정도 추가적으로 치료하면 손에 잡히거나 압통이 심한 경결점을 찾기 어렵다. 대측에서 압통점이 조금씩 나타나는 경우도 있다.

■ 증상의 경감시점

후관절 부근의 경결점이 녹두크기 이하로 변하면서 요통 및 방사통이 감소하거나 감각의 향상이 유지되는 경과를 보인다. 치료 초반 1~2주일에 통증감소나 감각 향상이 유지되지 않더라도, 후관절 부근의 촉진을 통해 경결점의 크기가 줄어들고 있다면 치료를 반복해 효과를 쌓아간다.

■ 반대측에서 압통이 심해지는 경우

간혹 아무 문제가 없었던 반대측에서 오히려 압통이 심해지는 경우도 있으므로 좌우의 압통점을 비교관찰 하는 것도 좋다. 이러한 경우라면 요추의 회전 변위를 생각해 볼 수 있는데, 편측으로 요추체가 회전되어 있는 경우에 회전된 측에서 후관절이 압박되는 징후가 있다면 상대적으로 반대측은 여유공간이 있다. 그러다가 요추의 회전이 바로 잡히면 여유있던 반대측의 공간은 상대적으로 좁아지게 되고, 압박되었던 후관절은 열리게 된다. 시소를 떠올려 보자. 한 쪽이 올라가면 반대쪽이 내려오는 것처럼, 요추의 회전도 시소와 같아서 좌측으로 회전변위가 되어있던 쪽이 바로잡히게 되면 우측의 후관절은 상대적으로 더 압박을 받게 된다.

■ 반대측으로 압통이 심해지는 경우의 치료

보통 반대측으로 후관절의 압통이 더 심하게 느껴진다면, 봉침으로 양측의 후관절에 1~2회 자극하고 마무리 해야 증상이 재발하는 것을 줄일 수 있다. 몇몇 예에서 편측 후관절의 압통점이 줄어들고 반대측의 압통점이 오히려 커지는 단계에서 봉침치료를 중단했더니 1~2주 이내에 다시 증상이 재발하는 경험을 하게 되었다. 이후로는 양측의 후관절 주변의 압통점이 비슷해 질 때까지 1~2회 가량 추가적인 봉침시술을 한 뒤 치료를 마무리한다.

■후관절 촉진에서 함몰이 느껴지는 경우

후관절 주변의 촉진은 피부, 피하지방, 흉요근막, 광배근, 다열근의 순서대로 압박하면서 눌러보는 것이다. 노화에 따라 전체적으로 다열근이 위축되거나, 디스크 협착증 등으로 척추신경의 후지가 눌려 특정 레벨에서 다열근이 위축될 수 있다. 정상적으로 후관절 주변에서 협척혈을 따라서 다열근을 확인하는 경우 상부 요추와 하부요추에서 근육의 크기나 질감이 동일하다. 하지만 근육 위축이 있다면 상부 요추에 비해 하부 요추 다열근의 크기가 작고 극돌기를 더 선명하게 만질 수 있다.

이러한 경우에 환자에게는 척추의 보디가드 근육이 약해졌으니 키워가는 치료와 운동을 해야한다고 설명한다. 치료 요점은 근육의 크기를 키워가는 것이다. 침을 다열근 주변에 심자하고, 근육 수축이 느껴질 수 있도록 전침자극을 충분히 해주어야 한다. 적절한 운동을 겸하여 근육 위축의 시계를 되돌릴 수 있다.

■ 열화상 카메라를 통한 치료경과 확인. 증례 1

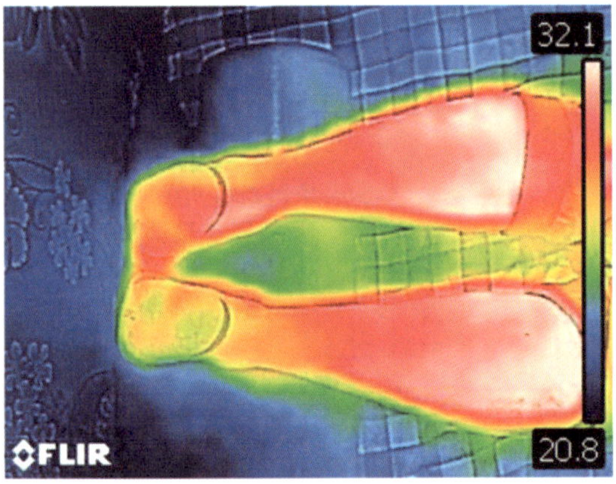

[그림122] 치료 전

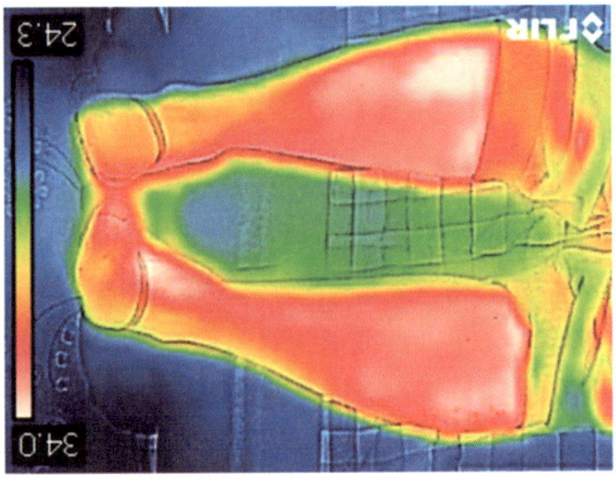

[그림123] 치료 후

Flir C2 열화상카메라를 사용하여 우측 하지방사통 및 저림을 호소하는 환자의 간이 체열검사를 진행하였다.

좌측의 이미지는 침치료 전이며, 우측은 후관절 봉침 시술 후, 후관절에 60mm 침을 2개 자침하고 전침도자선을 연결하여 시술하는 도중에 촬영한 것이다.

화면에서 흰색-분홍색-빨간색-주황색-노란색 순서로 온도가 점차 낮아져서 파란색이 가장 차가운 온도를 나타낸다. 치료 전 이미지에서는 우측 발꿈치 주변이 좌측에 비해서 온도가 조금 낮은 것을 확인할 수 있다. 하지만 몇 분 뒤 요추 5번과 천추 1번 주변의 후관절에 봉침, 자침, 전침하면서 다시 촬영한 영상에서는 우측 발꿈치 부분의 온도가 조금 상승한 것을 볼 수 있었다.

정확한 이미지 촬영을 위해서는 의료용 적외선체열진단기를 사용해야하지만, 간이로 환자들의 체열분포를 파악하여 진단과 경과관찰에 이용할 수 있어서 진료실 책상 곁에 두고 사용하고 있다.

■ 열화상 카메라를 통한 치료경과 확인. 증례 2

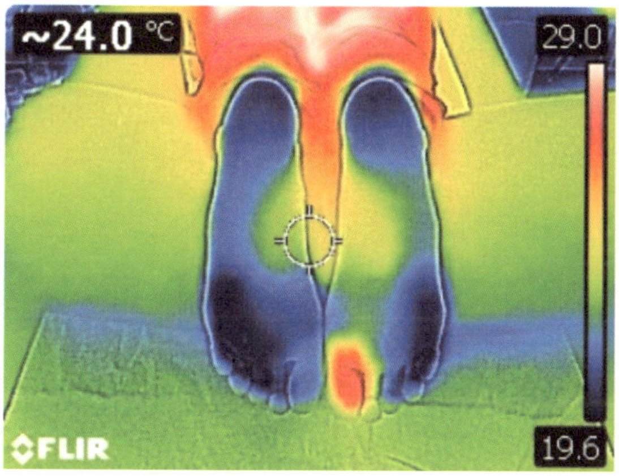

[그림124] **치료 전**

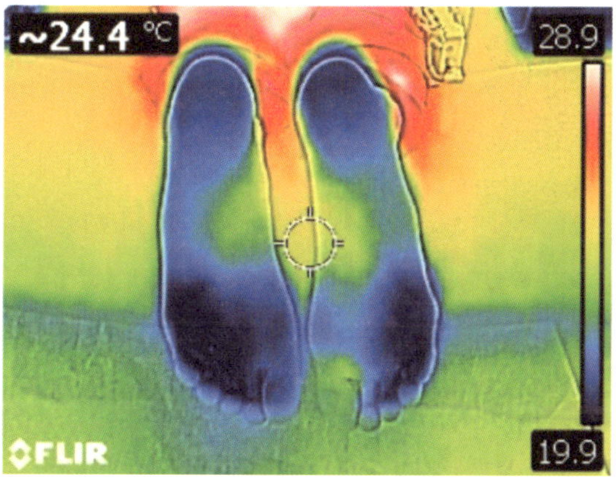

[그림125] **치료 후**

환자는 두 차례 디스크 파열의 과거력을 가진 17세 남자 환자였다. 방사통은 2년 전에만 있었고, 이번에는 주로 하부요통이 주소증이지 다리는 문제가 없었다. 증상은 없지만 체열검사를 해보니 우측 요추 4번 신경지배영역에 해당하는 엄지발가락에서 온도가 상승한 것을 볼 수 있었다.

해당 레벨의 후관절과 다열근 위에 2개, 요방형근에 침 2개, 둔근에 침 3개를 자입하고 전침을 10분 정도 한 뒤에 다시 영상을 촬영하였고, 치료 후 사진에서 우측 엄지발가락의 온도가 다른 발가락과 비슷해 진 것을 확인할 수 있다.

▶ 요약 치료전후의 경과를 확인할 수 있는 10가지 방법

01	치료전	편측 장요근의 심한 압통
	치료	앙와위에 정강이 침치료 + 배꼽 엘리베이터
	치료후	치료 직후 편측의 압통감소 또는 반대측 압통의 증가
02	치료전	편측 장요근의 근력저하
	치료	앙와위에 정강이 침치료 + 배꼽 엘리베이터
	치료후	발침 후 편측 장요근의 근력 향상 및 대측의 근력 다소 저하
03	치료전	편측 하지의 특정 분절에 감각저하
	치료	앙와위에 정강이 침치료 + 배꼽 엘리베이터
	치료후	간혹 감각저하가 호전되는 경우도 있음
04	치료전	편측 하지의 특정 분절에 감각저하
	치료	복와위에서 후관절에 자침, 전침 또는 약침
	치료후	치료 직후 편측의 감각저하가 호전
05	치료전	둔부의 피부에 감각과민
	치료	복와위에서 후관절에 자침, 전침 또는 약침
	치료후	치료 직후 편측의 감각과민이 호전
06	치료전	천추에서 요추까지 눌러볼 때 심한 통증
	치료	둔근의 경결선을 따라 자침 또는 매선
	치료후	심한 통증이 줄어들고, 탄력을 다소 회복
07	치료전	둔근 경결점이 심한 쪽의 가자미근에도 심한 압통
	치료	둔근 경결선을 따라 자침, 전침 또는 매선
	치료후	치료 직후 가자미근의 압통이 감소
08	치료전	둔근 경결점이 심한 쪽의 가자미근에도 심한 압통
	치료	연관 후관절에 자침, 전침 또는 약침
	치료후	치료 직후 가자미근의 압통이 감소
09	치료전	편측 하지의 근력저하
	치료	후관절 및 둔근에 대한 자침, 전침, 약침 및 매선
	치료후	1주일 단위로 관찰하면 근력이 점차 증가
10	치료전	천장관절에 압진이나 진동을 가했을 때 극심하고 날카로운 통증
	치료	천장관절에 매선치료
	치료후	압진이나 진동에 통증이 덜해짐

9 요통 유형별 치료지침

자가보행이 불가능한 급성 요통

■ 증상 및 발병력

혼자서는 걸어다니기 힘들 정도로 심한 급성요통으로 내원하는 환자에 대한 치료와 관리 방법을 정리해 본다. 환자는 급성적인 발병력(Acute onset)을 가지고 있으며 보행도 힘들고, 허리를 곧바로 세우기가 곤란한 상태이다. 때로는 통증 회피를 위해 편측으로 기울어진 자세로 서기도 한다(Antalgic posture).

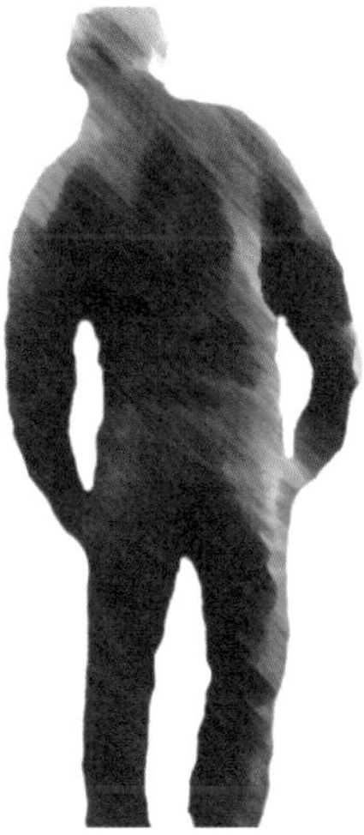

[그림126] **통증 회피 자세(antalgic posture)**

■ 환자에게 예후를 설명하기

보호자의 부축을 받아서 진료실에 들어서게 되는데, 외래진료현장에서의 한계를 설명하고, 가능하다면 입원치료의 필요성을 환자 및 보호자에게 미리 알리는 것이 좋다. 침치료의 경험이 없는 환자들, 침으로 일도쾌차한다는 풍문만 들은 환자들은 부축받고 들어왔다가, 혼자서 걸어나가는 드라마를 기대하기도 한다. 하지만 일차진료 한의사의 역할은 감별진단을 통하여 질환의 경중을 가려내고, 질환의 자연사를 염두에 두고 예후를 잡는 것이다. 일상생활의 회복에 2~4주의 기간이 필요하며 초기에 거동이 불편할 때는 입원치료가 나을 수 있다는 점을 환자와 보호자에게 설명하고 시행가능한 이학적 검사들을 해 보는 것이 좋다.

■ 병리적 기전

병리적으로 추간판의 팽륜 및 돌출로 인한 경막(Dura mater)의 압박으로 극심한 근육연축이 발생한 위의 상황을 침치료로 단숨에 회복시키는 것은 한계가 있다. 디스크의 부종이 해결되고, 근육의 연축이 제자리로 돌아오는 시간이 필요한 것이다.

■ 앙와위에서 이학적 검사

앙와위를 취할 수 있다면 앙와위에서 하지 감각검사, 엄지발가락 당겨보기 테스트, 새끼발가락쪽 당겨보기 테스트를 시행할 수 있다. 가능하다면 장요근을 촉진해 볼 수도 있다. 급성요통에서는 경막의 압박을 재현해 보기위해서 하지직거상검사 (Single leg raise test, SLR)를 시행하거나 슬럼프(Slump) 테스트를 시행해 보아야 한다. 이학적 검사로 디스크탈출의 여부를 확진할 수는 없으나 검사를 시행하고 이를 차트에 반드시 기록하는 것이 좋다. 한쪽 다리를 쭉 편채로 들어올렸을 때, 정상이라면 80~90도 정도로 거상이 가능하다. 45도 거상 이전에 요통이 심해지거나, 하지로의 방사통이 유발된다면 경막의 자극을 의심해 볼 수 있다.

■ 복와위에서 이학적 검사

돌아누울 수 있다면 엎드린 자세에서 천추에서 요추까지 가볍게 압박해 볼 수 있다. 압박시에 통증이 심하면 복와위로 치료할 때, SOT블록을 적용해야 할 것이다. 돌아눕기 어렵다면 측와위로 누워서 치료해도 좋다. 요부신전근과 둔근의 촉진까지 시행해볼 수 있다. 주의할 점은 급성요통으로 근연축이 극심한 상태에서는 근력검사를 해보기가 어려울 뿐만 아니라, 섣부른 근력검사로 저항을 주다가 근연축을 가중하여 증상의 악화를 야기하므로 근력검사를 시행해서는 안된다. 촉진할 때도 요통이 심할 때는 통증역치가 변하여 가벼운 압박에도 환자는 심한 통증을 느낄 수 있으므로[79] 압력을 줄여서 조심히 촉진한다. 근연축을 가중하여 증상의 악화를 야기하므로 근력검사를 시행해서는 안된다.

■ 치료

치료실에서 앙와위로 진통, 소염 및 부종완화의 목적으로 허리에 얼음찜질(Ice pack)을 한다. 누워서 하지 위경상에 앙와위 자침을 시도해 본다. 또 다른 방법으로 원위취혈을 선택할 수도 있는데, 개인적으로는 편측이나 양측으로 눈썹 부근의 찬죽(BL2) - 어요에 투자하고, 백회(GV20)에 자침하여 서서히 걸어다닐 수 있도록 한다. 원위취혈의 혈위는 개인적인 경험에 의한 것이므로 다른 혈위를 추가하거나 대신해도 무방하다.

---

79. Jiro Hirayama, Masatsune Yamagata, Satoshi Ogata, Koh Shimizu, Yoshikazu Ikeda, and Kazuhisa Takahashi. Relationship between low-back pain, muscle spasm and pressure pain thresholds in patients with lumbar disc herniation. Eur Spine J. 2006 Feb; 15(1): 41-47. doi: 10.1007/s00586-004-0813-2

■ 치료 후 역작용

앙와위 자침 후 배꼽엘리베이터를 시도하면 통증이 더 해진다거나, 전혀 운동을 할 수 없는 상태가 되기도 한다. 그러한 경우라면 치료후에도 눈에 띄는 변화가 없거나, 오히려 악화되는 경우도 발생한다. 이는 추간판의 팽륜이나 탈출로 인한 경막의 압박으로 발생한 근육 연축이라는 보호적인 반응이 해제되었기 때문으로 추측할 수 있다. 근육연축을 통해서라도 요추부의 안정성을 조금이나마 유지해 보려는 방어기전이 작동했던 것으로, 억지로 이완을 유도하는 경우 안정성을 더 떨어뜨리기 때문이다. 절대안정 상태에서 조심스럽게 침, 부항, 자락관법 등으로 자극을 시작해 볼 수 있다.

■ 환자관리

돌아눕거나 오래 엎드려 있는 경우 통증을 악화시킬 수 있으므로, 복와위보다는 측와위에서 자침하거나 부항치료로 주의깊게 접근한다. 환자는 입원하여 침상안정 하거나, 복대착용 혹은 테이핑으로 보강하여 부족한 요추부와 골반대의 안정성을 보충해 줄 수 있다. 일어나 앉기가 힘든 상황이라면 식사도 서서 하고, 세수하는 것도 물수건으로 닦아내거나, 보호자의 보조하에 샤워를 하도록 하는 것이 좋다. 집에서도 허리에 아이스팩을 하루에 수차례 적용하는 것을 추천한다.

참고 디스크 병변을 감별하기 위한 이학적 검사

SLR test

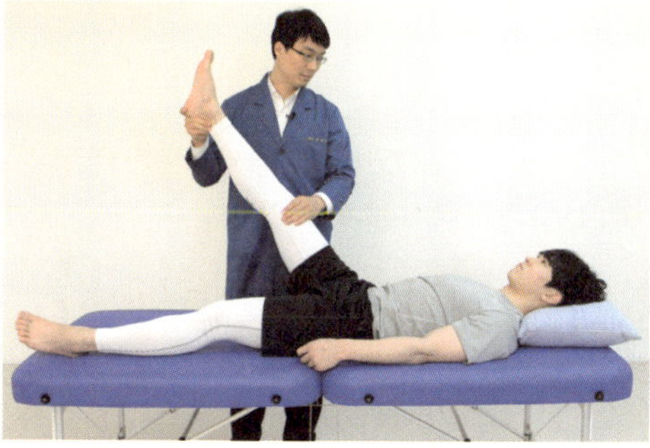

환자는 바로 누운 상태에서 환자의 하지를 잡고 무릎을 편 상태로 하지를 들어올려 침대와 환자의 하지가 이루는 각도를 관찰한다. 하지 거상시 극심한 통증을 나타내는 경우 디스크의 병변을 시사한다.

[그림127]

Slump test

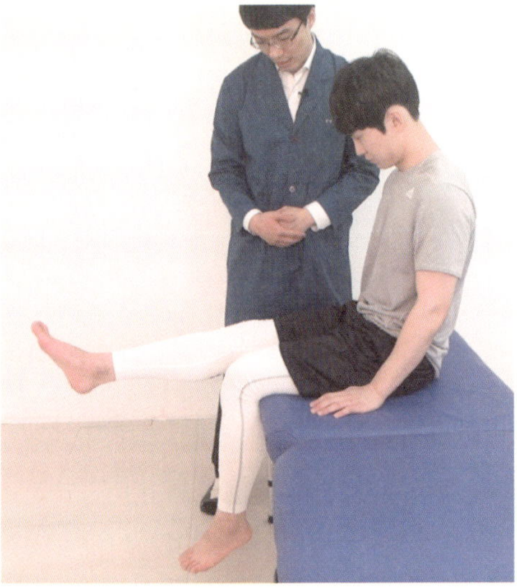

[그림128]

환자가 진찰대에 걸터 앉은 상태로 목을 최대한 굴곡하게 한다. 그 상태에서 무릎을 쭉 펴보게하여 극심한 통증이 허리나 하지에 방사된다면 양성반응으로 이는 디스크의 병변을 시사한다. 2008년의 한 연구에서는 Slump test는 민감도가 84% 특이도가 83%이며, SLR test는 민감도가 52% 특이도가 89%라고 하여 추간판 탈출의 확정진단을 위해서는 Slump test를 시행하고, 배제진단을 위해서는 SLR test를 시행하도록 보고하고 있다[80].

그러나 이후의 연구결과들을 종합한 Cochrane review[81]는 측만, 마비나 근력약화, 근육위축, 반사의 이상, 감각이상 등의 단일 이학적 검사만으로 추간판 탈출의 병변을 찾아내는 것은 근거가 부족하다고 보고하고 있다. 다만 3차 진료현장에서 보다는 일차현장에서의 검사결과를 보고한 연구에서 더 높은 민감도와 특이도를 보인다고 보고하고 있다. 일차진료현장에서는 추간판 탈출이 의심될 때 최소한의 검사로 SLR test와 Slump test정도는 시행해보는 것이 좋겠다.

Clinical Tips

추간판의 병변이 강력하게 의심될 때는 최소한 SLR test 와 Slump test를 시행해 본다.

80. Majlesi J, Togay H, Unalan H, Toprak S. The sensitivity and specificity of the Slump and the Straight Leg Raising tests in patients with lumbar disc herniation. J Clin Rheumatol. 2008 Apr;14(2):87-91

81. van der Windt DA, Simons E, Riphagen II, Ammendolia C, Verhagen AP, Laslett M, Deville W, Deyo RA, Bouter LM, de Vet HC, Aertgeerts B. Physical examination for lumbar radiculopathy due to disc herniation in patients with low-back pain. Cochrane Database Syst Rev. 2010 Feb 17;(2):CD007431. doi: 10.1002/14651858.CD007431.pub2.

참고 반복적인 심한 급성요통과 디스크의 연관성

정형외과의사인 데이비드 레비(David Levi)는 디스크 조영술을 통해서 반복적인 심한 급성요통(Episodic low back pain)을 가지는 환자에서 디스크가 주요 병리일 수 있음을 보고[82]하였다.
디스크 조영술은 디스크에 조영제를 주사하고 방사선 검사를 시행하여 디스크의 섬유륜에 얼마나 손상이 있는지를 볼 수 있는 침습적인 검사로 디스크 수술 전에 정확한 레벨을 결정하기 위해 시술할 수 있다. 78명의 환자의 과거력을 조사하고 디스크조영술의 결과를 조합한 결과 민감도 58%, 특이도 88%를 보였으며 우도비 4.7로 상당한 연관성을 보이고 있음을 보고하였다. 즉, 디스크의 섬유륜에 미세균열이 가는 순간 추가적인 손상을 막고 척추를 보호하기 위하여 주변 근육들이 연축하게 되고 이것이 바로 심한 급성 요통으로 나타나는 것이다.
혹시 환자가 수년 간격으로 극심한 요통이 반복되는 상황이라면, 디스크가 조금씩 균열이 가고 있을 수 있는 상황이니, 척추 주변 근육과 코어근육을 강화시켜서 요통을 예방할 수 있도록 조언을 해주는 것이 좋겠다.

참고 디스크의 내압과 자세

반복적이고 심한 급성 요통은 디스크의 미세균열이 진행되는 것과 연관이 있음을 알게되었다. 그렇다면 어떤 자세가 디스크에 압력을 줄여서 통증을 관리하거나 재발을 방지하는데 도움이 될 수 있을까? 관련 연구들을 기반으로 해답을 찾아본다.

2001년 독일에서 진행된 연구에서는 지원자 1명의 요추 4번-5번 사이의 디스크에 압력 센서를 실제로 설치하고 다양한 자세에서 디스크 내압을 측정한다[83]. 일반적으로 요추를 신전하면 디스크의 내압이 0.1MPa(이하 단위 생략) 정도 증가하지만, 굴곡하면 20도를 지나면서 꾸준히 증가하여 30도 굴곡이 넘어서면 0.5정도 증가한다. 측굴은 압력을 미세하게 올리기는 하지만 크게 차이가 없으며, 20도에서 정점을 찍고 그 이상의 측굴에서는 디스크 내압이 감소한다. 회전에서는 15도 정도까지는 비슷한 수준을 유지하다가 이후 증가하여 20도 이상에서는 0.2 가량 증가한다. 요약하면, 요추의 굴곡이 다른 어떤 방향의 움직임보다 디스크의 내압을 올린다. 거기에 약간의 회전과 측굴이 더해진다면 디스크에 압력이 더 올라가게 된다.
예를 들어, 식탁에서 식사를 하다가 숟가락을 떨어뜨려 주우려다, 운동화 빨래를 한다고 쪼그려 앉아서 앞으로 숙이는 동작, 재채기를 하다가 깜짝 놀라게 되는 순간 등이 모두 디스크 내압을 올리게 되는 자세들이다.

따라서 빠른 회복을 위해서는 디스크의 내압을 되도록 낮출 수 있는 생활을 유지하기 위해 다음과 같은 조언을 따라야 한다.
- 무엇보다 같은 자세로 오래 있는 것보다는 자세를 바꿔주는 것이 디스크에 영양을 공급하는 좋은 방법이다[84].
- 앉아있기 보다는 누워있는 것이 좋다. 장기적으로는 움직여야 하지만, 단기간 회복기에는 누워있는 것이 도움이 된다.

82. Levi D, Carnahan D, Horn S, Levin J. Is a History of Severe Episodic Low Back Pain an Indicator of a Discogenic Etiology?. Pain Med. 2018;19(7):1334-1339. doi:10.1093/pm/pnx147

83. Wilke H, Neef P, Hinz B, Seidel H, Claes L. Intradiscal pressure together with anthropometric data--a data set for the validation of models. Clin Biomech (Bristol). 2001;16 Suppl 1:S111-S126. doi:10.1016/s0268-0033(00)00103-0

84. Wilke HJ, Neef P, Caimi M, Hoogland T, Claes LE. New in vivo measurements of pressures in the intervertebral disc in daily life. Spine (Phila Pa 1976). 1999;24(8):755-762. doi:10.1097/00007632-199904150-00005

- 물건을 들 때는 최대한 몸에 가깝게 붙여서 들어야 한다.
- 허리를 숙일 때는 코어에 힘을 주어 복압을 높인 상태로 움직인다.
- 앉을 때는 척추를 바로 세워야 하며, 앞으로 숙이면 디스크에 압력이 증가한다.
- 뒤로 5-10가량 기울어진 등받이에 대고 앉는자세가 디스크 압력을 비교적 줄일 수 있다.
- 팔걸이가 있는 의자에서 팔걸이를 잡고 체중을 지지해서 상체를 들어올리고 엉덩이를 띄워주면, 디스크에 압력이 줄어드는 견인 효과를 낼 수 있어 도움이 된다.

위의 조언들은 일반적으로 옳지만, 디스크의 퇴행정도, 연령, 어떤 레벨의 문제인지, 근육량 등에 따라서 다를 수 있으므로 환자의 반응을 살피면서 되도록 디스크에 압력을 줄이고, 근육의 지지를 높여줄 수 있는 방향으로 생활지도를 해야 한다.

자가보행이 가능한 급성 요통

■ 증상 및 발병력

개원의라면 "오늘 무거운 것 들다가 삐끗했어요", "식탁에서 일어나는데 뜨끔하더라고요" 라고 한의원 문을 두드리는 환자들을 자주 마주하게 된다.

발병하고 1~2일 이내 내원 하는 경우가 많은데, 첫날은 파스도 붙여보고, 초등학생 자녀에게 밟아보라고 하기도 했을 것이다. 그렇게 하루가 지나도 별다른 호전을 보이지 않아 한의원 문턱을 넘어오게 된다. 한방치료로 연부조직의 불균형과 기능저하를 교정해 줄 때, 반응이 가장 좋을 수 있는 부분이라고 생각한다.

■ 한방치료의 이점

단순방사선촬영 후에 별다른 병변을 발견하지 못한다면, 근육이완제 및 진통소염제의 복용에 물리치료로 시간을 보내면서 전체적인 근육의 이완을 기다리는 것이 일반적인 의학적 처치이다. 한방치료를 선택한다면 이학적 검사를 통해 감별 진단을 하고, 연부조직의 문제들을 파악하여, 침, 부항, 뜸, 자락관법, 전침 등으로 적절한 치료를 할 수 있다. 추가적으로 근육이완 및 진통 효과가 있는 보험한약이나 한약을 복용할 수도 있다. 즉, 급성요통은 연부조직 질환에 알맞는 진단과 치료방법을 가진 한의사들이 절대적으로 우위를 차지하는 영역이다.

■ 이학적 검사

앙와위와 복와위에서 전체적인 검사를 모두 시행한다. 보행도 자연스럽고, 통증도 심하지 않은 경우라면 양측의 삼음교와 현종에서 간단히 감각을 확인하고, 엄지발가락 당겨보기와 새끼발가락쪽 당겨보기로 간단히 신경근의 문제를 감별한다. 거기에 장요근의 촉진이나 근력검사로 장요근의 상태를 탐지해 내면 앙와위에서의 검사는 30초 이내에 마무리 할 수도 있다.

■ 치료

통증이 심한 경우 찬죽 - 어요 투자 및 백회 자침 후 대기공간에서 걸어다니면서 몸을 움직이도록 할 수도 있다. 발병 당일 수시간 이내에 내원한 경우라면 얼음찜질을 통해 진통 소염 및 부종완화의 효과를 함께 유도할 수도 있다. 발병한 지 24시간 이상 경과했다면 온찜질을 위해 핫팩을 허리에 대고 눕는다. 장요근의 문제가 있다면 앙와위에서 하지의 위경상에 침치료를 4~5개 시행하고 배꼽엘리베이터 운동을 함께 한다.

■ 복와위에서 치료

복와위에서는 편측이나 양측의 요부신전근 경결점에 자락관법을 시행하고, 둔근의 경결선 상에는 60mm 침을 심자한다. 족저굴곡근(가자미근)의 압통을 사전, 사후로 확인하여 침치료가 적절히 근육의 균형을 유도하고 있는지 관찰할 수 있다. 둔근의 자침 후에도 가자미근의 압통점이 호전되지 않는다면 연관레벨의 요추부 후관절을 탐지하여 추가적으로 자침할 수 있다. 압통이 심했던 쪽의 가자미근에는 삼음교와 현종 부근에 2개 정도 투자법으로 자침하여 침치료를 마무리한다.

Case Report

자가보행이 가능한 급성요통

어제 의자에서 일어나다가 허리가 삐끗하면서 통증을 호소하는 환자가 내원하였다. 앙와위 검사에서 하지의 감각과 근력에는 큰 이상이 없고 우측 장요근의 압통을 보였다. 복와위에서는 좌측 요부신전근 2번째 촉진포인트에서 심한 압통을 느낄 수 있었으며 둔근의 2번째와 4번째 경결선을 탐지할 수 있었다. 가자미근의 촉진은 우측에서는 별 압통점이 없으나 좌측에서는 경결과 압통을 확인 할 수 있었다.
위와같이 진단되는 경우 차트에는 Rt. psoas / Lt. QL2, GM 2,4, GA로 기록한다.

Chart

✓ LBP

o/s 전일 의자에서 일어나면서 sprain

P/Ex) Rt. Psoas

Lt. QL2, GM 2,4, GA

치료는 진단에 맞추어 앙와위에서 우측 정강이에 3개 정도의 압통점을 찾아서 자침하고, 좌측에 1개 정도 놓아 균형을 맞춘 뒤 배꼽 엘리베이터 운동을 교육한다. 수차례 배꼽을 위아래로 움직이는 것을 도와준다. 촉진상 우측 장요근의 압통이 줄어들면서 좌측 장요근의 압통이 증가한 것을 환자와 공유한다. 환자에게 스스로 운동을 지속하도록 하여 5분정도 경과 한 뒤 양측 장요근의 압통점이 감소한 것을 확인하였다. 한의사가 등을 돌리자 마자 스마트 폰을 꺼내드는 환자들이 많다. 환자는 환자다. 돌아서다 말고 발길을 돌려, 환자에게 운동을 다시 한 번 권유하는 집요함이 있다면 치료에서 주도권을 잡을 수 있다.
복와위에서는 좌측의 요부신전근상의 압통점, 둔근 경결선, 가자미근의 압통을 다시 확인한다. 좌측의 요부신전근 압통점에 자락관법을 시행하고, 둔근의 경결점을 찾아서 2번 경결선에 3개, 4번 경결선에 3개의 침을 심자한다. 가자미근의 압통점을 다시 찾아서 자침 후 압통감소가 확인되었다면 가자미근 상에 투자법으로 2개의 침을 놓고, 재진 일정을 설명한 뒤 치료를 마무리한다. 때로는 가자미근이 충분히 이완되지 않는다거나, 아킬레스건 부근의 압통이 좋아지지 않는 경우가 있다. 좌측 L4 또는 L5 부근의 후관절 부근을 탐색하여 압통점이 있는 경우 60mm침 2개의 끝이 압통점 상에서 맞닿도록 자침한다. 자침 후에 가자미근의 원위측과 아킬레스 건의 압통점이 감소한 것을 확인하고 투자법으로 2개의 침을 놓아 마무리한다.

참고 장요근 대 둔근의 패턴을 통한 예후 판단

위와 같이 치료 경험을 쌓아 오던 중에 Psoas와 QL-GM-GA의 축이 동측으로 기록되는 경우와 대측으로 기록되는 경우가 있다는 패턴을 발견하였다. 경우에 따른 환자의 예후를 관찰해보니, 동측성인 경우에는 2~3주 이내에 치료가 종료되고, 대측성인 경우에는 1~2주 이내에 치료가 종료되어 좀 더 양호한 예후를 보여주었다.

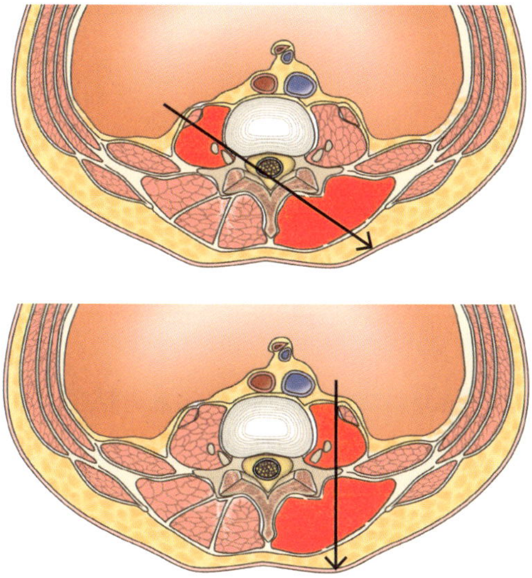

[그림129] 장요근과 요부신전근 및 둔근의 작용패턴

척추와 골반의 불안정성을 보상, 적응하는 과정에서 근육의 연쇄적인 불균형이 유발된다. 장요근과 신전근 및 둔근이 대측성 패턴을 형성했다면 추체에 중심을 두고, 불안하지만 일정 정도는 균형을 잡고 있다고 본다. 반면, 동측성인 경우에는 편측으로 중심이동이 있으므로 중심을 잡아가는데 추가적인 시간이 필요한 것으로 추측해본다.

만성요통

■ 증상 및 발병력

요통에 대한 병력청취를 하면 “쓰면 또 아프고, 쉬어주면 좀 낫고 그래요”라고 호소하는 경우를 본다. 의학적으로는 기계적 요통(Mechanical low back pain)에 해당한다. 발병일을 묻는 질문에 “아픈지는 꽤 오래되었어요”라고 애매한 답변을 하는 경우도 많다. 6주 이상의 요통이 지속되는 것을 만성요통으로 보는데, 기존의 보존적 치료에 반응이 없어서 그냥 시간이 경과하거나, 적극적인 치료를 했음에도 뚜렷한 호전없이 지내온 경우이다. 환자는 근육이완제 및 진통소염제를 복용하고 물리치료를 받았을 것이다. 혼자서 극복해 보기 위해 마사지, 운동 등을 해보았을지 모른다. 일상이 바쁜 환자였다면 파스 붙이면서 하루하루 버텨왔을지도 모른다.

■ 한방치료의 이점

의학적인 치료나 일상생활에서의 관리로도 제어가 안되는 만성요통은 단연코 한의사가 잘 볼 수 밖에 없는 영역이다. 연부조직과 해부생리학에 대한 해박한 지식을 가지고, 연부조직에 대한 다양한 술기들을 가지는 직종은 한의사가 유일하기 때문이다. 게다가 건강보험의 적용을 받기 때문에 환자의 본인부담금도 저렴한 편이라서 장기적으로 치료해 볼 수 있는 점도 한방치료의 좋은 점이다.

■ 이학적 검사 및 치료

만성요통환자는 진찰대에서 앙와위 검사부터 자세히 시행해 본다. 특히, 수술의 과거력이 있거나 장기간의 이환기간을 가진 경우에는 감각이나 근력이 저하된 경우가 많으므로 주의깊게 살펴본다. 장요근의 근력저하나 압통 및 경결을 보이는 경우 앙와위에서 허리에 핫팩을 대고 침치료 후 배꼽 엘리베이터 운동을 시행한다. 요통으로 오랜 기간 고생한 환자의 경우에는 배꼽 엘리베이터 운동을 거의 따라하지 못하거나, 호흡을 편하게 유지하지 못하므로 치료기간을 길게 잡고 임해야 한다. 장요근 필살기가 필요할 수도 있다.

■ 복와위에서의 치료

복와위에서의 치료는 이전의 급성요통 치료에 준한다. 다만 만성요통의 경우에는 신경근의 문제를 겸하는 수가 많으므로 해당 신경근의 연관 요소를 함께 치료한다. 신경근의 병변이 있더라도 감각만 저하된 경우, 근력만 저하된 경우, 감각과 근력에 모두 변화가 있는 경우가 있다. 간혹 감각의 변화나 근력의 저하가 눈에 띄지 않음에도 신경근의 병변을 의심하거나 후관절에서 강한 압통을 탐지할 수 있는 경우도 있는데, 이러한 경우라면 해당 후관절에 약침, 자침, 전침 등을 시행하기도 한다.

Clinical Tips

만성요통에서는 신경근의 문제를 함께 겸하고 있는 경우가 많으니 연관레벨의 후관절을 면밀히 촉진하고, 자침, 봉침, 약침 등으로 적극적으로 치료한다.

■ 신경근 치료

순서대로 진행해 보는데, 후관절 부근의 경결점에 60mm 심자하여 요부 통증 및 하지방사통의 강도를 관찰하거나 근력의 변화를 살펴본다. 자침으로 부족하다면 후관절에 놓인 2개의 침에 전침을 연결해 보거나, 봉침을 사용하여 치료 강도를 높여갈 수 있다. 환자에 따라 다르게 적용할 수 있지만, 일반적으로 급성적인 상황에는 소염진통 효과가 강한 봉침을, 만성적인 경우에는 조직재생효과가 뛰어난 자하거 약침을 사용하는 것이 좋다.

■ 둔근의 강화치료

둔근의 근력약화가 있는 경우에는 일차적으로 경결선 상에 60mm 침을 심자하여 통증과 근력의 변화를 살펴본다. 반응이 더딘 경우에는 3개 나란히 놓인 침에 전침을 연결하여 저빈도 강자극으로 근육강화와 진통을 유도한다. 주 3회로 1~2주간 전침자극을 해도 반응이 더디다면 매선치료를 통해 둔근의 경결선 상에 보조적 치료를 할 수 있다.

■ 치료경과

편측성 요통을 보이는 환자에서는 치료 회차가 지남에 따라 호전경과를 보이면서 다양한 징후를 보일 수 있다. 가장 일반적인 형태는 편측성 통증의 범위가 점점 감소하면서, 통증의 강도가 약해지는 것이다. 편측성 통증이 중앙부로 이동하면서 강도가 차츰 약해져 호전되거나, 반대측으로 이동하면서 통증이 감소하기도 한다. 환자가 "왜 이젠 반대쪽이 아프죠?"라고 묻는 경우인데, 반드시 통증의 강도를 확인해야 한다. 통증의 강도가 전체적으로 줄어가면서 반대측으로 이동했다면 좌우 불균형의 편차가 줄어들면서 반대측에서 힘의 재분배를 해가는 과정으로 본다. 혹시라도 통증이 전혀 줄지 않으면서 반대쪽으로 이동했다면, 환자가 무리한 활동을 했거나, 오래 앉아있었다거나, 전일 수면이 부족했거나 등 통증을 만든 추가 요소를 추적해 가야한다.

척추관 협착증

■ 척추관협착증

척추관협착증은 척추관의 내경이 인대의 비후나 골화, 골극의 형성, 추체의 퇴행 등으로 좁아져 척수와 신경의 압박을 만들어낸다. 환자는 "오래 걷기가 어려워요, 걷다보면 다리가 굳어가요", "다리에 쥐가 잘 나요. 다리가 시려요", "허리를 꼿꼿하게 세우기가 어려워요"라고 하지로 신경지배가 원활이 이루어지지 않는 증상들을 호소한다. 척추관 협착증은 영상의학적 검사로 확진을 해야하지만 문진으로 파행 및 기타 동반 증상을 확인해서 의심할 수 도 있다.

■ 척추관협착증의 증상과 징후

수리(Suri)의 연구[85]에서는 노년층 척추관 협착증의 증상과 징후에 대한 우도비를 보고하고 있다. 우도비가 높다는 것은 해당 증상이나 징후를 보이는 경우에 진단의 정확도가 높아지는 것이다. 앉아있을 때는 통증이 없는 증상의 우도비가 7.4인데 이는 앉아있을 때 통증이 있는 경우에 비해, 없는 경우가 척추관협착증일 확률이 7.4배 높다는 의미이다. 따라서 우도비가 3이상으로 높다는 것은 진단적 가치가 높은 증상이나 징후로 볼 수 있다.

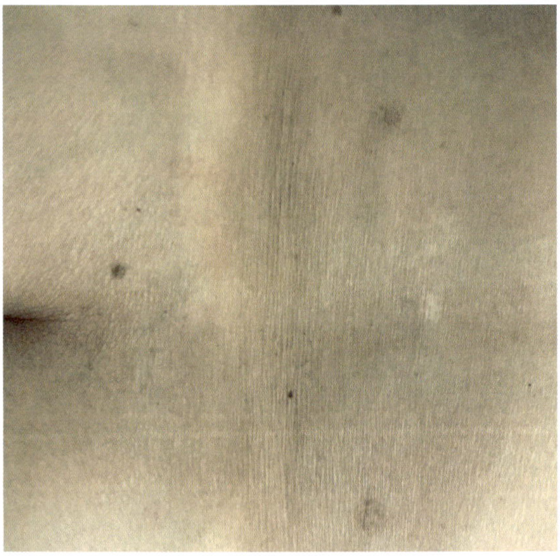

[그림130] 허리 가로 주름1

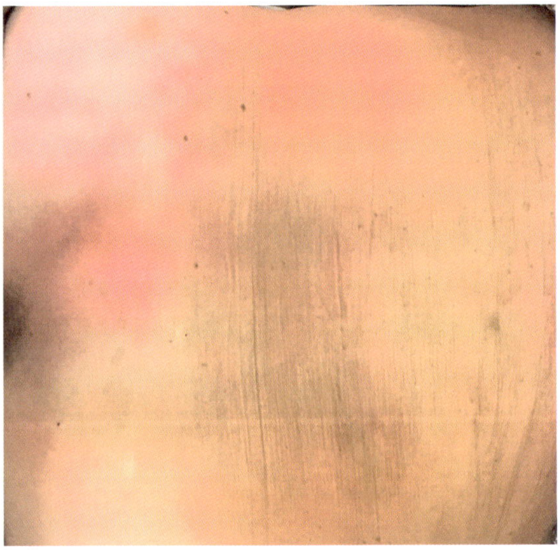

[그림131] 허리 가로 주름2

85. Suri P, Rainville J, Kalichman L, Katz JN. Does this older adult with lower extremity pain have the clinical syndrome of lumbar spinal stenosis? JAMA. 2010 Dec 15;304(23):2628-36. doi: 10.1001/jama.2010.1833. Review.

표 척추관 협착증 환자의 증상 및 징후와 우도비(양성)

증상	우도비(양성)
앉을 때는 통증이 없음	7.4
보행시의 엉덩이부위의 작열감, 간헐적인 음경발기	7.2
비뇨기계 불편감(잔뇨, 배뇨통, 빈뇨, 야간뇨, 요실금 등)	6.9
앞으로 숙이면 증상이 호전됨	6.4
양측성 둔부 또는 하지통	6.3
신경학적 파행	3.7
회음부의 마비감, 저림	3.7
앉을 때 증상의 경감	3.3
일어서면 증상이 악화됨	2.3

이학적 검사에서의 징후	우도비(양성)
다리사이가 좌우로 넓어지는 보행	13
룸버그 검사(Romberg test)의 이상반응	4.2

표 척추관 협착증 환자의 증상 및 징후와 우도비(음성)

증상	우도비(음성)
신경학적 파행	0.23
둔부 이하의 통증	0.34
대퇴부이하의 통증	0.36
일어설 때 증상이 심해짐	0.38
일어서 있다보면 증상이 악화됨	0.46
야간뇨 때문에 잠에서 깸	0.50

이학적 검사에서의 징후	우도비(음성)
둔부 이하의 통증	0.34
65세 이상의 연령(65세 미만에 비해)	0.34

이상의 표를 요약하자면, 척추관 협착증의 증상은 허리 자체보다도 양측성으로 나타나는 둔부와 하지의 증상이 위주이다. 소변의 불편감이나 야간뇨, 신경학적 파행의 증상이 동반되기도 한다. 자세에 따라 앉아있을 때는 증상이 경감되고, 서 있으면 증상이 악화되기도 한다.

■ 이학적 검사

하지직거상(SLR) 검사에서 정상범위인 80~90도를 넘어 90도 이상으로 저항없이 과하게 거상이 이루어지는 특징적인 양상을 보인다. 예외가 있기는 하지만, 척추관 협착증 환자들은 키가 줄면서 척추전체가 굽어지고 골반대의 후방경사가 이루어지기 때문에 고관절 굴곡의 가동범위는 늘고, 고관절 신전의 가동범위는 줄어들게 된다. 따라서, 고관절을 끝까지 굴곡시켜보는 하지직거상검사에서는 정상인 경우 90도 근방에서 느껴져야 할 슬괵근의 적절한 탄성이 없고, 저항없이 헐겁게 넘어가는 느낌을 받는다.

■ 병력청취

환자에게는 파행의 증상을 확인한다. "버스 1정류장을 쉬지않고 걸어갈 수 있나요?"라고하여 500m 정도 되는 버스 1정류장을 쉬지않고 걸을 수 있는지 물어본다. 파행이 있는 경우라면 1회에 걸을 수 있는 거리가 200m 이내, 심하면 100m 이내로 제한되기 때문에 환자는 버스 한 정류장을 걸을 때, 한 두 번 쪼그려 앉거나 엉거주춤하게 서거나 쪼그려 앉아서 허리를 좀 쉬어줘야 하는 것이다. 그렇게 앉아서 휴식을 가지면 척추관의 공간이 다소 열리기 때문에 다시 100~200m 정도 걸어갈 수 있게 된다.

실전멘트 **신경학적 파행을 확인하기 위한 문진**

"버스 1정류장을 쉬지않고 걸어갈 수 있나요?"
"아니면 몇번 쉬었다 가셔야 하나요?"

■ 시진상 특징

육안으로 하부요추(L4, L5) 부근에서 가로방향으로 겹겹이 잡힌 주름을 확인 할 수 있다. 중년을 넘어서면서 추간판의 퇴행 및 추체 높이의 감소, 척추 만곡의 변화 등으로 키가 줄어들게 된다. 주로 노년층에서 발생하는 척추관 협착증은 중력의 영향을 많이 받는 하부요추 부근에서 신장의 감소가 이루어지므로, 그림 130, 131의 증례와 같은 피부의 주름을 확인할 수 있다.

■ 치료목표

척추관 협착증의 치료는 증상을 관리하여 일상생활이 유지되도록 하는 것을 목표로 한다. 파행이 있다면 보행거리를 2~3배로 늘려가는 것을, 다리에 쥐가 나는 빈도나 강도를 줄여가는 것을, 다리가 많이 시리다면 시린 정도를 줄여가는 것을 목표로 잡는다. 하퇴에 쥐가 나는 증상은 보통 야간이나 수면중에 나타나게 되는데, 이로인해 환자는 수면에 방해를 받는다. 보통 족저굴곡으로 힘을 주다가 하퇴에 쥐기 나는데, 한번 쥐가 나면 하퇴의 통증이 상당 기간 지속된다. 쥐 나는 빈도가 절반으로만 감소해도 환자는 삶의 질이 나아질 수 있다. 승근, 승산 부근에서 압통점을 찾아서 자락관법을 시도해 보는 것도 도움이 될 수 있다. 협착증 환자에서는 비복근에 TENS를 부착하는 경우에 전기적 자극에 의해 쥐가 나는 증상을 유발할 수 있으므로, 물리치료기를 사용할 때에도 경골 내측연과 외측연에 붙여서 시행하는 것이 불편감을 줄일 수 있다.

■ 치료

침치료는 전침치료를 통해 협착이 있는 부위의 후관절에 자침하거나, 둔근의 강화를 목표로 둔근의 경결점을 치료점으로 잡는다. 일반적으로 양측의 L4, L5 후관절 부근에 1채널씩, 둔근의 경결점에 1채널씩해서 총 4채널의 전침선을 연결한다. 하지의 한쪽에 쥐가 잘 난다면 동측 둔근의 경결점이 여러곳에서 나타날 수 있는데, 전침을 해당 경결선에 추가하여 총 5채널을 저빈도 강자극으로 통전한다.

■ 자하거 약침

조태환 원장님의 "퓨조펑쳐"에서와 같이 자하거 약침을 후관절에 적용해 보는 것도 좋은 방법이다. 전침만 단독으로 시행한 경우에 비해서 자하거 약침을 병용한 경우에 더 나은 경과를 보인다. 자하거 약침의 조직재생인자가 국소혈류를 개선하고, 척추관 주변의 신경전도를 개선하는 것으로 추측된다.

■ 예후

협착의 정도에 따라 경과는 천차만별이지만 주3회로 4주 정도 전침 치료를 진행하면 치료 전에 비해 쥐가 나는 빈도가 절반정도로 줄고, 보행거리가 증가하며, 허리가 든든하며 약간은 더 펴지는 느낌을 경험할 수 있다. 환자에게는 쥐나는 회수를 평가할 때 "일주일에 며칠정도 쥐가 나나요? 일주일이면 3~4번 이상 쥐가 나시는지요?"라고 쥐나는 빈도를 기록해 볼 수 있다. 보행거리는 버스 1정류장을 몇 번에 끊어서 걸어야하는지, 한의원까지 걸어서 오시는 환자의 경우에는 한의원까지 쉬지않고 걸어오셨는지 등등으로 증상의 변화를 관찰할 수 있다. 반응이 좋은 경우에는 한의원에 걸어올 때는 1~2번 쉬었다 오지만, 침치료 후 귀가할 때는 쉬지 않고 걸어갈 수도 있다. 물론 그렇다 하더라도 시간이 지나면서 다시 증상이 나타나기 때문에 좋아지더라도 주 1회로 장기간의 관리가 필요한 질환이다.

참고 자하거 약침

척추관 협착증은 기본적으로 퇴행성질환이라서 어떠한 치료에도 반응이 신속하게 오지 않는다. 그러한 경우에는 조직재생 효과가 비교적 뚜렷한 자하거약침을 응용해보고 있다. 자침, 전침에도 반응이 부족한 경우에는 추가적으로 시행하여 치료경과를 앞당길 수 있을 것으로 생각된다.

조태환원장님의 퓨조펑쳐[86]에서 관련내용을 간략히 요약하여 표로 정리하였다. 결론적으로 태반추출물은 스테로이드제제의 사용으로 관절의 불안정성이 증가된 관절염 환자나, 부종을 동반한 만성적인 관절염 환자에게 적용해 볼 수 있다. 관절의 불안정성을 개선하고 통증을 감소시킬 목적으로 투여할 수 있다.

86. 조태환, 조동필, 박경미, 박선섭. 퓨조펑쳐:서울:의성당 2013:66-67

표

주사제제	장점	단점
스테로이드 제제	효과적인 항염증 작용 빠른 약리효과를 가짐	장기간, 고용량, 노약자 사용시 부작용 심함 골괴사, 건과 인대의 약화, 근막과 건파열 위험성 증가, 근육 단백질의 분해, 관절과 주변 구조물의 감염, 피하조직 위축 등을 유발할 수 있음 골다공증 심화, 혈당이나 혈압의 지속적인 상승
Hyaluronic acid 히알루론산	연골의 파괴와 통증감소에 효과적 관절의 마찰을 효과적으로 감소시킴	중등도의 관절염까지는 효과가있으나 구조적 변화가 있거나 활액막액의 삼출이 있는 경우에는 효과가 적음 관절의 만성적 부종을 동반한 관절염에서는 효과가 적음
Autologous platelet rich plasma	연골상해를 입은 젊은 환자나 초기 골관절염 환자에서 통증감소 및 관절기능회복에 효과적	투여시마다 채혈을 해야 하는 어려움 고령에서는 히알루론산과 별다른 차이가 없음
태반추출물 (자하거)	골다공증, 골관절염, 류마토이드 관절염에 효과적임 태반추출물에 포함된 여러 성장인자들이 세포의 증식을 촉진하여 관절운동제한을 개선, 보행능력 증진, 통증감소 유도	

하지방사통을 동반하는 급성 추간판 질환

■ 증상 및 발병력

환자는 발병 수 일 이내로 절룩거리거나 허리를 바로펴지 못하고 들어오는 경우도 있다. 주요 증상으로 하지의 강한 방사통이나 무력감을 호소하기도 한다. 앙와위에서의 감각, 근력검사와 더불어 하지직거상검사(그림127) 또는 Slump test(그림128)를 시행해야 한다. 하지직거상검사에서는 45° 미만에서도 격한 하지방사통이나 요통이 유발된다.

■ 치료

급성요통에 준하여 치료를 진행하되 통증이 있는 피부분절이나 근육분절과 연관된 후관절 부근에 집중 치료한다. 자락관법, 봉침, 전침을 후관절에 적용하여 추간판의 부종을 해소한다. 추간판의 흡수를 돕는 한약에 몸에 맞는 약재들을 조합하여 처방하는 것도 도움이 된다.

■ 예후

초진 이후 1주일은 매일 침치료하면서 세심한 이학적 검사를 통해 경과를 관찰한다. 감각이나 근력에 변화가 있는 경우에는 통증이 아직 감소하기 전이라도 증상이 좋아지고 있는 것으로 간주할 수 있다. 1주일 이후에는 주3회의 간격으로 3~4주간 지속적으로 치료한다. 하지의 방사통은 원위부부터 중심부로 이행하면서 좋아지는 경우가 많다.

추가직인 검사 및 치료가 필요한 경우
족하수(Foot drop)를 보이면서 근력약화가 진행되는 경우, 대소변의 장애를 보이는 경우에는 추가적인 검사 및 치료를 위해 상위 의료기관으로 전원해야 한다. 빈도는 1% 미만이지만, 추가적인 검사와 전원이 필요한 경우는 반드시 알고 있어야 한다. 환자가 입원치료나 수술을 희망하는 경우에도 한방치료를 추천할 수는 있으나 강권하지는 않는다. 급성요통에 있어서 자가보행이 불가능한 경우라면 입원치료를 하는 편이 나을 수 있다.

이상근 증후군

■ 이상근

이상근은 고관절의 외회전 근으로 천골과 장골과 대퇴골 사이의 동적 안정성에 주요한 작용을 한다. 이상근보다 심부에서 내폐쇄근, 외폐쇄근, 대퇴방형근, 상쌍자근, 하쌍자근의 5개 근육이 대퇴외회전근군을 이루고 있어 임상적으로 묶어서 진단하고 치료하게 된다. 대퇴 외회전근군의 대표로 이상근을 지칭한다고 볼 수 있다.

■ 이상근의 기존 검사방법

이상근의 검사는 여러가지 방법이 있으나 좀 더 민감한 테스트 방법을 사용하지 않으면 놓치게 되는 경우가 많다. 이상근은 복와위에서 슬관절을 90도로 굴곡한 상태로 발목을 잡고 바깥쪽으로 돌리면서 고관절을 내회전하여 하퇴가 체간과 이루는 각도로 판단하는 방법(Craig test)을 사용한다.

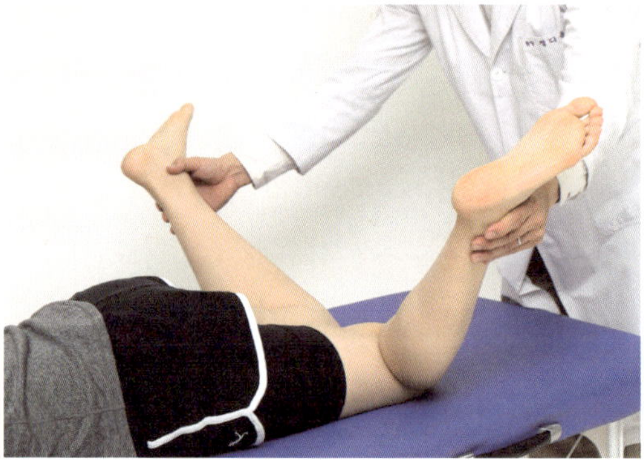

[그림132] Craig test

그러나 이 방법만으로는 이상근의 미묘한 변화를 감지해내기 어려워 다른 방법을 추가적으로 사용하고 있다.

■ 이상근의 검사방법

앙와위에서 한쪽 무릎을 굽히고, 굽힌 무릎을 반대쪽 겨드랑이를 향해 깊이 있게 눌러보는 방법이다. 한의사의 양손이나 체간으로 무릎을 깊이있게 눌러보는데 대개의 경우에는 고관절의 후면에서 뻣뻣한 느낌이 들거나 통증을 호소하는 경우 이상근의 단축을 의심한다.

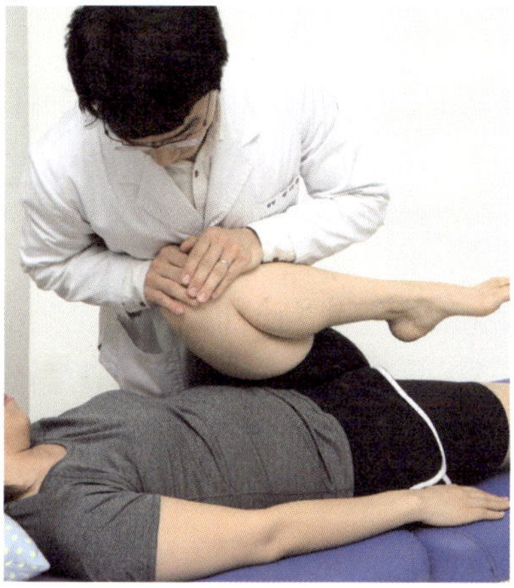

[그림133] 이상근 검사

■ 서혜부 통증을 보이는 경우

서혜부 통증을 보이는 경우 간혹 무릎을 반대쪽 겨드랑이를 향해 누르는 과정에서 서혜부의 통증을 호소하는 경우도 있는데, 서혜부의 통증은 고관절의 문제를 배제하면, 편측의 장요근의 단축이나 경결을 의미하므로, 장요근의 진단을 세세하게 할 필요가 있다.

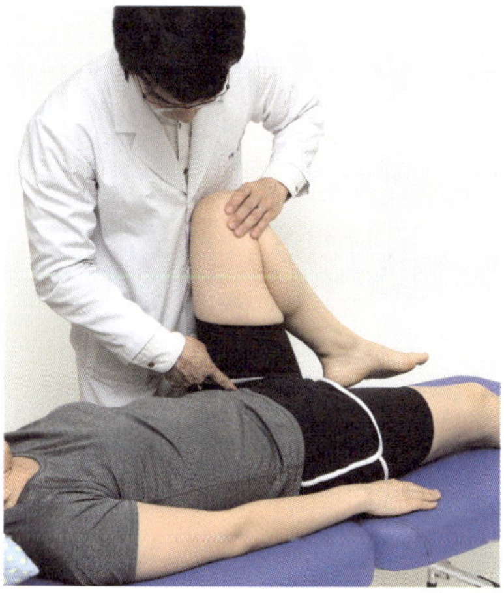

[그림134] 이상근 검사시 충돌로 아파지는 서혜부

서혜부에서 통증이 느껴지는 경우라면 둔부에서의 검사결과를 명확하게 얻기 어려우므로 복와위에서 슬관절을 90도 굴곡하여 발목을 바깥으로 돌려보는 Craig test를 사용해야 한다.

■ 증상을 통한 감별

이상근과 연관된 하지의 통증은 디스크로 인한 방사통과 감별해야 한다. 디스크로 인한 방사통은 하지로 방사되면서 발끝까지 뻗어가기도 하지만, 이상근으로 인한 연관통은 발목 아래로 내려가는 경우가 드물다는 점에서 증상부위가 다르다. 또한 디스크로 인한 방사통은 하지의 감각이나 근력의 변화를 동반하는 경우가 많으므로 감각변화나 특정 근육분절의 약화를 동반하고 있다면 디스크로 인한 방사통을 더 의심한다.

■ 이상근의 촉진과 치료

이상근은 천골의 앞쪽에서 기시하여 고관절의 뒤를 지나 대전자의 상면에 붙는다. 촉진할 때는 후상장골극와 미골을 촉진한 다음, 두 지점의 중점에서, 대전자의 상부로 가는 가상의 선을 상상한다. 그 선상에서 대둔근 섬유를 통해서 깊이있게 촉지하면 이상근의 근복부를 만져볼 수 있다. 촉진 방향은 이상근의 근섬유를 가로지르는 방향으로 양 손 엄지손가락을 겹쳐 누르면서 튕겨보거나, 비만한 환자의 경우에는 팔꿈치의 주두돌기를 통해서 이상근 섬유를 가로지르며 촉진해볼 수도 있다.

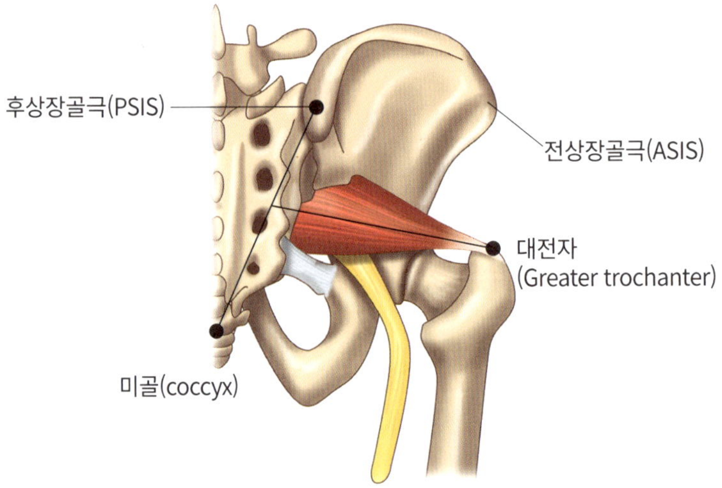

[그림135] 이상근 촉진 point

둔근의 5가지 경결선에서 1번과 2번 경결선에 심자하다보면 이상근에 결국은 닿게 되지만, 이상근이 만들어내는 연관통을 주 병번으로 보고 치료하는 경우에는 이상근을 촉진할 때와 같은 방법으로 3개 정도의 침을 자침한다. 필요한 경우 나란히 자침된 침에 전침을 연결하기도 한다.

참고 대퇴외회전근의 촉진방법

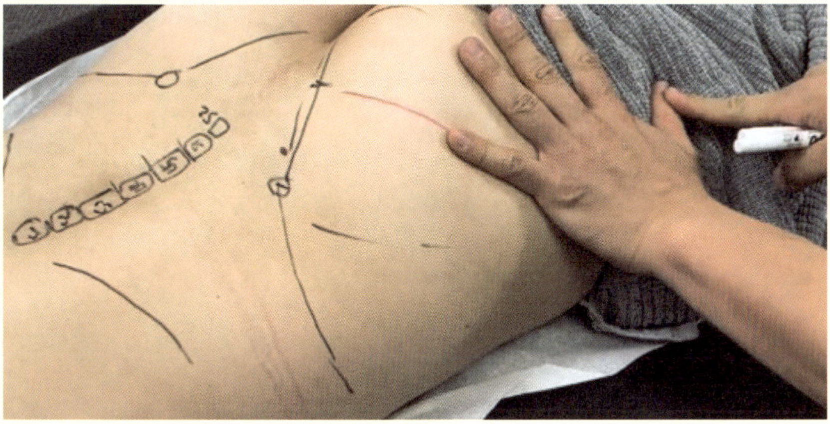

[그림136]

대퇴외회전근군은 대둔근보다 심층에 위치하고 있으며, 대퇴골의 대전자에 부착한다.
1. 이상근(그림에서 새끼손가락아래 위치)
2. 상쌍자근
3. 내폐쇄근(그림에서 가운데손가락아래 위치)
4. 하쌍자근
5. 대퇴방형근

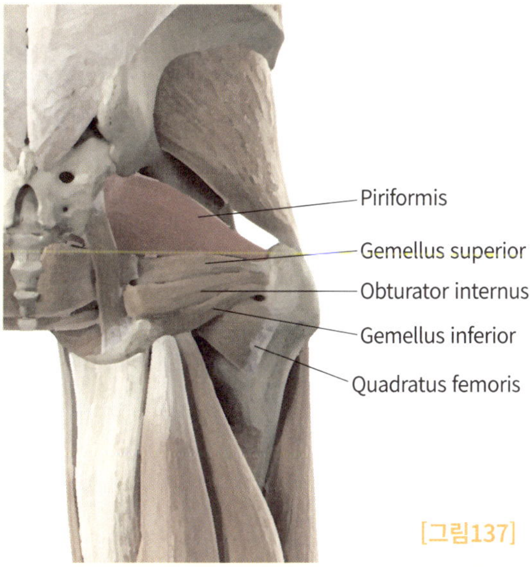

[그림137]

이렇게 5가지의 근육을 포함하며 일반적으로 임상적으로 가장 중요한 두 근육은 이상근과 내폐쇄근이다. 위의 사진에서 저자의 새끼손가락 아래에 놓이는 근육이 이상근, 저자의 중지에 해당하는 근육이 내폐쇄근이다. 내폐쇄근은 손바닥 중앙에 위치한 대전자에서 수평으로 진행하여 좌골결절 쪽으로 진행하므로 수평방향으로 놓이게 된다.

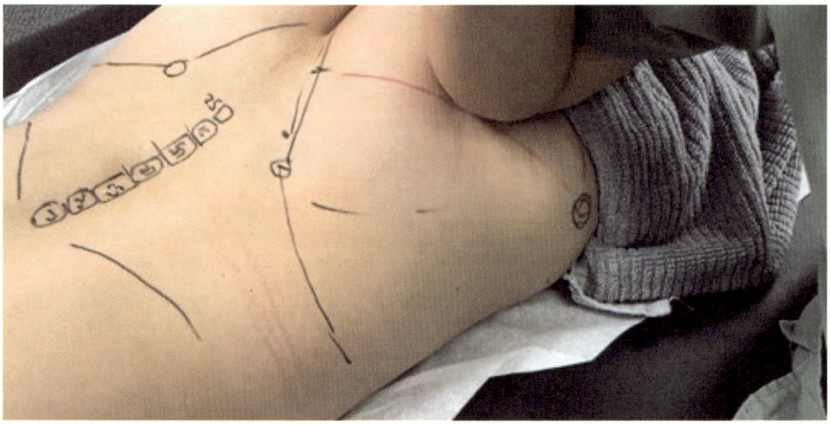

[그림138]

복와위에서 팔꿈치를 이용하여 깊이있게 누르면서 근육의 주행방향에 수직으로 튕겨보면서 촉진한다. 건측과 비교해서 촉진해보아야 차이를 느낄 수 있으므로 반드시 건측부터 시행한다.

사진은 더나은침연구소 Beyond 촉진 강의 중 해당 부분을 캡처한 것입니다.

실전멘트

골반에는 근육이 겹겹이 쌓여있는데요. 그중에서 얕은 층은 1번부터 5번까지 살펴본 바 있고요. 이번에는 깊은 층으로 들어가 보겠습니다. 깊이가 있기 때문에 제가 팔꿈치를 사용할 텐데, 너무 아프면 말씀해 주세요. 1번부터 5번까지 어디가 제일 불편한지 알려주세요.

10 허리와 연관된 통증

무릎의 통증을 허리에서 치료하는 경우

■ 증상과 발병력

진료실에서 환자는 무릎이 아프다고 한다. 크게 무리한 일도 없고, 어딘가에 부딪힌 적도 없다. "다치지도 않았는데 아파요"라고 말하는 환자인데, 마주 앉은 한의사도 궁금해진다. 뭐가 문제일까? 환자는 편측의 무릎 통증을 호소하지만 과사용이나 외상 등의 발병 기전이 불명확하다.

일차적으로는 무릎이 정상적인 굴곡과 신전 가동범위를 가지고 있는지 확인하고, 문제가 없다면 요추부의 관련성을 고려해야 한다. 신경근이 양측에서 동시에 병변을 일으키는 경우는 드물기 때문에, 양측성의 무릎 통증을 호소한다면 요추부와의 관련성은 상대적으로 낮아진다. 양측성의 통증을 호소한다면 연골연화증, 퇴행성 슬관절염 등 무릎 관절 자체의 문제를 살펴보아야 한다.

■ 이학적 검사와 징후

이학적으로는 L2, L3 혹은 L4 피부분절의 감각저하나 감각과민이 나타나거나 슬관절 신전근력검사에서 근력약화를 보인다. 슬개골 밀어보기(Patella gliding test)에서는 환측의 슬개골을 상하 또는 좌우로 밀어보았을 때, 건측에 비해 슬개골의 가동범위가 과도해져 헐거워진 상태를 보이기도 한다.

■ 분절적 추론

피부분절, 근육분절 및 골분절을 고려하여 좀더 세밀한 추측을 해볼 수 있다. 골분절이 관련되어 있다면 무릎 위쪽은 L3, 무릎 내측의 통증은 L4 신경근의 문제와 관련이 있는 경우가 많다. 슬개골 부근이나 무릎 전체의 통증이라면 L3, L4를 모두 고려하는 것이 좋다. 근육분절에서는 대퇴사두근이 주로 L4 신경근의 지배를 받는다. 슬개골 밀이보기 테스트에서 헐기움이 발견되거나, 대퇴사두근의 근력이 저하되어 있다면 L4 신경근을 중심으로 추리해간다. 동시에 엄지발가락 당겨보기에서 근력저하가 발견된다면 허리와의 관련성은 더 높아진다. 무지 신전근이 L4 레벨의 지배를 받기 때문이다. 피부분절에 의하면 삼음교부위의 감각은 주로 L4 신경근이 지배하게 되며, 슬개골상부는 L3, 대퇴부 전면의 중간 부분은 L2 신경근이 지배한다. 따라서 피부분절을 통해 통증 부위를 세분화해서 살펴 보게 된다.

■ 치료

복와위에서 치료하거나 측와위로 치료하는데, 복와위에서는 후관절의 압통점을 정확하게 확인할 수 있으나 대퇴부의 감각변화를 치료전후에 관찰하기 어려운 단점이 있다. 측와위에서는 침치료를 진행하면서 대퇴부의 감각 변화를 치료 전후로 살펴볼 수 있다.

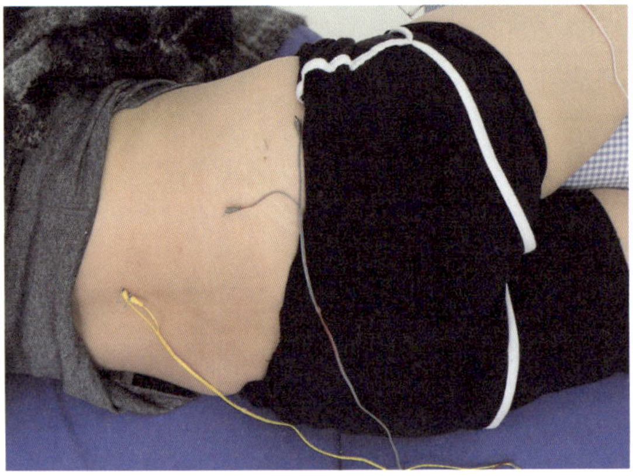

[그림139] **요추부후관절, 둔근, 전침치료**

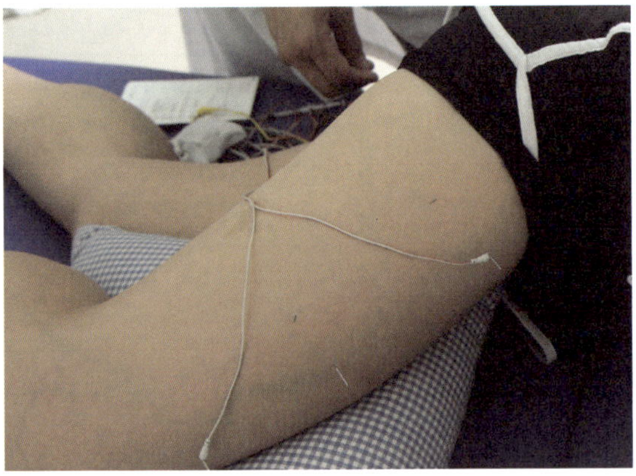

[그림140] **대퇴사두근 전침치료**

■ 예후

예후는 발병일에서 2주 이내의 급성인 경우라면 3~4회의 침치료만으로도 호전된다. 만성적으로 진행되어 6주 이상의 경과를 가지며, 대퇴사두근의 심한 약화를 가지고 있다면 주3회 간격으로 4주간 치료한다.

■ 추가적인 근력강화

전침으로 근육 강화가 잘 안된다면 대퇴사두근과 둔근에 매선치료를 통해 근력을 보조해 줄 수 있다. 슬개골 밀어보기 검사에서 슬개골이 헐거워지면서 대개 내측으로 편위되는 경우가 많으므로 매선 시술은 대퇴직근이나 외측광근에 초첨을 둔다. 매선 시술 후에 슬개골 밀어보기검사를 다시 시행해보면 슬개골이 시술 전에 비해 견고해져서 좌우로의 움직임 폭이 줄어든 것을 확인 할 수 있다.

Case Report

편측 삼음교 부위의 감각저하를 가진 편측 슬내측 통증 환자를 예로 들어본다.

진단

앙와위에서 감각검사상 좌측 삼음교 감각이 건측의 10에 비해 6~7정도로 저하된 것을 확인했으며, 좌측 무릎 굽혀보기 검사에서도 1초 이내에 덜덜 떨리기 시작하는 정도로 근력저하가 있다. 환측의 엄지발가락 당겨보기 검사에서도 근력저하가 보인다.

슬개골 밀어보기에서는 정확하게 판단히 어려우나 우측에 비해서 다소 헐거운 느낌이 있다. 환자에게는 무릎의 통증이지만 감각이나 근력의 변화로 미루어 볼 때, 요추부와의 관련성을 고려해야 한다는 점을 설명한다.

치료

복와위에서 좌측 제 3요추, 제 4요추 부근의 후관절을 우측과 비교하면서 촉진하여 좌측 L3 후관절 부위의 경결점을 찾았다. 우측과 비교하면서 압진하면 환자도 좌측에서 심한 통증을 호소한다. 먼저 봉침을 후관절 부근의 경결점에 피하주입하면 삼음교 부위의 감각이 7~8개 정도로 다소 향상된다. 60mm 침을 해당 후관절에 심자하면 다시 감각이 조금 더 선명해지고, 거기에 전침선을 연결하면 삼음교 부위의 감각이 좌측과 같아진 것을 확인할 수 있다. 추가적으로 둔근에서 보이는 한 두 곳의 경결선을 찾아 전침을 연결한다.
대퇴사두근의 약화가 심하다면 측와위로 누워 대퇴직근 상으로 3개의 침을 자입해서 전침 1채널을 추가한다.

Case Report

저자는 2019년부터 더나은침연구소(www.beyondacu.com)를 통해서 인터넷강의를 제공하고 있습니다.
인터넷강의 중 온라인참관 어깨무릎편에서 박골프(33세 남성)의 실제 진단 및 치료 영상을 보실 수 있습니다.

S

왼쪽 무릎이 불편해요.
골프치고나면 뭉치는 느낌이 들고 아파요.

발병력

2개월 전부터 골프 시작하면서

O

쪼그려 앉기: 제한 및 좌측에서 통증
가동범위 정상
슬개골 밀어보기: 정상, 상하방향으로 느슨함
대퇴사두근: 약화
감각검사: 정상
좌측 L2-S1 근력분절 모두 약화
좌측 제 2, 제 4요추 후관절 압통
좌측 슬개인대 및 내측 관절면 압통

A

M25.562 Pain in left knee

P

약침: 좌측 제 2, 제4 요추 후관절 주변
침+전침: 내측광근, 슬개인대, 내측 관절면

E

한 발로 서 있기(20-30초 목표로)

치료 경과

2회차(3일 후)

통증 30-40% 호전

한발 서기: 흔들림 약간 감소

쪼그려 앉기 범위 증가, 좌측 통증 감소

좌측 L2-S1 근육분절 근력 다소 증가

내측 슬관절 및 슬개인대 압통 감소

부항

대퇴사두근

침+전침: 대퇴직근, 내측광근, 내측 관절면

3회차(8일 후)

통증 80% 가량 호전

쪼그려 앉기 범위 증가

좌우하지 근력차 없음

슬개인대, 내측슬관절 압통 감소

P

부항

대퇴사두근

침+전침: 대퇴직근, 내측광근, 내측 관절면

발의 통증을 허리에서 치료하는 경우

■ 증상 및 발병력

요추부와 관련된 무릎의 통증과 같이 발과 발목에서도 외상이나 과사용의 병력이 불분명한 경우에 요추부와의 관련성을 고려한다. 상대적으로 허리연관 무릎통증에 비해 빈도는 낮은 편이다. 대개 발목과 발의 내측 통증은 L4신경근과 연관되고, 발등 쪽은 L5 신경근과 관련이 있다. 발목과 발의 바깥쪽 및 발바닥은 S1 신경근의 문제를 고려한다. 아침 첫 걸음에서 종골 내측하연의 통증을 특징으로 하는 족저근막염은 L5, S1신경근의 관련성을 함께 고려하여 치료한다.

■ 해당 후관절의 촉진

피부분절상으로는 명쾌하게 나누어지지만 실제 임상에 적용할 때는 분절의 중첩이나 개인별 차이가 존재한다. 환자에 따라서는 요추의 천추화나 천추의 요추화 때문에 요추가 5개가 아닌 경우도 드물지 않다. 따라서 부위에 따라 관련 신경근을 일대일 대응하듯 보는 것이 아니라, 요추부에서 의심되는 레벨 부근 2~3군데 후관절의 압통점을 좌우로 비교해가면서 세심히 촉진해 본다.

■ 치료

치료는 해당 후관절에 대한 약침치료에 둔근의 경결선 상의 자침, 전침을 포함한다. 발에 대한 치료에서는 족궁의 붕괴를 고려하여 발의 기능을 함께 향상 시켜주는 것이 좋다. 족궁을 높여주는 후경골근, 장무지굴근, 장지굴근은 경골의 내측연을 따라서 깊이 눌러가며서 촉진해 볼 수 있다. 경혈로는 음릉천으로부터 삼음교까지 경골 내측연을 따라 내려오면서 심한 경결점이 있는 곳을 찾는다. 경결점이 있는 곳에 60mm침을 되도록 심자하고 전침을 연결한다. 그러나 환자의 통증 역치가 낮다면 얕게 자입하기를 추천한다. 체구가 크지 않다면 비골의 내측면에 닿는 느낌을 받는다. 비골 내측의 골막에 침이 닿을 때, 환자는 깜짝 놀라거나 묵직한 통증을 호소하기도 한다.

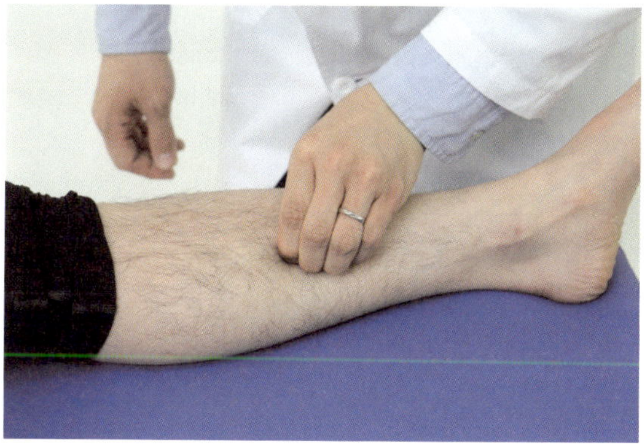

[그림141] **후경골근의 촉진**

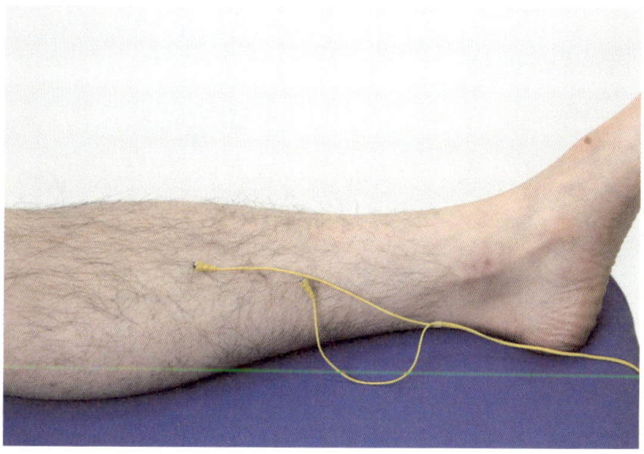

[그림142] **후경골근의 자침 및 전침**

■ 예후

예후는 주 3회 간격으로 2~4주 정도 예상하며, 이환기간과 환자의 일상생활관리에 따라 다르지만 약 2주 경과 시점부터 아침 첫 걸음에서의 통증이 줄어들기 시작한다. 일상생활에서 플랫슈즈 등 족궁의 보조가 없는 신발의 착용을 줄이고, 오래 서있는 시간을 줄이도록 한다. 발바닥에 테니스 공이나 골프공을 두고 체중을 싣고 문질러서 족저근막을 이완한다. 족저굴곡근과 햄스트링의 스트레칭을 곁들여주어 족저근막부터 하지의 후면을 따라 연결되는 근육과 근막을 전체적으로 이완한다.

족부보조기의 사용

족궁의 하강이 있는 경우 발에서 다양한 문제를 유발할 수 있다. 후경골근, 장무지굴근, 장지굴근을 자극하여 족궁의 기능을 올려줄 수도 있는데, 족부보조기를 적절히 사용하면 추가적인 효과를 기대할 수 있다. 족부보조기는 여러가지 종류가 있는데, 베어풋사이언스사에서 제조한 족부보조기를 2009년부터 환자에게 응용해 보고 있다.

■ 종류

족부보조기는 발전체의 길이로 제작된 Full length와 발꿈치에서 발 중간까지 길이로 제작된 Half length가 있다. Full length는 아치가 지지되는 부분에 지지대를 레벨 1~7까지 조절이 가능하여 아치의 붕괴가 심한 경우에 사용하며, Half length는 레벨 1~5까지 조절할 수 있는 깔창으로 일반적인 경우에 사용한다. 물론 전체길이 깔창에 비해 가격도 더 저렴하다.

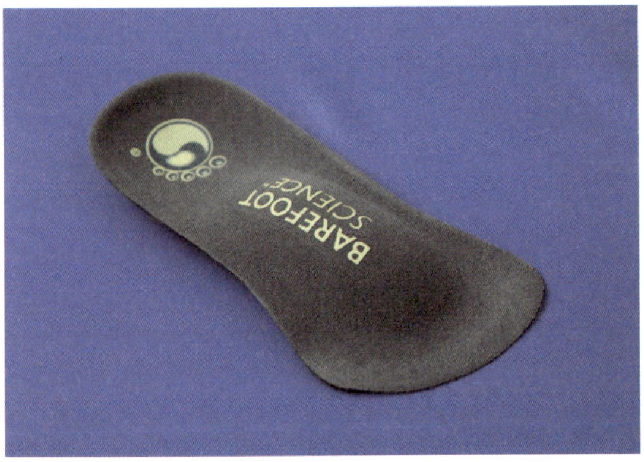

[그림143] 족부보조기(half length)

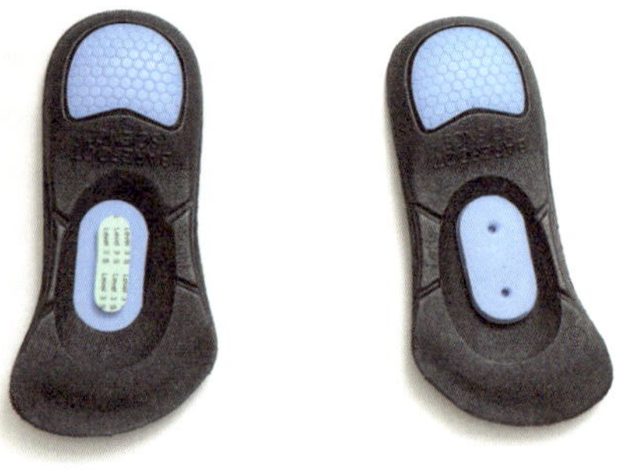
[그림144] 족부보조기의 바닥면

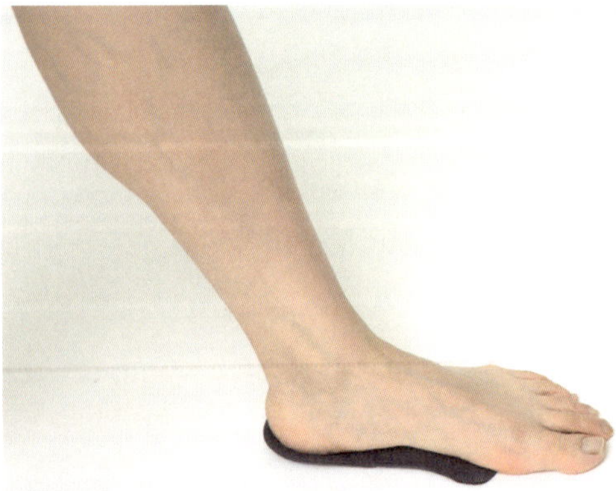
[그림145] 족부보조기의 적용 부위

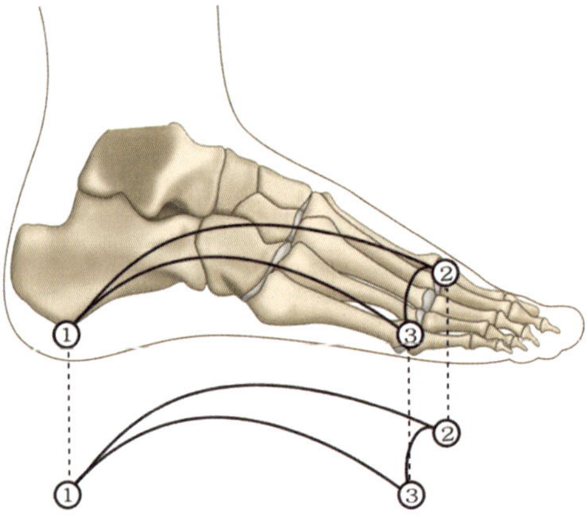

[그림146] 발 Arch

■ 장점

장점은 종아치와 횡아치의 정점이 되는 제 3중족골 기저부의 지지 높이를 단계별로 조절해가면서 처방할 수 있다는 점이다. 다른 족부보조기에 비해 비용도 저렴하다.

■ 발의 굳은살은 보행의 블랙박스

발의 굳은 살은 환자의 보행패턴이 남기는 흔적으로 볼 수 있다. 특히 발꿈치 이외의 장소에서 나타나는 반복적인 굳은살이라면 보행이나 근육사용 패턴의 문제를 보여준다. 굳은살이 안으로 파고 들어가면서 통증까지 유발하는 경우라면 더 말할 나위가 없다. 요추나 골반대와 관련한 발의 굳은살의 평가는 제 2중족골두 하의 굳은 살을 첫번째로 본다. 종골의 내번 및 외번으로 인한 발꿈치의 내측 및 외측의 굳은살도 고려되어야 한다.

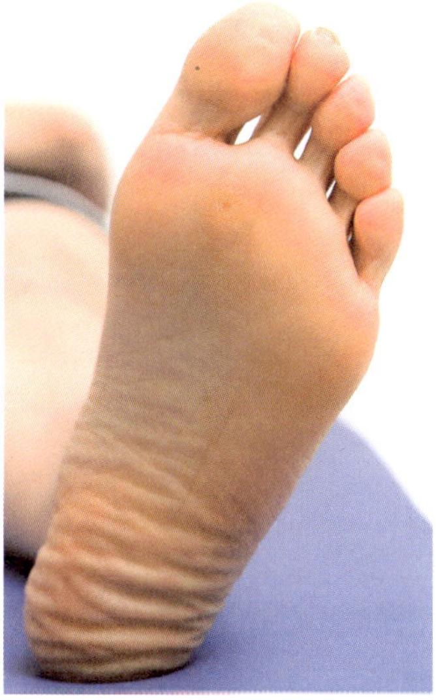

[그림147] 제2중족골두 아래의 굳은살

정상적인 체중분배가 이루어지고 있다면 발꿈치부위와 제 1중족골두, 제 5중족골두부위에 체중이 지지되고, 나머지 부위는 직접 체중부하를 받지 않고 아치를 통해 지지된다. 횡아치가 무너져 있다면, 정상적으로는 직접 부하를 받지 않아도 되는 제 2중족골두 하에 많은 부하가 실리게 되어 굳은 살이 잡히게 된다. 횡아치의 저하는 아치를 지지해주는 발의 내재근들이나 장지굴근, 장무지굴근, 후경골근 등의 외재근들의 기능저하에서 유발된다.

요추나 골반대에서 하지의 외전 및 골반의 측방 안정성을 담당하는 둔근의 측면부(중둔근이나 소둔근)이 약해진다면 옆으로 엉덩이를 흔드는 보행을 하면서 횡아치를 더 무너뜨리게 된다. 편측의 약화가 있다면 반대측의 횡아치 붕괴를 더 유발하게 되며, 양측성 약화가 있다면 엉덩이를 좌우로 많이 흔드는 보행을 하면서 양측의 제 2중족골두 하에 굳은 살이 박히는 보행을 하게 된다. 구조적으로는 일반적으로 부르는 칼발, 즉, 발의 볼이 좁은 경우에서 좌우로의 안정성이 상대적으로 저하되면서 횡아치의 붕괴가 더 많은 경향이 있다.

■ 처방

지지대의 높이를 조절해서 우측 발 : 좌측 발로 표시하여 처방한다. 우측 족아치의 붕괴가 더 심한 경우에는 Orthotics Rt:Lt = 4:2와 같이 차팅한다.

족부보조기는 횡아치의 붕괴가 있어서 제 2중족골두의 굳은살이 많은 곳에 처방하게 되는데, 편측의 굳은살이 심하다면 심한쪽에 레벨 4, 덜한 쪽에 레벨 2를 처방하여 적응하도록 한다. 양측성으로 심한 경우에는 양측 모두 레벨 3을 처방하기도 한다. 보조기의 착용기간은 일시적으로 2-3개월 길면 6개월 정도로 하며, 장기적으로는 사용하지 않고 발의 근육을 강화시킬 수 있도록 안내한다.

■ 착용 후의 반응

족부보조기를 처음에 착용하면 횡아치와 종아치의 중간 부분에서 보조기가 찌르는 느낌이 들어 불편감이 들 수 있는데, 불편감이 심하다면 레벨 4:2에서 3:1로 한 단계씩 낮추어서 일주일 정도 적응기를 가진 뒤 다시 레벨 4:2로 올려보도록 한다. 양측성인 경우에도 레벨 3:3정도에서 불편감이 있다면 레벨 2:2 정도로 하향조정하여 적응기를 가질 수 있다. 양측성으로 아치의 붕괴가 있는 경우에는 아치가 큰 폭으로 내려앉은 경우가 많아서 레벨 3:3에서는 별 반응이 없고, 5:5정도 되어야 반응을 느끼게 되는 경우가 많다.

■ 요통과 족부보조기

요통을 주소증으로 하는 경우에도 발의 굳은살이 특정부위에 너무 반복적으로 잡혀있거나, 비정상적인 보행을 보이는 경우라면 고려해 볼 수 있다. 그러나 요통 가이드라인[87]에서는 요통에 사용하는 족부보조기에 대한 직접적인 효과를 검증하기 어려워 사용을 추천하지는 않는다. 보조기가 꼭 필요한 환자를 분별해내는 안목을 가지고 적절하게 사용하는 것이 좋다.

87. Toward Optimized Practice. Guideline for the evidence-informed primary care manegement for low back pain. 2009. [cited 2016 OCT 13]. Available from : http://www.topalbertadoctors.org/cpgs/?sid=65&cpg_cats=90

11 책을 마무리하며

한의원에서 가장 자주 접하게 되는 질환인 요통을, 한의원에서 가장 많이 하는 침치료로 어떻게 치료할 수 있는지 종합적으로 정리해 보았다. 유럽, 미국 등의 연구를 통해 침치료가 요통에 효과적인 치료라는 근거가 확보되어 있기는 하지만, 구체적인 방법론에서는 아직 모호한 점이 많다. 치료에 정답은 없으나 초심자가 잘 따라할 수 있는 모범답안을 제시하고자 했다. 치료의 구체적인 면에서는 근거가 부족한 면이 있어서 개인의 생각을 과다하게 적용한 면이 없지 않다. 기존의 의학적 상식에 비추어 넓은 아량으로 이해해주시길 바란다. 진단 - 치료 - 예후가 결합된 실전적인 매뉴얼 이니 독자 여러분께서 매일의 진료에 응용하실 수 있기를 기원한다.

향후 증례들이 모여서, 비교연구를 시행하거나, 무작위대조연구까지 진행할수 있다면 한방치료의 우수성에 대한 근거를 더 튼튼하게 쌓아갈 수 있을 것이다. 임상의가 대부분인 한방의료의 현실에서 연구가 이루어지기는 쉽지 않지만, 연구자와 임상의가 서로 꾸준히 의사소통하면서 임상현장에 꼭 필요한 연구들이 진행되길 기대한다. 더 튼튼한 근거 위에서 정성들여서 치료하다보면 한의사가 대한민국 국민들의 든든한 일차진료의로서 굳게 자리매김 할 수 있다고 믿는다.

요통 초진기록지

성명 : 병록번호 : 성별 : 남 / 여

생년월일 : 진료일 :

<table>
<tr><th colspan="2" rowspan="2">검사 방법
(굵은 글씨는 반드시 시행)</th><th colspan="2">결과</th><th rowspan="2">비고 및
재진기록</th></tr>
<tr><th>우측</th><th>좌측</th></tr>
<tr><td rowspan="3">1. 하지 감각검사
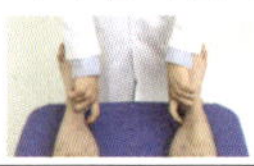</td><td>L4(삼음교)</td><td></td><td></td><td rowspan="3"></td></tr>
<tr><td>L5(현종)</td><td></td><td></td></tr>
<tr><td>S1(신맥)</td><td></td><td></td></tr>
<tr><td rowspan="4">2. 하지 근력검사
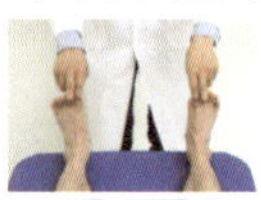
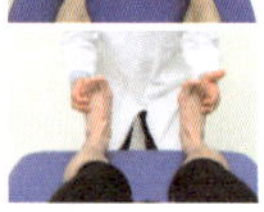</td><td>엄지발가락 당겨보기</td><td></td><td></td><td rowspan="4"></td></tr>
<tr><td>새끼발가락쪽 당겨보기</td><td></td><td></td></tr>
<tr><td>무릎
굽혀보기 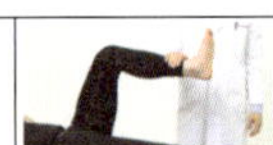</td><td></td><td></td></tr>
<tr><td>고관절
당겨보기 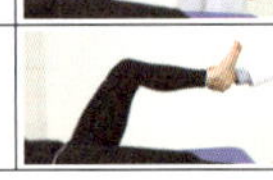</td><td></td><td></td></tr>
<tr><td>3. 장요근 근력검사</td><td>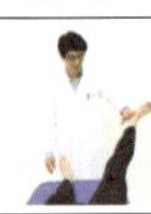</td><td></td><td></td><td></td></tr>
<tr><td rowspan="2">4. 장요근 촉진</td><td>천추 레벨 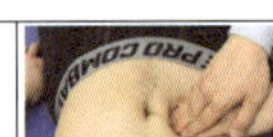</td><td></td><td></td><td rowspan="2"></td></tr>
<tr><td>서혜인대레벨 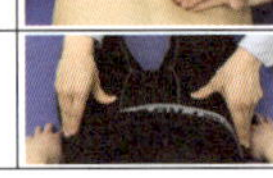</td><td></td><td></td></tr>
<tr><td colspan="5">돌아 누워보세요.</td></tr>
<tr><td>5. 천추에서 요추까지 압박</td><td>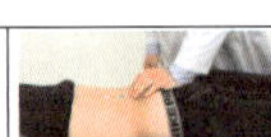</td><td colspan="2"></td><td></td></tr>
<tr><td>6. 둔근 근력검사</td><td>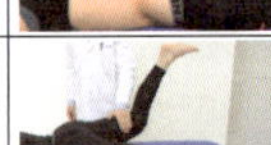</td><td></td><td></td><td></td></tr>
<tr><td>7. 요부신전근의 촉진</td><td>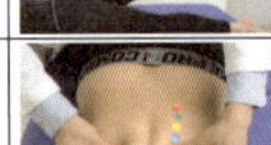</td><td></td><td></td><td></td></tr>
<tr><td>8. 둔근 촉진</td><td>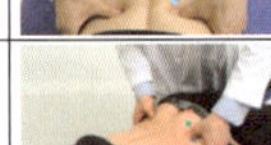</td><td></td><td></td><td></td></tr>
</table>

감각검사 : 정상을 10으로 하여 감각저하, 과민상태를 숫자로 기록
예) 10:7(우측은 정상 좌측은 7개 정도 느껴짐)
근력검사 : 5초간의 저항에 버티는 것을 정상으로, 근력저하상태를 시간, 떨림(~), 저항에 버티지 못함(↓)으로 기록
예)3~(3초 후 떨림), 1↓(1초정도 저항하다가 못버팀), 0↓(저항에 전혀 못버팀)
촉진 : 압통 혹은 경결이 심한 곳에 체크
천골에서 요추까지 압박 : 1(천골첨), 2(천골기저부), 3(하부요추), 4(중부요추), 5(상부요추) 압박 포인트 중 탄력이 부족하거나, 통증을 유발하는 부위를 기록

찾아 보기

찾아보기

ㅊ

ㅋ ㅍ

ㅎ

영문